KNAUR
MENSSANA

DR. MED. FRANZISKA RUBIN
ANNA CAVELIUS

MAGIC MIDLIFE

Wie die zweite Halbzeit
zur besten Ihres Lebens wird

KNAUR
MENSSANA

Besuchen Sie uns im Internet:
www.mens-sana.de

MIX
Papier | Fördert gute Waldnutzung
FSC® C083411

Originalausgabe Oktober 2024

Ein Imprint der Verlagsgruppe
Droemer Knaur GmbH & Co. KG, München

Redaktion: Nina Schnackenbeck
Covergestaltung: ZERO Werbeagentur, München
Coverabbildung: Susanne Schramke
Illustrationen im Innenteil: Antje Kahl
Grafik »Das Lebensglück ist ein U«:
Antje Kahl nach Esch, T. The ABC Model of Happiness – Neurobiological Aspects of Motivation and Positive Mood, and Their Dynamic Changes through Practice, the Course of Life. *Biology*, 2022; *11*(6), 843.
https://doi.org/10.3390/biology11060843

Satz und Layout: Adobe InDesign im Verlag
Druck und Bindung: CPI books GmbH, Leck
ISBN 978-3-426-65914-4

5 4 3 2 1

INHALT

VORWORT

Liebe Leserin, lieber Leser,

manche Zeiten im Leben laufen einfach geschmeidig, und andere haben es besonders in sich. Dazu gehört die Mitte des Lebens – das *Magic Midlife* – ganz bestimmt. Sie hat, wie alles, was mit großen Veränderungen, Krisen und auch noch dem Älterwerden zu tun hat, bei uns nicht gerade den besten Ruf. Aus meiner und auch aus wissenschaftlicher Sicht allerdings zu Unrecht, wie Sie in diesem Buch erfahren werden. In der Lebensmitte arbeitet vieles für uns, auf körperlicher Ebene wie im Kopf.

Das hat natürlich auch damit zu tun, dass wir in unserem Alter schon krisenerprobt sind. Erinnern Sie sich noch an Ihre Pubertät, die erste fette Krise? Ich war eine rundliche, dauerschlechtgelaunte Franziska, strickend, mit Kopfhörern verkrochen im Ohrensessel und insgesamt eher maulfaul. Ich gefiel mir gar nicht und dachte, wenn nur endlich die Pickel alle weg wären und ich den richtigen Typen gefunden hätte oder überhaupt mal einen Typen, dann würde alles besser werden.

Sie wissen vermutlich, wie es weiterging? Die Pubertät verschwand so unerwartet, wie sie gekommen war, dafür gab's die typischen Herausforderungen des Lebens: Ich wollte erst das Abitur passabel bestehen, dann das Studium, einen Glitzergürtel, den »richtigen« Mann finden, dann noch Kinder. Als ich endlich alles hatte, war ich zu meiner echten (!) Überraschung nicht glücklich wie erwartet, sondern ganz unten angekommen. Unten in meiner persönlichen U-Kurve der Zufriedenheit (siehe Bild) und damit in der nächsten fetten Krisenzeit des Lebens, die sozusagen den Beginn der Lebensmitte markiert.

Dauermüde von der Drei- und Vierfachbelastung als berufstätige Selbstständige (»selbst und ständig«), Mutter, Haushaltsmanagerin, Ehefrau, schwang ich nachts nicht mehr das Tanzbein. Stattdessen kippte mir abends der Kopf in den Suppenteller. Und damit war ich in guter Gesellschaft, wenn ich meine Freundinnen so betrachtete. Laut Umfragen ist die Zeit zwischen dem 40. und 45. Lebensjahr der Zeitpunkt, an dem wir am unzufriedensten sind. Zu belastet, oft überfordert und schon froh, wenn der Stress nur ein wenig nachlässt.

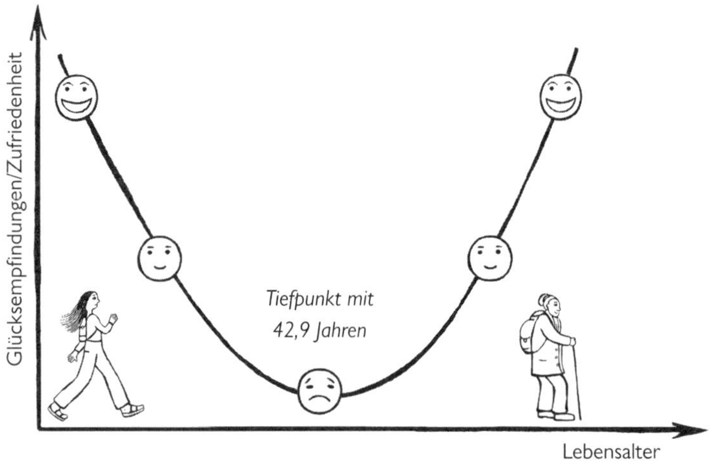

Das Lebensglück ist ein U

Nun die gute Nachricht: Irgendwann geht es – das ist die Natur des U – auch wieder bergauf. Und da bin ich jetzt, und Sie vielleicht auch? Angekommen mitten im Magic Midlife.

Aber warum eigentlich *»magic«*, welche Magie wird uns da zuteil? Ganz schön viel, denn Wechseljahre sind Wandeljahre in eine endlich leichtere Zeit, und im besten Fall gehen wir sogar gut gelaunt, aufgeräumt und gestärkt aus ihnen hervor.

Diese Jahre können für uns eine Krise bedeuten, müssen sie aber nicht. Die Dinge beginnen sich neu zu ordnen, und ich spüre die Frage: Was kommt denn da jetzt eigentlich noch?

Kommt da noch etwas richtig Gutes? Was mich noch mal vom Hocker haut, so lachen lässt wie früher? Und: Wie komme ich trotz steifer werdender Hüften wieder auf den Tisch zum Tanzen?

Und da gibt's noch eine gute Nachricht: Es geht! Wir müssen nur ein paar Weichen richtig stellen. Medizinisch gesehen gibt's da etliche gute Ideen, und psychologisch betrachtet auch, viele davon sind in diesem Buch versammelt. Wenn uns das Neuausrichten gelingt, können wir noch ganz schön viel Spaß, Kraft und spannende Erlebnisse haben und zu einer tiefen Zufriedenheit gelangen. Die U-Kurve des Glücks beherzt wieder nach oben düsen. Endlich das tun, wofür nie Zeit war. Wonach das Herz ruft. Wir haben ja jetzt vielleicht schon einen oder zwei Glitzergürtel im Schrank und zudem viel Erfahrung.

Die Geschichten, Ideen und teils sogar wissenschaftlichen Erkenntnisse, zusammengefasst in diesem Buch, sollen Ihnen dabei helfen. Und ich hoffe, Sie haben auch ordentlich was zu lachen, gerne über mich!

Also, ab durch die Mitte, um mit der richtigen Einstellung wieder Wind unter die Flügel zu bekommen, sodass die zweite Hälfte des Lebens sogar unsere beste wird!

1.
WOHIN GEHT DIE REISE?

Es ist ja niemals verkehrt, Pläne zu machen und auf viele (gute) Jahre in der Zukunft zu vertrauen. Aber leben tun wir nun einmal im Jetzt. Und das bietet vor allem im Magic Midlife die einmalige Chance, dass wir ab sofort nur noch Dinge für uns tun, die unser Herz berühren und unserem Leben vielleicht sogar noch mal neue Wendungen und jede Menge guter Zeiten bescheren.

Deshalb lohnt es sich gerade jetzt, genau hinzuschauen, was gerade ansteht, und sich dazu die eine oder andere Frage neu zu stellen. Wie wäre es mit: Wo stehe ich? Was mache ich mit meinem Tag? Mit wem will ich (meine wertvolle) Zeit verbringen? Was ist Zeitverschwendung? Was will ich noch lernen? Wie will ich in Zukunft leben?

Denken Sie sich ruhig noch ein paar aus, es lohnt sich. Mit der Beantwortung all dieser Fragen beginnt dann das große Abenteuer des Magic Midlifes. Und damit haben Sie auch gleich Ihr Ticket für die weitere Reise gelöst.

Sind Sie auch so weit? Kurz vor oder mittendrin in der Mitte des Lebens, so zwischen 40 und 55 oder schon eher danach? Haben Sie ein komisches Gefühl dabei, wenn Sie diese Frage mit »Ja« beantworten müssen? Weil Sie das (berechtigte) Gefühl haben, dass Sie nicht ewig leben werden? Ein Gefühl, das wir als jüngere Ausgaben unseres Selbst gar nicht kannten, weil wir damals noch felsenfest überzeugt davon waren, alle Zeit der Welt zu haben. Oder ist Ihnen ein bisschen komisch, weil Sie davon gehört haben, dass wir zwar immer länger leben, aber dass das Altern auch unlustig werden kann? Vielleicht haben Sie auch schon Bekanntschaft gemacht mit immer trockener werdender Haut im Gesicht oder auch untenrum, der Überlegung, ob Sie *Fifty Shades of Grey* auf Ihrem Kopf jetzt offen tragen sollten oder ob Sie alle hochhackigen Schuhe endgültig aussortieren, weil Ihnen die Füße darin wehtun … Solche und ähnliche Gedanken können – verständlicherweise – selbst die Ausgeglichensten und Bodenständigsten unter uns in Unruhe versetzen oder die Laune verhageln. Wer denkt schon gerne und voller Zuversicht an sein drohendes Verfallsdatum, und wie sich die (womöglich schreckliche!) Zeit bis dahin gestalten ließe? Denn was jetzt Gewissheit wird: Vor uns liegt nun wahrscheinlich weniger Zeit als hinter uns.

War's das?

In unseren Breiten hat die zweite Lebenshälfte einfach keinen guten Ruf, weil sie so sehr mit Ängsten, Sorgen, Krankheit, Zweifeln und Nicht-mehr-so-gut-wie-früher-Funktionieren belastet ist. Vermutlich, weil unser Körper nicht mehr so freundlich ist, vieles zu verzeihen, sondern sich meldet mit Schmerzen und anderen Malaisen, die teilweise peinlich (Hitzewallungen im Meeting), anstrengend (zu wenig Schlaf) oder blöd (leicht gereizt oder einfach nur schlecht drauf) sind. Wehe, wir haben unsere Lesebrille verlegt, dann können wir das Haus nicht mehr *on time* verlassen. Wehe, wir joggen zu weit, dann tun die Gelenke danach weh. Wehe, wir essen dreimal am Tag, dann vergrößern wir langsam, aber sicher die Sammlung von Wohlfühlpfunden um den Bauch herum. Wir Frauen haben dazu noch Extraspaß: Völlig kostenfrei dürfen wir über mehr als ein Jahrzehnt auf der Wechseljahre-Hormon-Achterbahn herumsausen. Auf der sitzen unsere älter werdenden Männer zwar auch, allerdings in der lahmeren Variante ohne Viererlooping, durchgeschwitzte Tops oder durchwachte Nächte.

Wird jetzt alles anders?

Ja! Und das ist gut so, denn die Mitte des Lebens fällt bei sehr vielen von uns mit großen Umbrüchen zusammen. Vielleicht gewinnen wir sogar erst mal ein Stück Freiheit zurück, weil unsere Kinder unabhängiger werden oder gar das Elternhaus verlassen. Vielleicht (es sieht so aus, als wäre das immer öfter der Fall) bleiben die großen Kleinen uns aber auch erhalten, bis sie 25, 30 oder gar 35 sind, weil sie sich teure Mieten anderswo nicht leisten können oder es im »Hotel Mama« einfach am schönsten ist. Gleichzeitig werden womöglich ältere Familienmitglieder gebrechlicher und benötigen unsere Unterstützung. Im Bekanntenkreis hört man von den ersten Krebsdiagnosen und Herzproblemen. Dann kann sich beruflich einiges ändern, weil man entweder als unzeitgemäßes Modell »aussortiert« wird oder man jüngere Chefs und Chefinnen vor die Nase gesetzt bekommt, die zwar zeitgemäß, aber auch noch herrlich unerfahren sind. Oder es geht, ganz im Gegenteil, noch mal richtig zur Sache. Schließlich sind wir jetzt routiniert und beherrschen das, was wir tun, denn wir haben ja viele Jahre lang geübt. Außerdem wird es immer normaler, dass auch älter werdende Menschen mit ihrem Know-how in der Arbeitswelt nach wie vor gefragt sind und sich entscheiden, länger zu arbeiten. Dazu später mehr.

Doch auch Schlussmachen kann in dieser Lebensphase an der Reihe sein, was ebenfalls ganz schön wehtun kann: Manche Partnerschaft hat sich überlebt, und man entscheidet sich für getrennte Wege. Andere erleben jetzt ihren zweiten oder dritten Frühling mit oder ohne eine neue Liebe.

Dass bei so viel Neubeginn die Stimmung manchmal richtig gut ist, bei so vielen Abschieden und Umbrüchen aber auch todesbetrüblich sein kann, ist völlig normal.

Und damit sind wir schon mitten in meinem neuen Buch. Denn ich sage: Nutzen wir diese Zeit der magischen Mitte des Lebens doch endlich richtig! Jetzt ist alles möglich und genau die Zeit, um die passenden Antworten auf lebenswichtige Fragen zu finden: Wie möchte ich eigentlich weiterleben? Passt alles so, wie es bei mir ist, im Job, in der Beziehung, mit den Kindern, der Familie, mit Freundinnen, oder möchte ich es anders haben? Wie komme ich gut durch diese Zeit? Wie kann ich die richtigen Weichen für mich stellen, um gesund und glücklich oder sogar noch glücklicher zu werden?

Jetzt ist unwiederbringlich die Lebensphase, in der wir die Entscheidungen für uns treffen, die darüber bestimmen, wie wir unsere nächsten 30, 40 Jahre erleben. Und jetzt ist auch die Zeit dafür, dass wir die für uns passende innere Haltung gewinnen, damit wir unser Leben in seiner gesamten Fülle genießen können – auch wenn wir nicht mehr im Körper einer 30-Jährigen stecken. Dazu gehören Gelassenheit, aber auch Neugier, Bilanz ziehen, eine kleine Portion Wissen und Disziplin in Gesundheitsfragen und – was echt Spaß macht: neue Ziele anpeilen. Und die können auch gerne mal etwas cooler sein, als eine Wohnung abzuzahlen, alle sieben Weltwunder besichtigt oder im berühmten Dreisternerestaurant in Nieder-Buxtehude gespeist zu haben.

Mein Körper, mein Buddy

Als unerschütterlichen Helfer an Ihrer Seite haben Sie einen tollen Kompass, das ist Ihr Körper. Der sollte natürlich Zeit Ihres Lebens Ihr Tempel sein, nur schafft man das mit dem Aufräumen und Polieren nicht immer so gut. Dieser unschätzbar treue Buddy sagt Ihnen gerne und unmissverständlich, was jetzt für Sie dran ist und wo es langgeht. Den Rest erledigt Ihr Kopf, indem Sie die Termine für sich selbst einstellen. Ja, Termine nur für Sie, und die bestehen aus lauter guten Taten für sich selbst: ein neues Herzensprojekt angehen, jeden Tag ein bisschen Yoga machen, etwas Leckeres, Frisches essen und genießen, nette Menschen treffen, in die Natur gehen. Natürlich steht da auch der eine oder andere Termin beim Zahnarzt, bei der Gynäkologin oder beim Steuerberater drin. Aber gut, so ist das Leben. Es ist zwar Magic Midlife, aber der Alltag ist, wie er ist.

Trotzdem ist es wichtig, dass wir immer wieder überprüfen, ob alles für uns selbst passt – und für niemand anderen. Kümmern Sie sich gut um sich und bleiben Sie dran, am besten ab sofort und jeden Tag. Je eher Sie damit loslegen, desto mehr haben Sie davon.

Das Magic Midlife ist eine für uns alle enorm wichtige Zeit, um die Weichen so zu stellen, dass wir mit Spaß, einer ordentlichen Portion Coolness und voller Kraft voraus weiter älter werden können. Das funktioniert am besten, indem wir vor allem Dinge tun, die uns Energie schenken, Zufriedenheit und Sicherheit. Dazu müssen wir uns aber nicht quälen oder anstrengen, weil wir nur genau das machen werden, was zum einen dran ist (auf den Buddy hören) und was wir zum anderen richtig gut finden. Es geht hier also um Neugier auf sich selbst, die Lust am Leben und auch Spontaneität und sich etwas trauen – nicht um das Aufladen neuer Pflichten oder gar darum, jemandem zu gefallen.

Richten wir also all unsere Antennen auf und spüren gut hin: Tun Sie das, was Sie schon immer tun wollten! Am besten, quasi zum Üben, erst mal etwas, das ganz einfach geht und direkt vor der Tür liegt. Etwas Naheliegendes, das wir ohne große Umstände sofort in Angriff nehmen können. Dann ist die Hürde klein, und das Erfolgserlebnis danach, abends beim Einschlafen, fühlt sich gut an. Doch welche könnten diese ersten Übungsschritte sein? Überlegen wir mal …

Eine Liste zum Warmwerden

Ich wollte immer schon mal …

… einen Kopfstand üben

… ein chinesisches Kochbuch ganz durchprobieren

… alte lustige Fotos im Treppenaufgang aufhängen

… eine Weile (schlecht) Klavier (oder Blockflöte oder …) spielen

… wahlweise auf YouTube laut Lieblingslieder mitsingen

… mir heute den Luxus gönnen, etwas vor dem Fernseher zu essen, das man nicht schneiden muss (zum Beispiel eine Mousse au Chocolat)

… ein komplettes Gedicht auswendig lernen

… bei Regen rausgehen, mich ganz durchnässen lassen und danach ein heißes Bad nehmen

… mich ohne schlechtes Gewissen ausführlich über meine Kniearthrose unterhalten (anstatt über meine Ehe oder die Kinder)

… einen sexy Ex-Freund/-Partner zum Essen einladen

… abends zu Hause bleiben und ein gutes Buch lesen

… ein mittelschweres Puzzle machen

… eine Playlist für meine Beerdigung zusammenstellen

Coole Pläne für den Rest des Lebens

Sich für das weitere Leben eine Liste anzulegen, ist per se schon gar nicht mal so schlecht. Das heißt aber auf keinen Fall, dass ich Ihnen empfehle, irgendwelche Bucket-Listen abzuarbeiten. Da stehen oft Sachen drauf, die kosten in der Regel nur Kraft und Geld. Viele von uns haben außerdem im Magic Midlife schon das eine oder andere, was typischerweise auf diesen Seiten steht, erlebt oder erledigt. Vor allem, wenn sie wie ich Glück hatten, weil ich schon als junge Frau viel im Fernsehen arbeiten konnte und ganz ordentlich verdient habe. So konnte ich mir Reisen auch in fernere Länder leisten, bin mit Haien geschwommen und habe neben dem Eiffelturm auch den Bscheißer und den Großen Hengst bestiegen – ne, nicht, was Sie denken, das sind Berge!

Gehen Sie jetzt lieber ein bisschen kleinschrittig nach vorn, auch wenn Ihr Körper Sie vielleicht manchmal zu Rückwärtsschritten ermahnt. Das kann mitunter sogar eine Chance sein und meistens spontan die Laune und Lebensqualität verbessern. Ich habe meinem kaputten Knie beispielsweise zu verdanken, dass ich – auf ärztliche Anordnung – nicht mehr joggen »muss«, sondern mich auf andere Bewegungsarten verlegen durfte, die besser für mich sind und deutlich mehr Spaß machen. Außerdem denke ich mir gerne neue Sachen aus, wenn ich ein Projekt beendet habe. Ich übe derzeit Salsa tanzen, lerne mit Pferden zu coachen, außerdem reise ich nach wie vor gerne. Nicht mehr so gerne in den Urwald oder in die Wüste, heute ist es auch einfach schön, mit der Familie in einem netten Hotel unter Palmen zu sitzen und nicht jeden Tag zu überlegen, ob jemand fehlt oder was ich zum Abendessen kochen muss. Oder ich fahre mit meinen Freundinnen zwei Tage zum Skifahren.

Aber lassen Sie sich nicht aufhalten – natürlich können Sie auch richtig große Pläne machen, wenn Sie glauben, dass das dran ist und es Sie glücklich macht. Sie können überlegen, ob Sie sich umschulen lassen zur Bademeisterin, sich zukünftig in der Politik engagieren oder ob Sie in einem Sterbehospiz mitarbeiten möchten. Ab 50plus ist sehr viel möglich, und Sie wissen heute im Gegensatz zu vor zwanzig Jahren ganz genau, was Ihnen liegt und was Sie können. Und das ist viel!

Meine Zukunft beginnt jetzt – geht doch!

Ich fühle mich meist nicht zu alt für irgendetwas, genauso wenig übrigens, wie ich mich noch ausgesprochen jung fühle. Mir geht es eher darum, wach und lebendig zu bleiben. Manchmal hilft es auch, sich von leuchtenden Vorbildern inspirieren zu lassen, die zeigen, was noch geht, selbst wenn man noch ein bisschen älter als älter geworden ist:

Die Schauspielerin und Autorin Tao Porchon-Lynch marschierte in jungen Jahren mit Mahatma Gandhi bei seinem Kampf für soziale Gerechtigkeit mit. Verdamp lang her also (mit BAP gesprochen). Noch ein Jahr vor ihrem Tod, der sie mit 101 Jahren ereilte, gab sie als älteste Yogalehrerin der Welt Yogaklassen. Gut fünf Jahre vorher war sie für die Sendung *America's Got Talent* gecastet worden und hatte hier flott mitgetanzt.

Die deutsch-amerikanische Soziologin und berühmte Sexualtherapeutin Ruth Westheimer (Dr. Ruth) gibt als 95-Jährige noch Rat auf ihrem YouTube-Kanal. Sie erlangte Kultstatus mit ihrer Radiosendung *Sexually Speaking,* mit der sie in den 1980er-Jahren startete. Es folgten TV-Shows und jede Menge Ratgeber, in denen sie ihrem Thema treu geblieben ist.

Oder DJane Elly. Wenn andere Menschen in ihrem Alter versuchen durchzuschlafen, legt die 75-Jährige in den Stuttgarter Klubs lieber House und Techno auf. Die ehemalige Lehrerin blickt auf ein Leben voller Höhen und Tiefen, auf Sucht und Depressionen zurück. Mit 40 Jahren sattelte sie um, erwarb die Taxifahrerinnenlizenz, um sich von der Alkoholsucht zu befreien, wurde DJane, beginnt jeden Morgen mit Tai-Chi und hat sich in eine jüngere Frau verliebt. Die jungen Klubgäste lieben DJane Elly und hätten sie wahrscheinlich gerne als Oma.

Und es gibt natürlich großartige Künstlerinnen und Schauspielerinnen wie Jane Fonda, Meryl Streep oder Cate Blanchett als Role Models, von denen wir uns einiges fürs Magic Midlife abschauen können. Allerdings sind die alle personalisiertes Hollywood und damit auch für mich als ehemalige hierzulande verwurzelte »Fernseh-Else« immer noch von einem ganz anderen Stern.

Aber es gibt noch viel mehr ältere Role Models, von denen wir uns Mut machen lassen können. Die haben vielleicht nicht so viel Sternengeglitzer um sich herum, aber sie leben spannende Leben, so wie sie erst ab einem gewissen Alter funktionieren. Sie gehen in Vorlesungen an Universitäten und vertiefen ihr Wissen in Medizin, Politik oder Kunstgeschichte, machen Sprachkurse im Ausland und engagieren sich in Ehrenämtern, um Kindern aus schwierigen Milieus in der Schule zu helfen oder mit ihrem Know-how Handwerks- oder Technikprojekte zu betreuen.

Die Zukunft, das wissen all diese Menschen, beginnt immer *jetzt.* Und jetzt machen ganz andere Dinge Freude als mit 30. Spannend finde ich auf jeden Fall, was alles geht, wenn wir bereit sind, unsere Flügel auszubreiten und uns vom Wind tragen zu lassen.

MAGIC WORDS

»Verstehen kann man das Leben nur rückwärts;
leben muss man es aber vorwärts.«
Søren Kierkegaard (dänischer Philosoph, 1813–1855)

Überlegen Sie also gründlich, was Sie für sich in Ihren nächsten Jahren wollen. Bringt es Sie wirklich weiter, wenn Sie in der namibischen Wüste übernachten oder ein Selfie mit einem Känguru machen? Wenn Sie einen Marathon laufen oder von einer Klippe hüpfen? Klar, das ist alles toll und nicht alltäglich, und Sie können Ihrer Familie und Ihren Freundinnen zeigen, was Sie unternommen haben. Vielleicht macht Sie das auch froh und ein bisschen stolz? Aber wie geht es Ihnen damit? Macht es Sie wacher und lebendiger? Wenn das so ist, dann nur zu.

Wenn nicht, dann lassen Sie uns mal genauer hinschauen: Der Begriff »Bucket List« ist abgeleitet von der englischen Redewendung *»kick the bucket«*. Das heißt so viel wie »das Zeitliche segnen« oder salopp »den Löffel abgeben«. Weil man hier aufschreiben kann, was man alles noch tun will, bevor es zu spät dafür ist, heißt es auf Deutsch auch originellerweise »Löffelliste«.

Es gibt im Internet unzählige Anleitungen, wie man so eine Liste richtig befüllt. Man kann Wünsche beispielsweise unter den Kategorien Reisen (Panamericana befahren), Sport (Tiefschneekurs), Geld (Gold kaufen), Outdoor-Abenteuer (Glamping), Kulinarik (Molekularküche probieren), Gutes tun (CO_2 sparen), Erlebnisse (Wildwasser-Rafting), Fähigkeiten (Imkerkurs buchen) einsortieren. Wenn ich mir diese Listen angucke, habe ich immer das Gefühl, die Menschen müssen sich einerseits unglaublich langweilen. Andererseits scheinen sie unendliches Vertrauen zu haben, dass sie noch alle Zeit der Welt haben, um all diese Wünsche in all diesen Kategorien abzuarbeiten. Klingt nach viel Arbeit und irgendwie auch nach Druck. Das hatten wir aber doch schon alles in den letzten Jahrzehnten, als wir viel gearbeitet und gekämpft, Wohnungskredite abgezahlt, unsere Kinder großgezogen und halbwegs an den Start gebracht haben. Als wir Tennisstunden genommen und ein Abo im Fitnesscenter gebucht haben, um es dann wieder sein zu lassen, als wir ein-, zweimal pro Jahr in den Urlaub gefahren sind (einmal in die

Berge und einmal ans Meer). Und als wir unsere Lebensplanung immer mal wieder anpassen mussten, weil irgendetwas ganz anders kam als gedacht. Diese Phase haben wir irgendwie als Übergangsphase betrachtet, um irgendwann festzustellen, dass wir bei all der Plackerei, dem Stress und den Pflichtübungen erwachsen geworden sind. Aber will ich das jetzt noch? Mich unter Druck setzen lassen von solchen Listen, auf denen Dinge stehen, die – ja was eigentlich? Die mich weiterbringen? Wahrscheinlich nicht wirklich, oder?

Meine Lieblingsfragen fürs Hier und Jetzt

Mir fällt dazu gerade noch eine andere Liste ein, dann war's das auch. Sie heißt »5 Dinge, die Sterbende am meisten bereuen« und ist eigentlich der Titel eines Weltbestsellers, in dem eine unternehmungslustige Australierin auf der Suche nach dem Sinn des Lebens ihre Geschichte aufgeschrieben hat. Bronnie Ware begleitete Sterbende in ihren letzten Lebenswochen in der Palliativpflege. Vor allem fragte sie danach, wie diese Menschen in der Rückschau ihr gelebtes Leben beurteilten und was sie gerne anders gemacht hätten. Hauptsächlich, und ich finde das sehr berührend, bedauerten die Sterbenden fünf Dinge (der Buchtitel lautet daher im Original: *The Top Five Regrets of the Dying*): Erstens, dass sie zu oft im Leben versucht hätten, die Erwartungen anderer zu erfüllen, und sich selbst dabei aus den Augen verloren hätten. Zweitens, dass sie so viel Zeit ihres Lebens der Arbeit gewidmet, und drittens, zu wenig Mut gehabt hätten, in der einen oder anderen entscheidenden Situation des Lebens ihren Gefühlen zu folgen. Viertens, dass sie den Kontakt zu Freunden verloren und sich fünftens zu wenig Freude gegönnt hätten.

Es waren also weder Status, Geld, der ideale Partner, die tollsten Kinder, die weitesten Reisen noch die aufregendsten Erlebnisse, die Menschen angesichts ihres nahenden Endes beschäftigten. Stattdessen geht es offenbar darum, ob sich das eigene Leben wirklich voll und glücklich gelebt anfühlt oder eben bloß den Erwartungen anderer Menschen entspricht. Es geht um Selbstliebe und Selbstfürsorge, den Mut, im Einklang mit den eigenen Gefühlen zu leben, und um Zufriedenheit. Und es geht um das Miteinander mit Menschen, mit denen man gerne zusammen ist, und die Dinge auch wirklich anzupacken, wenn wir das Gefühl haben, dass in unserem Leben etwas anderes dran ist. Wann? – Natürlich jetzt! Morgen könnte es nämlich dafür zu spät sein. Die Zeit lässt sich auch nicht zurückdrehen, wir haben oft keinen zweiten Versuch.

30 Prozent der Sterbenden waren laut Bonnie Ware übrigens zufrieden mit ihrem Leben. Wäre doch toll, wenn wir später auch dieser Gruppe gehören würden. Machen Sie es wie ich und schreiben sich diese fünf Sätze gleich mal hinter die Ohren.

MAGIC WORDS

»Im Leben geht es nicht darum, sich selbst zu finden.
Im Leben geht es darum, sich selbst zu schaffen.«
George Bernard Shaw (Nobelpreisträger für Literatur, 1856–1950)

Leben ≠ Ponyhof

Der Kölner und natürlich auch die Kölnerin ist zumindest im deutschen Sprachraum weitgehend bekannt für seine beziehungsweise ihre zwar nicht durch besondere Eleganz bestechende, dafür aber äußerst treffsichere Ausdrucksweise: In der Domstadt pflegt man in bestimmten Situationen, wenn einen das Leben mal so richtig hergenommen hat, mitunter zu sagen: »Dat Leben is ne Pottsau«. An den Spruch muss ich immer wieder mal denken.

Vielleicht hat es das Leben auch mit Ihnen nicht immer gut gemeint. Vielleicht glauben Sie aufgrund bestimmter Erfahrungen, die Sie machen mussten, dass das Leben nicht wirklich planbar ist. Sie mussten vielleicht Brüche hinnehmen und schwierige Zeiten durchstehen. Ihr Leben ist ganz anders verlaufen, als Sie es sich erhofft hatten? Das kommt leider vor, schließlich ist alles im Fluss, immer: Die Welt, die Menschen darin und wir selbst ändern uns. Deshalb, so sagte schon der Nicht-Kölner und Philosoph Heraklit (um 520 v. Chr. bis um 460 v. Chr.), könnten wir auch nicht mehr an derselben Stelle im Fluss des Lebens wiedereinsteigen. Das Leben läuft weiter.

Doch warum sollten Sie denn aufgrund dieser Erfahrungen darauf verzichten, Ihren inneren Kompass in eine bestimmte Richtung zu lenken, wenn Ihnen jetzt danach ist? Möglicherweise ist das neue Ziel ja das richtige, bessere für Sie. Das gilt aus meiner Erfahrung auch dann, wenn wir erleben mussten, wie sich Scheitern anfühlt, wir einen Unfall, eine schwere Erkrankung oder eine Kündigung erleben mussten, eine Pleite, den Tod oder die Krankheit geliebter Menschen, eine Trennung oder andere Schicksalsschläge. Kaum ein Mensch, der ein paar Jahrzehnte Leben hinter sich hat, ist vor solchen Erfahrungen geschützt. Das Leben ist kein Ponyhof. Vielleicht haben Sie auch irgendwann mal einen schweren Fehler begangen oder eine falsche Entscheidung getroffen? Das alles gehört zum Leben dazu, das sind die Momente, in denen wir am meisten lernen und wachsen, auch wenn's erst mal wehtut.

Wir sollten in der Rückschau nicht zu streng mit uns sein, uns schuldig fühlen, als Opfer oder gar als Versagerin. In solchen Situationen hat es sich als deutlich wohltuender herausgestellt, liebevoll mit sich selbst umzugehen und den Blick nach vorn zu richten, auf das, was besser für uns sein könnte.

Und auch, wenn wir früher Schuld auf uns geladen haben sollten, weil wir andere Menschen verletzt oder falsche Entscheidungen getroffen haben, können wir aufhören, uns mit den Schuldgefühlen zu quälen. Wichtiger ist es, uns die Fehler einzugestehen, ihre Folgen anzuerkennen und zu würdigen und daraus zu lernen. Das ist das Einzige, was uns weiterbringt. Und anderen hilft.

Es gibt unglaubliche Tiefschläge, die das Leben für uns bereithalten kann. Aber jeder von uns verfügt, solange wir leben und die Hände frei haben, auch über die Fähigkeit wiederaufzustehen (oder sich dabei helfen zu lassen). Ich möchte mir, auch wenn einmal etwas dumm läuft, immer die Chance geben, die Scherben aufzukehren – das sprichwörtliche Krönchen wieder zurechtzurücken – und weiterzumachen auf einem etwas anderen Weg, in eine andere Richtung. Mein Leben ist – solange ich lebe – schließlich noch im Fluss, und ich kann darin schwimmen.

Die Wissenschaft sagt: Es wird tatsächlich alles gut!

Dank einer äußerst faszinierenden Studie gucke ich sogar besonders zuversichtlich nach vorn. Der Glücksforscher Prof. Dr. med. Tobias Esch von der Universität in Witten/Herdecke hat mit seinem Team in der renommierten Fachzeitschrift *Biology* das sogenannte ABC-Modell des Glücks beschrieben. Unsere Lebenszufriedenheit verläuft demnach in Form einer U-Kurve (siehe Einleitung). Nach der Jugend stürzt sie steil ab, es geht uns also erst einmal immer schlechter, um mit dem Magic Midlife, so ab ca. 45 Jahren, wieder anzusteigen. Damit beschreibt das U-Kurven-Modell einen an sich paradoxen Zustand: In aller Regel sind es ältere Menschen, die am zufriedensten in ihrem Leben sind, und das sogar dann, wenn sie gesundheitliche Malaisen ertragen müssen: Mit dem Alter steigt bekanntermaßen naturgemäß das Risiko für eine ganze Reihe von Erkrankungen, zum Beispiel Gelenkprobleme oder Herz-Kreislauf-Beschwerden und auch Krebs. Trotz alledem sind die Älteren insgesamt zufriedener mit ihrem Leben.

Wie geht das denn? Dies widerspricht allem, was viele von uns vom Älterwerden denken! Diese Glücks- und Zufriedenheitszunahme geht scheinbar auf eine Besonderheit zurück, die jeder von uns im Kopf hat: das Belohnungs- und Motivationssystem im Gehirn. Dieses verändert sich im Laufe eines Lebens und sorgt dafür, dass wir uns in bestimmten Phasen zufriedener oder glücklicher fühlen als in anderen. Die Lebenszufriedenheit älterer Menschen ist demnach zu großen Teilen biologisch bedingt. »Darauf einen Dujardin!«, hätte mein Vater freudig gesagt.

Lebensglück gibt's phasenweise

Die Forscher gehen von drei Glücksarten aus, die, je nachdem, in welchem Lebensalter wir uns befinden, unterschiedlich stark ausgeprägt sind.

Das ABC-Modell des Glücks:

(A) Glück durch das »Wunsch-System«,

(B) Glück durch das »Bedrohungsvermeidungs-System« und

(C) Glück durch das »Nicht-Wollen« oder Verbleiben im »Hier und Jetzt«.

Übrigens: Glück ist keine »Erfindung« unseres Verstandes, sondern ein nachweisbares Gefühl, das man sogar im neurobiologischen Belohnungs- und Motivationssystem unseres Gehirns nachweisen kann.

Je nach Alter machen uns andere Dinge glücklich:

Phase A – lass krachen

In unserer Jugend suchen wir nach Spaß und Nervenkitzel, wir sind bereit, auch mal ein Risiko einzugehen, und dabei ziemlich kreativ. Da kann das Leben dann mitunter auch ein Ponyhof sein. À propos: In meiner Jugend waren die Ponys auf der Weide neben meinem Elternhaus unsere unentbehrlichen Sparringspartner für den Extrakick an Adrenalin. Klingt heute nach Mutprobe, war damals einfach eine besondere Art des Aufsitzens, die spontan für deutlich mehr Spaß sorgte als das langweilige In-die-Steigbügel-Steigen und Am-Sattel-Festhalten. Wir mussten dazu hoch in den Heuschuppen kraxeln und ein Pony aussuchen, das am nächsten stand und da unten friedlich vor sich hin graste. Dann sprangen wir vom Dach direkt auf den Pferderücken. Also erst mal war es schon super, wenn man richtig aufgekommen war und sich in der Mähne festkrallen konnte. Dann waren die gerade noch grasenden Tiere völlig überrascht, und selbst aus sonst bequemen Artgenossen wurden flotte Galopper, die mit uns ein Flachrennen über die ganze Weide starteten. Was für ein Spaß, Pippi Langstrumpf hätte ihre Freude an uns gehabt. (Ja, liebe Tierfreunde, das war natürlich nicht absolut korrekt, vor allem vor dem Hintergrund, dass wir es schmählich ausgenutzt haben, dass Pferde ja Fluchttiere sind. Aber wir haben es damals gemacht, einfach, weil wir unsere Freiheit genossen haben, weil wir es konnten und uns dabei so unglaublich lebendig gefühlt haben. Unsere Ponys haben wir aber trotzdem über alles geliebt!)

Im ABC-Modell sind das die Gefühle Lust, Ekstase und Vorfreude. Diese Emotionen machen das Glück der Jugend aus. Kaum etwas scheint in diesem Lebensabschnitt öder und deprimierender als Vorhersagbarkeit und die Dinge so anzugehen, wie »es sich gehört«. Wir fühlen uns rundum sicher, als könne uns nichts passieren. Nach dieser Phase geht es allerdings sehr schnell bergab …

Phase B – Stress lass nach!

Wir sind größtenteils rausgewachsen aus der Abenteurerinnen-Nummer und im sogenannten richtigen Leben angekommen – wir erleben Glück als deutlich weniger aufregend. Jetzt genießen wir es, wenn wir morgens halbwegs frisch aufstehen, einen katastrophenarmen Tag erleben und abends beruhigt einschlafen können, ohne durch negative Einschläge und Belastungen gestört zu werden.

Viele von uns kennen diese oft sehr stressige Lebensphase, in der wir höhere finanzielle Belastungen auszuhalten haben, berufliche Herausforderungen meistern und vielleicht auch noch das Mammutprojekt der Elternschaft stemmen müssen. In diesem Zeitraum geht es mit der Lebenszufriedenheit gar nicht so selten den Bach runter: Die U-Kurve der Zufriedenheit bewegt sich deutlich nach unten. Die bloße Abwesenheit von Pleiten, Pech, Pannen, Unglück oder Schmerz kann uns in dieser Phase sehr froh machen. Das Glück der kleinen Dinge sozusagen …

Ein vielleicht wohlbekanntes Beispiel: Sie erinnern sich vielleicht, wie schön es plötzlich war, wenn nachts mal kein Kind geschrien hat oder ausnahmsweise keiner krank war. Endlich mal durchschlafen! Wir sind bescheidener geworden und bereit, uns allen Herausforderungen und Schwierigkeiten zu stellen, um unser Leben und das unserer Familie zu schützen. Als erträglich oder zufriedenstellend empfinden wir in dieser Phase schon das Gefühl des Durchschnaufens. Das klingt nicht gerade erbaulich, sehr genügsam, aber irgendwie wohlbekannt.

Phase C – endlich geht's UP

Trommelwirbel! Dafür geht es ab etwa 45 dann wieder aufwärts – die Zufriedenheitskurve folgt damit der bereits beschriebenen U-Form. Statistisch gesehen zieht sich dieses Lebensgefühl bis über den 80. Geburtstag hinweg. Trotz körperlicher Einschränkungen brauchen wir jetzt offenbar viel weniger, um wirklich zufrieden zu sein. Statt der Euphorie, die uns als junge

Menschen glücklich gemacht hat, und dem Gefühl der Stressvermeidung, das in den mittleren Jahren schon reichte, um uns einigermaßen zufriedenzustellen (also zu dem Zeitpunkt, wo die U-Kurve am Tiefpunkt war), kann sich nun ein tiefes, beruhigendes und dauerhaftes Gefühl von Glück und Zufriedenheit einstellen. Dieses sei, laut den Glücksforschern, tiefgreifender, beständiger und subtiler und zeichne sich durch Gefühle der Akzeptanz, Zugehörigkeit, Ruhe und des Ankommens aus.

Dieses Modell findet sich übrigens in fast allen Bevölkerungen und Ländern der Welt. Das zeigte der Abgleich mit Zahlen aus weltbekannten großen Studien wie der »Nurses' Health Study« (u.a. Harvard Medical School), der »Grant Study« (Harvard Study of Adult Development) sowie der britischen »The Million Women Study«.

Es sieht also ganz so aus, als würden wir im Laufe des Lebens immer besser darin werden, für eine ganze Weile zufrieden und glücklich zu sein. Die U-Kurve der Lebenszufriedenheit scheint dabei unabhängig von guter Gesundheit zu sein. Trotzdem ist diese Stellschraube nicht zu unterschätzen, denn gesund älter zu werden, hat auf jeden Fall viel für sich. Wir erhalten uns so länger unsere Unabhängigkeit, bleiben körperlich und geistig lange fit und haben so auch viel mehr von unseren zusätzlichen Lebensjahren.

Auch hier: Der kleine Unterschied

Spannend fand ich auch, dass die U-Kurve der Männer etwas anders aussieht als die unsere: Es geht bei den Männern erst steiler und tiefer in den Keller, steigt dann aber auch schnittiger wieder an. Richtig überrascht mich das nicht, denken wir nur an das Phänomen der Midlife-Crisis (siehe Seite 58), wenn Männer plötzlich seltsam werden: Sie haben keine Lust mehr auf Sex mit uns, sind eher mürrisch, lassen sich einen Hipster-Bart wachsen, kaufen sich eine Harley oder ein Cabriolet in Diamantschwarz oder Quietschgelb und pimpen ihre Garderobe auf jugendlich-frisch. Möglicherweise fangen sie an, sich für adrenalingeschwängerte Beschäftigungen wie Bungee-Jumping oder das Besteigen von Achttausendern ohne Sauerstoffmaske zu interessieren. Oder sie lenken ihren Fokus auf eine neue Partnerin (siehe Garderobe), um mit der wilden Sex zu haben. Oder sie entdecken ihre homoerotische Seite (*Grace and Frankie* auf Netflix gucken; schon wieder die unvergleichliche Jane Fonda, diesmal als verlassene Gattin eines Mannes, der, ja, seinen Kumpel ehelicht). Alles ist möglich, also auch, dass diese Krise Ihre Beziehung sprengt …

Die U-Kurve sinkt also bei den Männern erst noch tiefer nach unten als bei Frauen, um danach aber umso steiler und höher wieder anzusteigen. Warum das so ist, ist relativ einfach erklärt: Männer haben in der Regel mehr Geld als Frauen zur Verfügung, in Form einer besseren Rente, und oft sind sie im Alter noch oder wiederholt verheiratet. Letzteres kann die Finanzlage allerdings noch mal ganz anders aussehen lassen (außer es handelt sich um Donald Trump). Klar, auch bei männlichen Verdrängungsexperten lassen sich altersbedingte Gesundheitsbeschwerden irgendwann nicht mehr ignorieren. Aber spätestens ab dem Eintritt ins Rentenalter geht es parallel zur Lebenszufriedenheit auch mit der Gesundheit wieder bergauf.

Was in allen Lebensphasen gleich ist, es sind die berühmten Glückshormone, die bei uns allen unseren Reifeprozess prägen, indem sie die zur jeweiligen Lebensspanne »passenden« Verhaltensweisen und damit verbundenen Erfahrungen belohnen. Trotzdem haben wir auch teil an unserem Lebensglück und können unser Glück selbst schmieden: So zeigte die Studie auch, dass beispielsweise Menschen, die tief im Glauben verwurzelt sind, oder solche, die regelmäßig meditierten oder Achtsamkeitstechniken übten, den Verlauf ihres persönlich erlebten Glücks über die Zeit positiv beeinflussen konnten. Unsere Zufriedenheit können wir also aktiv beeinflussen.

FRANZISKAS MAGIC

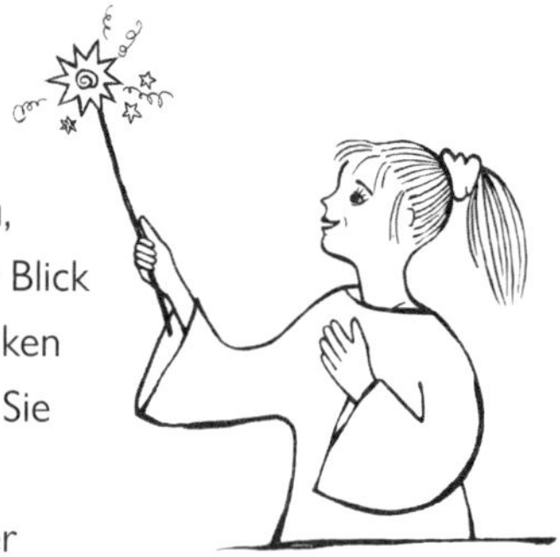

Wenn Sie das nächste mal so richtig gestresst sind, reagieren Sie mal anders. Legen Sie nicht einen Zahn zu, sondern setzen Sie sich aufs Sofa, der Blick geht in die Ferne, fliegen Sie in Gedanken wie ein Vögelchen dort oben. Atmen Sie ein und dann länger wieder aus. Achten Sie nur auf Ihren Bauch, wie er sich mit Ihrer Atembewegung hebt und senkt. Nur 20 Atemzüge lang. Sehr simpel, aber bei Stress fühlt sich das gut an, oder?

Einfach machen

Die magische Zeit um die Mitte des Lebens ist *die* Chance, noch mal durchzustarten oder auch etwas ganz Neues anzugehen, und zwar ohne Pflichtprogramm, Druck und Überforderung. Jetzt geht es ausschließlich um Sie, und wie Sie sich möglichst gut mit Ihrem Leben fühlen. Dazu gehört es, vielleicht neue Wege zu gehen, endlich gut auf sich und die eigenen *wahren* Bedürfnisse zu achten. In der Hinsicht können wir uns also ruhig etwas von Midlife-Crisis gebeutelten Männern abgucken, die mitunter eine gewisse Kreativität in neuer Lebensplanung entwickeln können. Wir machen es nur schöner und schlauer.

Psychologinnen wissen, dass entscheidend für unser gutes Altwerden ist, wie wir in den mittleren Jahren leben. Warum jetzt nicht damit anfangen, jeden Morgen 15 Minuten Yoga zu üben, jede Woche ein neues Rezept auszuprobieren und jeden Monat ein neues Hobby, bis Sie das richtige für sich gefunden haben? Klingt unspektakulär, aber irgendwie auch herrlich. Sie können natürlich endlich auch Saxofon spielen lernen, oder wie man zur perfekten Handwerkerin wird, können jeden Montag einen lieben Hund aus dem Tierheim Gassi führen oder sich wie ich zum Pferdecoach ausbilden lassen. Seien Sie gut zu sich und probieren Sie sich aus. Aber machen Sie es. Es geht dabei um nichts weniger, als zum Kern oder zur Essenz Ihres Lebens zu kommen: Wer sind Sie wirklich? Was wollen Sie? Was ist noch drin?

MAGIC WORDS

»Werde, der du bist.«
Pindar (griechischer Dichter,
um 522 v. Chr. – 446 v. Chr.)

Machen Sie sich klar, dass *alles,* was jetzt kommt, außerordentlich spannend ist, und genießen Sie aufmerksam die Magie, die sich dadurch entfaltet. Sie müssen auch keine Angst haben, dass das bei Ihnen nicht klappt. Die Voraussetzungen waren nie besser als jetzt. Schließlich gelten Sie – als Frau in der Lebensmitte – nicht nur als besonders leistungsbereit, unternehmungslustig und mutig. Sie müssen sich auch viel weniger nach anderen Menschen richten, Sie sind erfahrener und wissen viel besser, was Sie wollen als mit 25. Erlauben Sie es sich einfach!

Keine Angst!

Auch wenn Ihr Knie wehtut (das Frauenknie im Alter ist legendär, nicht nur bei mir), Ihre Schilddrüse streikt oder Sie Tabletten gegen Bluthochdruck nehmen müssen. Auch wenn Sie gerade nicht gut drauf sind, sich vielleicht allein fühlen und besorgt, was da in den nächsten Jahren noch alles auf Sie zukommt – denken Sie immer daran, dass Angst und Anspannung zutiefst menschliche Züge sind, die uns auch davon abhalten, zu viele Fehler zu machen, schließlich sind wir extrem verletzliche Wesen. Denken Sie an Ihren Körper-Buddy, der Ihnen mit den Jahren immer deutlicher zeigt, dass er Sie womöglich auch im Stich lassen könnte, wenn Sie sich nicht genug um sich kümmern. Außerdem haben wir vielleicht in den letzten Jahrzehnten nicht das Allerbeste aus uns gemacht, weil wir über weite Strecken im Blindflug herumgesegelt sind. Nicht zu vergessen die Welt um uns, die uns nicht selten mit ihrem knallharten, konkurrenzbetonten, zerstörerischen Gesicht einschüchtert.

Mit 50plus haben Sie aber angesichts all dieser Gefühle und Erkenntnisse eine Gewissheit. Sie können ganz gelassen sagen: Das ist eben so. Der wichtigste Schritt ist also die Akzeptanz unserer Angst vor dem, was da noch kommen mag, und auch vor unserer Verletzlichkeit, die eher noch größer wird. Machen wir uns keine Sorgen darüber, dass wir uns Sorgen machen. Unser Leben läuft nicht in die falsche Richtung. Manchmal zeigen Angst und Sorge auch einfach nur, dass wir lebendig sind. Lernen wir also, über unsere Ängste zu lachen – auch über die Angst, älter zu werden.

Growing up, growing strong, growing soft (auf Deutsch in etwa: »Groß werden, stark werden, sanft werden«) – die U-Kurve der Zufriedenheit zeigt, dass wir uns gar nicht so viele Sorgen machen müssen. Im Alter stellt sich die Zufriedenheit fast von allein ein, vor allem, wenn wir wach und neugierig bleiben, nicht zu streng mit uns und anderen sind – und mit etwas mehr Leichtigkeit weitermachen. Wir können uns entspannt der Frage widmen, wohin unsere weitere Lebensreise gehen soll, und jeden Tag nutzen, um selbstbestimmt, weise und manchmal selbstlos zu sein. Wir finden einen neuen Platz. Jetzt ist alles erlaubt, nur nicht mehr, »die beste Version von sich selbst« zu erarbeiten. À la: Ich bleibe neugierig und bin gespannt auf das, was kommt, und gestalte es mit. Sodass wir aus vollem Herzen den Satz rufen können (den wir je nach rundem Geburtstag immer wieder anpassen können): »Wow, die Fünfziger waren meine schönsten Jahre!«

I do it my way

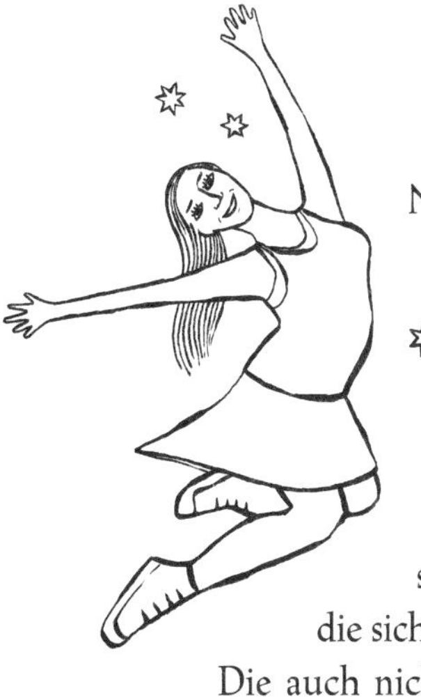

Neulich erzählte mir meine Freundin Gunilla, dass Sie eine kleine Begebenheit völlig schockiert habe. Kinder in einem englischsprachigen Kindergarten hätten die Erwachsenen nicht als *»grown-ups«*, sondern als *»given-ups«* bezeichnet. Also nicht als – wörtlich übersetzt – »Ausgewachsene«, sondern als »Aufgegebene«, also Menschen, die sich oder ihre Ziele im Leben aufgegeben haben. Die auch nicht mehr mitmachen, wenn es darum geht, etwas Neues auszuprobieren, mal ein bisschen Blödsinn zu machen oder albern zu sein. Autsch. Die Welt mit Kinderaugen zu sehen, war ja schon immer eine gute Idee, weil Kids so unverstellt auf die Dinge gucken und herrlich geraderaus sind …

Aus meiner Sicht ist vieles möglich, wenn wir nur an eine Sache glauben oder sie eben einfach mal ausprobieren. Es könnte doch gut werden. Machen Sie einfach mal, was Sie immer schon tun wollten, entweder weil es Spaß macht oder weil Sie etwas Bestimmtes stört! Schreiben Sie eine Flaschenpost oder lassen sich von einer Vermittlungsagentur als Statistin bei einem Film einsetzen, oder Sie sammeln Müll beim nächsten Spaziergang durch die Stadt oder jodeln im Garten. Egal, was andere denken oder von Ihnen halten.

Meine Mutter hat sich diese Eigenwilligkeit bis ins hohe Alter bewahrt. Sie kümmerte sich nicht nur wenig um die Meinung anderer, sondern hatte auch noch einen Heidenspaß daran, andere zu schocken. Sie war extrem unkonventionell, trug auch im Winter grün lackierte Fußnägel in Peeptoes und verhielt sich in jeder Situation schockierend ehrlich. Was für uns Kinder allerdings sehr anstrengend sein konnte. Auch meine eigenen Töchter, ihre Enkelinnen, waren hin- und hergerissen zwischen dem Verzücken über die flippige Oma und dem Unwohlsein in komischen Situationen.

Irgendwann habe ich für sie den Begriff »Pippi-Langstrumpf-Oma« eingeführt. Damit konnten meine Kinder etwas anfangen: Die Oma war einfach eine Art Pippi Langstrumpf, nur in alt. Die unsterbliche Heldin so vieler Kinder aus dem Kosmos von Astrid Lindgren verfügt ja nicht nur über ungewöhnlich viele und außergewöhnliche Fähigkeiten, sondern tut immer, was ihr Herz verlangt, ohne sich dabei viel darum zu scheren, was andere denken. Selbst wenn Ihnen das ein wenig *zu* wild erscheint – ein bisschen die Pippi Langstrumpf (oder den Michel aus Lönneberga) in uns herauszulassen, auch das kann wirklich für leuchtende Glücksgefühle sorgen.

MAGIC WORDS

»Die Zukunft sollte man nicht voraussehen wollen,
sondern möglich machen.«
Antoine de Saint-Exupéry
(Pilot und Erfinder des kleinen Prinzen, 1900–1944)

Magic to go

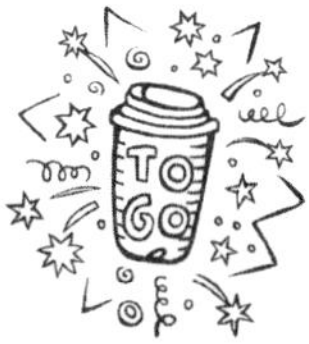

- **Die Glückshormone arbeiten für uns:** Zeit zum Auftauchen aus der U-Kurve der Zufriedenheit. Ab jetzt geht's lange bergauf.
- **Die Macht ist mit uns:** Wir dürfen neugierig und gespannt sein auf das, was kommt, denn wir gestalten es.
- **Limit accepted:** Wir wissen, wer wir sind und was wir gut können, aber auch, was wir nicht können und getrost anderen überlassen.
- **Ungeheuer an den Haaren ziehen:** Ängste vor dem Unbekannten gehören dazu, wir gehen trotzdem den nächsten Schritt.
- **Das Leben wird noch mal richtig spannend!**

2.
FÜHLE ICH MICH JÜNGER, ALS ICH AUSSEHE?

Älterwerden ist etwas Wertvolles, schließlich geht es hier um ganz nah gefühlte Lebenszeit. Deshalb lohnt es sich, JETZT die Weichen so zu stellen, dass diese Zeit für und nicht gegen uns spielt. Und das haben nur wir selbst in der Hand. Legen wir also gleich los – ohne hochhackige Schuhe geht's zum Glück noch einfacher.

Weichen stellen im Magic Midlife ist gar nicht so schwierig und auch nicht anstrengend, wie es sich vielleicht erst mal anhört. Denn es geht viel um das Freundlich- und Gutsein zu sich selbst, und dazu gehören auch freundliche, gute Gedanken. Geben wir unserem Leben also einen frischen Dreh. Mit so viel Wind unter den Flügeln gibt's noch viel zu rocken. Machen wir uns gemeinsam auf den Weg!

Alt – was ist das?

Eigentlich bin ich ja noch gar nicht alt – eher wohl älter werdend. Wie alt ich mich gerade fühle, hängt bei mir vor allem mit meiner körperlichen Fitness zusammen. Ein Rücken- oder Knieproblem wirft mich leicht um Lichtjahre zurück. Im Sommer bin ich meist etwas jünger als im Winter. Grundsätzlich bin ich aber der Typ Mensch, der mit der Zeit geht. An guten Tagen gehe ich vielleicht optisch für fünf, sechs Jahre jünger durch, aber das ist nicht so oft, wie ich es gern hätte. Damit falle ich offenbar ein bisschen aus der Reihe, denn die meisten Menschen halten sich tatsächlich für deutlich jünger, als sie sind. Zumindest, wenn sie älter als 49 sind.

Heidi Klum etwa verkündete zu ihrem 50. Geburtstag, sie fühle sich wie 25. Und ein Motivationscoach aus den Niederlanden namens Emile Ratelband versuchte sogar, sich per Gerichtsentscheid jünger machen zu lassen. Er fühlte sich mit 69 gelebten Jahren (kalendarisches Alter) wie 49 und fand, dass er im Spiegel »wie ein junger Gott« aussehe. Gut, dass Männer sich toller fühlen als Frauen, ist bekannt. Dass sie lange, sehr lange subjektiv so aussehen, als wären sie George Clooney, wie er Werbung für Kaffeekapseln macht, davon hat man auch schon gehört. Und dass sie in Sachen positives Selbstbild manchmal übertreiben, ebenfalls. Darüber denke ich an anderer Stelle in diesem Buch noch mal nach. Ratelbands Hausarzt jedenfalls bestätigte seinem fitten Fast-siebzig-Patienten das Junger-Gott-mäßige nicht direkt, bescheinigte dem altersmüden Motivationscoach aber immerhin den Körper beziehungsweise die Fitness eines 45-Jährigen.

Interessant ist, warum Ratelband sein Alter offiziell ändern lassen wollte: Es war ihm wichtig, sich mit einem jüngeren Alter gegen Altersdiskriminierung zu wehren. Wenn er weniger Geburtstage auf dem Buckel hätte, gäbe es beim Dating wie auch auf dem Arbeitsmarkt bessere Chancen als als Fast-Opi.

Jung alt oder alt alt?

Allerdings, was heißt das schon? Die Grenzen verschwimmen zusehends. Alt wäre ich – nicht Ratelband – aus Sicht von Altersforschern erst dann, wenn die Hälfte aller Leute, die im selben Jahr Geburtstag haben wie ich, schon verstorben wären. Das wären ziemlich viele; ich bin eine Ausläuferin der geburtenstarken Jahrgänge meiner Generation, den sogenannten Boomern. Laut der Körber-Stiftung machen wir in den 1950er- und 1960er-Jahren Geborenen 30 Prozent der Bevölkerung in Deutschland aus. Außerdem sind heute noch nicht mal die 60- oder auch die 70-Jährigen alt, in dem Sinne, wie wir es verstehen beziehungsweise, welche Bilder wir vom Alter im Kopf haben. Statt Kopftuch und zahnloser Münder blinken uns einwandfreie weiße Zahnreihen und frisch blondierte Wellen an. Und wenn wir uns dann noch anschauen, was heute für uns an Lebenserwartung drin ist (einiges!), können wir mit etwas Vorsicht vielleicht einen Menschen als alt bezeichnen, wenn er seinen 80. Geburtstag gefeiert hat. Altersforscher nennen die Gruppe der 60- bis 85-Jährigen deshalb eher »die jungen Alten« und erst die über 85-Jährigen »die alten Alten«. Logisch.

Da sich die Lebenszeit immer weiter dehnt, haben wir auch mehr Zeit, uns jünger zu fühlen. So richtig alt werden wir dann eben erst danach. Schieben wir den Gedanken daran also ruhig noch ein Stück weg. – Aber warum sollten wir das eigentlich tun? Den Gedanken wegschieben. Die Medizin hat doch nicht nur dafür gesorgt, dass wir heute länger leben. Sie kann uns das Leben im Alter auch viel lebenswerter machen. Allerdings sind die Bilder, die wir vom Alter haben, nicht ganz so angenehm, mitunter machen sie uns sogar ein bisschen Angst. Denn für uns Frauen hängt das Älterwerden sehr mit unserem Körper zusammen, und wie er sich verändert. Und das tut uns im Magic Midlife gar nicht gut, weil es an unserem Selbstwert knabbert.

Amerikanische Psychologen haben einmal untersucht, wie wir das Wort »Alter« benutzen, und sind zu dem Schluss gekommen, dass sein Ruf heute trotz weißer Zähne und blondierter Haare schlechter ist als in den letzten 200 Jahren. In einer riesigen Datenbank suchten sie nach Worten, die am meisten mit dem Alter in Zusammenhang gebracht werden. Dabei tauchten vor allem negative Begriffe wie »Krankheit«, »Verfall« oder »Gebrechlichkeit« auf. Weniger verbinden die Menschen das Alter dagegen mit positiven Begriffen wie »Ausdauer«, »Erfahrung« oder »Weisheit«. Auch das Image älterer Menschen ist nicht richtig überzeugend: »Alter weißer Mann« ist ein Schimpfwort, und der Hashtag »Ok, Boomer« drückt aus, wie genervt Jüngere manchmal von den Meinungen und Gesinnungen der älteren Generation sind. Diese Phrase hat sich 2019 zu einem Internet-Meme entwickelt, also einem satirischen Bild, das immer eine bekannte Pointe zitiert. Hier handelt es sich um das viral gegangene Video einer jüngeren Parlamentarierin aus Neuseeland, die Zwischenrufe von älteren weißen Kollegen während ihrer Rede mit einem genervten, knackigen »Okay, Boomer« konterte. Ja, ältere Menschen gelten gern mal als schlecht gelaunt, selbstgerecht, unnötig belehrend, weltfremd, abschätzig, einfach gestrig. Kein jüngerer Mensch will so sein und ein mittelalter auch nicht. Dass alle ab einem bestimmten Alter jünger sein wollen, hat also womöglich auch mit dem Negativ-Image des Alters zu tun.

Emile Ratelbands Antrag wurde übrigens abgeschmettert. Das Gericht entschied, dass er sich nicht von seinem tatsächlichen Alter lösen dürfe. Worüber die Richter kein Urteil fällten, ist, dass sich der Mann innerlich einfach weiter so fühlen kann wie immer: jünger. Und das ist ja schon mal was wert.

Es ist nur eine Zahl …

Meine Freundin Gabriella hatte vor gar nicht allzu langer Zeit zum 55. Mal Geburtstag, ist also noch nicht mal eine junge Alte, auch wenn sie ein paar Tage älter ist als ich. Eine Freundin von ihr schickte ihr übers Handy ein gut gelauntes Geburtstagsständchen. Im Hintergrund krähte ein kleines Kind laut und sehr vernehmlich dazwischen: »Alles Gute, liebe alte Oma!« Die fünfjährige Tochter der Freundin wollte auch einen Gruß beisteuern. Gabriella freute sich trotzdem über das Lied, war ja süß gedacht. Außerdem mag sie die Kleine und versuchte, den Zwischenruf deshalb mit Humor zu nehmen. Was die ganze Sache dann ein wenig verzerrte, war das Verhalten der Mutter des Kindes. Diese entschuldigte sich tausendmal und behauptete schlussendlich, das Kind würde auch sie bisweilen als »alte Oma« bezeichnen. Sie ist gerade mal Anfang 40. Gut, aus Sicht einer Fünfjährigen ist alles über zehn schon alt.

Gabriella lachte ein bisschen unfroh und sagte dann mit fester Stimme, dass sie ja von den meisten Menschen in ihrem Umfeld auf allerhöchstens 47 geschätzt werden würde. Nun ist 47 als gefühltes Alter, ehrlich gesagt, auch nicht so der Burner. Aber womöglich war es ihr peinlich, noch weiter runterzugehen. Ich finde jedenfalls, dass es komisch ist, wie wir manchmal mit unserem Alter hadern und herumeiern. Bringt ja nix.

Während Kinder und Jugendliche sich ja gerne mal älter machen, damit sie sich ernster genommen fühlen oder um in einen Klub zu kommen, tun Frauen um die 50 das genaue Gegenteil: Sie machen sich so jung, wie sie sich fühlen, schummeln auf Dating-Plattformen oder bei Bewerbungen um einen Job fünf bis zehn Jahre weg – und das viel öfter als gleichaltrige Männer (Ausnahme: Emile Ratelband).

Nur frage ich mich: Warum machen wir uns über diese Zahlen, die unser kalendarisches Dasein in dieser Welt dokumentieren, so einen Kopf? Warum können uns Zahlen so unfroh machen oder uns sogar eine waschechte depressive Episode bescheren?

Jahreszahlen markieren eben den Anfang und auch irgendwann das Ende unseres Lebens. Was genau hat das aber mit mir, meinem Selbstverständnis und meinem Wohlbefinden zu tun?

Wenn man es genau nimmt, geht das Unglücklichsein mit dem eigenen Geburtsdatum im Prinzip ja schon mit 30 los …

Jung = schön = kompetent

Ich erinnere mich an eine Szene aus meinem frühen Berufsleben, als ich in einem Alter war, in dem ich mir über das Alter noch nicht viele Gedanken gemacht habe. Diese Geschichte würde übrigens auch gut zum Thema passen, wie Frauen andere Frauen beurteilen. Das hat manchmal richtig Schmackes und kann einem ganz schön die Laune verhageln oder vorübergehend für eine Kernschmelze des Selbstbewusstseins sorgen. Es liegt auch deutlich mehr unter der Gürtellinie als beispielsweise das Verhalten von Männern, die einen als Magic-Midlife-Frau ignorieren, weil man sich sichtbar jenseits des Fortpflanzungshorizonts bewegt. (Nein, dazu muss man keine Kittelschürze tragen und auch kein graues Haar, da reicht schon Kleidergröße 42 und ein intelligenter Gesichtsausdruck.)

Nun halten Sie sich fest: Ich war so um die 33, dachte mir nichts Böses und bereitete mich auf eine Moderation vor. Auftritt: Meine Chefin beim MDR mit ernster Miene und dem unvergesslichen Kommentar, ich möge doch bitte in der Sendung auf keinen Fall mehr kurzärmlige Oberteile tragen. Es wäre ja wohl selbstredend, dass ich als Gesundheitsexpertin schlanke Oberarme bräuchte. Dabei war Michelle Obama mit ihren wohltrainierten Präsidentengattinnenarmen damals noch gar nicht im Rennen. Meine Vorgesetzte jedenfalls war sich offenbar sehr sicher, dass meine Zuschauerinnen und Zuschauer angesichts des Zustands meiner Trizepsmuskulatur erhebliche Zweifel an meiner Qualifikation als Ärztin entwickeln würden. Beim Anblick meiner Oberarme könnten diese also vermutlich in Scharen ihren Fernseher abschalten oder zumindest das Programm wechseln. Auf der Couch im Wohnzimmer würden sie dann Blicke gegenseitigen Einverständnisses austauschen: »Sag ich doch, Sabine, die kann nix, guck dir mal die Oberarme an. Und so jemand sagt mir, wie ich herzgesund leben soll?« Interessanter Punkt.

Schade war, dass ich als zur Höflichkeit und zu Respekt gegenüber älteren Vorgesetzten erzogener Mensch keine passende Antwort auf diese Unverschämtheit fand, mich ärgerte – und danach nur noch langärmlig moderierte. Und das, obwohl schlaffe Oberarme nie zu meinen Problemzonen gehört haben (da habe ich andere), weil ich immer viel Sport gemacht habe inklusive Arme-Work-out im Fitnessstudio.

MAGIC WORDS

»Schön ist eigentlich alles,
was man mit Liebe betrachtet.«
Christian Morgenstern
(Dichter und Anthroposoph, 1871–1914)

Bloß nicht alt aussehen!

Wir Frauen nehmen unser Alter in erster Linie körperlich wahr. Das tun wir ganz automatisch auch bei anderen, und das wiederum ist auf der ganzen Welt so. Damit wir wissen, wie wir auszusehen haben, gab und gibt es zu allen Zeiten Vorbilder: Kleopatra, Brigitte Bardot oder Farrah Fawcett-Majors, um nur einige zu nennen. Mit zunehmendem Alter werden diese naturgemäß weniger. Oder sie sehen naturgemäß auch nicht mehr so natürlich aus, sondern einfach nur »jung gemacht«. Wie die blendend aussehende alte Alte Jane Fonda (* 1937), die neben ihren tollen Genen auch einen sagenhaft guten Chirurgen haben muss. Sie orientiert sich auch mit knapp 90 an der Jugend. »Ich schäme mich, das zu sagen, aber wenn ich einen Liebhaber nehmen würde, müsste er 20 sein,« war in der *Süddeutschen Zeitung* zu lesen. Sie möge einfach keine alte Haut.

Gut, kann ja jede machen, wie sie will. Haarwuchsmittel und Tönungen, Make-up, Botox und Hyaluron können uns sehr zufrieden machen, wenn wir in den Spiegel gucken. Und wer hat schon etwas einzuwenden gegen einen schönen Mund oder toll gemachte Haare? Solange wir das Gefühl haben, wir können so ein paar Schwachstellen vertuschen und uns hübsch finden, ist das doch in Ordnung, oder?

Bei bleibenden Veränderungen wäre ich persönlich weniger mutig. Zu oft habe ich schon gesehen, wie sehr ein chirurgischer Eingriff ein Gesicht verändern kann, und nicht unbedingt zum Besseren, Attraktiveren oder gar Jüngeren. Ein »gemachtes« Gesicht sieht häufig nicht wirklich jung, sondern nur »anders« und irgendwie seltsam aus, vor allem, wenn sich die Mimik dadurch verzerrt. Es ist dann oft schwierig bis unmöglich, einen Gesichtsausdruck richtig zu deuten, weil Falten oder Linien vielleicht in die falsche Richtung laufen. Außerdem werden Gesichter austauschbar, wenn sie alle so puppenhaft geglättet sind.

Und man muss, nebenbei, nicht nur ein gutes Händchen bei der Auswahl des richtigen Chirurgen haben, sondern auch einen Sack voll Geld und bereit sein für Überraschungen (nicht, dass man danach aussieht wie Michael Jackson). Andererseits ist die Auswahl heute groß, die Schönheitsstudios mit »To-go-Eingriffen« boomen. Wofür man früher in die Klinik und unters Messer musste, reicht heute eine Mittagspause.

In Hollywood, dem Nirwana für Schönheitsoperationen, sorgte die Filmemacherin Justine Bateman mit ihrem Buch *Face – One Square Foot of Skin* für einen echten Aufreger, denn sie findet genau diese Makellosigkeit und ewige Jugend langweilig. Ein Gesicht würde aus ihrer Sicht durch Schönheitsoperationen zur »leeren Leinwand«, und es sei wichtig, dass Frauen sich klarmachten, dass mit ihrem Gesicht alles in Ordnung sei.

Es ist nämlich so, wenn Sie in Los Angeles in einen Supermarkt gehen, der tagsüber von vielen Frauen undefinierbaren Alters frequentiert ist, können Sie leicht in einen tranceartigen Zustand geraten. Ständig begegnet Ihnen in den Gängen das gleiche Gesicht. Gefühlt jede zweite Frau, ach was, wahrscheinlich jede lässt sich hier etwas im Gesicht machen. Tränensäcke ausbügeln und den Hals glatt ziehen, es ist völlig normal. Ein anderes Beispiel dafür ist die super erfolgreiche Kylie Jenner, auch bekannt aus der Reality-TV-Serie *Keeping Up with the Kardashians,* wo sich alle Familienmitglieder nicht nur aus genetischen Gründen sehr ähnlich sehen und kosmetischen Korrekturen gegenüber sehr offen sind. Auch die hübsche Kylie ließ sich schon mit 17 mit Hyaluron behandeln. Als ich diese Serie durch meine Kinder das erste Mal sah, konnte ich all diese Schwestern, deren Namen auch noch sämtlich mit K begannen, überhaupt nicht auseinanderhalten. Dabei haben sie noch nicht mal die gleichen Väter – aber wohl denselben Chirurgen. Eine Freundin, die lange in Los Angeles gelebt hat, sagte mir, dass man am jeweiligen Gesicht sogar erkennen könne, welcher Beauty-Doc es gemacht habe.

Anhalten kann man den Lauf der Zeit mit einem Hals-Gesichts-Lift oder einer Lidstraffung aus meiner Sicht auch nicht. Trotzdem kann ich manchmal verstehen, dass sich Frauen und auch Männer für so einen Eingriff entscheiden. Gerade für Menschen, die nach ihrem Aussehen beurteilt werden, wie etwa Schauspielerinnen, Models, Moderatoren oder Nachrichtensprecherinnen, ist der Druck groß. Natürlich auch, wenn man die Angst hat, man könnte wegen seines (zu alten) Aussehens keinen Partner oder keine Partnerin mehr finden oder keinen Job.

Ich war mal zu Gast in der NDR-Talkshow, in der ein Comedian stolz sein neues Buch präsentierte, in dem er sich über Frauen lustig machte, die Botox, Hyaluron etc. verwendeten. Bevor sich mein Hirn einschaltete, hörte ich mich bereits sagen: »Ihr Männer könnt euch gut lustig machen, ihr werdet ja im TV nicht aussortiert, wenn ihr älter werdet. Ihr könnt im Alter sogar aussehen wie ein hässlicher, faltiger Frosch und dürft trotzdem weiter im Fernsehen auftreten. Aber wo sind all die Frauen, die natürlich altern?« Da war dann erst mal Ruhe in der sonst eher fröhlichen Runde, und alle schauten mich etwas verwundert an.

Jetzt mal im Ernst: Heute werden wir von schlanken, jungen und makellosen (Vor-)Bildern regelrecht geflutet – durch die sozialen Medien wird diese Entwicklung noch schlimmer –, und so werden systematisch junge Menschen genauso wie ältere, insbesondere Frauen, in den Wahnsinn getrieben und Ängste geschürt. Wir sind es ja kaum mehr gewohnt, in den Medien normal alternde Gesichter zu sehen, die nicht chirurgisch oder digital nachbearbeitet wurden.

»Ist die echt so?«

Ironischerweise wird zur positiven Beurteilung von Menschen heute sehr gerne das Wort »Authentizität« bemüht. Dabei geht es nicht unbedingt darum, dass jemand so ist, wie er eben ist, sondern dass er so aussieht, wie andere denken, dass er oder sie auszusehen hat. »Sie ist ja so authentisch!«, heißt dann, dass man so ist wie »in echt«. Ich finde den Satz merkwürdig. Oder bedeutet »authentisch« wirklich: ungestylt, natürlich, und dass man so alt aussieht, wie man tatsächlich ist? Oder eher doch nur, dass ein Mensch vielleicht authentisch *wirkt*, obwohl er oder sie alles Mögliche dafür getan hat, um jünger, frischer, knackiger auszusehen? Wir reden jetzt mal nicht von guten Genen, jahrelanger vernünftiger Ernährung, ewigen Sommern und Sport. Sondern von Hilfsmitteln kosmetischer Natur, schmeichelndem Licht und Filtern. Damit man so »authentisch« rüberkommt wie die fünf Prozent der Frauen, die zum einen die biologischen Voraussetzungen mitbringen für unser aktuell vorherrschendes Schönheitsideal und denen zum anderen ein Heer an dienstbaren Geistern zur Verfügung steht, die ihr Licht noch heller strahlen lassen.

Nur, was sollen sich denn all die Frauen denken, die keine Maskenbildnerin 90 Minuten zurechtzupft, bevor sie sich morgens aus dem Haus wagen? Da fühlt man sich doch als Nicht-Fernseh-Else (Sie merken schon, »Fernseh-Else« ist mein Lieblingsoberbegriff für Frauen, die beim Fernsehen arbeiten) ganz furchtbar in seiner Normalität, oder? Das geht mir natürlich auch so, wenn ich länger nicht mehr in den Genuss eines professionellen Stylings gekommen bin.

Trotzdem finde ich gut, dass ich auch ich bleibe, wenn ich für eine Sendung schön gemacht wurde. Mir haben schon öfter Leute gesagt, dass ich im Fernsehen genauso rüberkäme wie in natura. Das empfinde ich als Kompliment. Unter uns, ich kann auch gar nicht anders. Auch wenn ich mich natürlich mit Profi-Make-up deutlich schöner fühle und auch etwas jünger.

Wäre ich heute in der Position meiner ehemaligen Chefin beim MDR, würde ich Mitarbeiterinnen egal welchen Alters signalisieren, dass sie besser und überzeugender wirken – egal in welcher Lebenslage und in welchem Beruf –, wenn sie wie ein halbwegs normaler Mensch rüberkommen. Vor allem dann, wenn andere Leute einem vertrauen sollten, weil man ihnen beispielsweise erklärt, wie »herzgesund leben« im Alltag funktioniert.

Manche Länder haben übrigens darauf reagiert, dass digitale Bilder von Influencern, Influencerinnen oder aus der Beauty-Industrie so extrem bearbeitet werden. Es hat sich vor allem bei jungen Menschen gezeigt, dass sich die psychische Gesundheit verschlechtert und sie bei all den auf »Authentizität« getrimmten Bildern ein ungünstiges Körperbild entwickeln. Ich glaube nicht, dass es Frauen im Magic Midlife da anders geht. In Frankreich müssen deshalb übrigens schon seit ein paar Jahren bearbeitete Fotos gekennzeichnet werden. Seit 2022 ist auch in Norwegen eine Kennzeichnung Pflicht, damit die Leute sehen, dass sie beschummelt werden, wenn sie sich die vermeintlich Schönen, Schlanken, Jungen angucken.

MAGIC WORDS

»Nichts ist lächerlicher oder
unpassender als ältere Leute,
die tun, als ob sie noch jung wären –
sie verlieren sogar ihre Würde.«
C. G. Jung (Psychiater und
Begründer der analytischen Psychologie, 1875–1961)

Bin ich, wie ich aussehe?

Dem Thema »50+ und dem Traum vom jugendlichen Aussehen« haben sich Psychologinnen von der Universität Klagenfurt gewidmet und ihre Untersuchungsergebnisse im *Journal für Psychologie* veröffentlicht. Doch vorab: Was würden Sie mir antworten, wenn ich Sie fragte, ob Sie mit sich ganz zufrieden sind, Ihren Körper gerne mögen, ob Sie sich jünger fühlen, als Sie sind?

Wenig überraschend ist in der Überblicksarbeit zu lesen: Vor allem unser Körpergewicht, die Körperform und -größe haben alle das Zeug, uns sehr, sehr unzufrieden zu machen.

Schräg fand ich, dass die Frauen, die für die Studie befragt wurden, sich zwar im Durchschnitt um elf Jahre jünger fühlten – was ja nicht schlecht ist –, sich gleichzeitig aber als *weniger attraktiv* erlebten als die jüngere Vergleichsgruppe. Das Gegenteil einer Win-win-Situation, wenn man so will. Mit viel Potenzial, um sich noch weiter runterziehen zu lassen. Der unbeliebteste Körperteil war laut Studie übrigens der Bauch, knapp gefolgt von Brust, Oberschenkeln, Po und – wen wundert's? – Gesicht. Die Oberarme kamen übrigens nicht vor.

Und die Vorbilder der befragten Frauen waren immer schlanke, makellose und junge Frauen. Das sind die fünf Prozent in unserer Gesellschaft, die tatsächlich von Natur aus so attraktiv und auch dazu bereit sind, sich mit krassen Diäten und toughen Sportprogrammen zu quälen, um ja dem aktuellen Schönheitsideal zu entsprechen.

Warum wir Frauen so besonders streng mit uns sind, dazu gibt es laut den Verhaltensforscherinnen verschiedene psychologische Theorien. Eine der wichtigsten beruht darauf, dass schon kleine Mädchen daran gewöhnt seien, nach ihrer Körperlichkeit bewertet zu werden. Schon Erstklässlerinnen machten ihr Selbstbewusstsein an ihrem Aussehen fest. Dabei sollten wir Mütter uns doch wünschen, dass ein Mädchen (und natürlich auch ein

Junge) so heranwächst, dass es sich wohl in seiner Haut fühlt und sich so annehmen kann, wie es ist.

Aber ich erlebe es ja bei mir selbst und auch bei meinen Freundinnen, wie selbstverständlich und gedankenlos wir über unseren Körper herziehen, als wäre er ein Kollege, der schon seit Jahren nervt: »Oje, das tolle Kleid passt mir schon wieder nicht mehr. Hoffentlich kriege ich das wieder runter«, »Seit ich regelmäßig Pilates mache und zuckerfrei lebe, passe ich ja wieder in Kleidergröße 38«, »Kann es sein, dass Greta abgenommen hat?«, »Ich esse nachmittags nichts Süßes, aber einen kleinen Keks kann ich mir schon mal gönnen«.

Mädchen, die (auch) durch solche dahingesagten Nebenbemerkungen lernen, dass sich der Wert eines Menschen wesentlich an seiner Figur bemisst, haben in ihrer Jugend, ihrem gesamten Erwachsenendasein und spätestens im Magic Midlife gute Chancen, in eine massive Identitätskrise zu schlittern. Denn dann lässt sich der Körper aufgrund verschiedener Prozesse, die in ihm ablaufen, nicht mehr so gut kontrollieren wie in jüngeren Jahren. Dazu später mehr. Seufz.

Einen Trost gibt es immerhin: Wenn wir so langsam zu den jungen Alten gehören, wird es besser. So haben Untersuchungen gezeigt, dass Frauen über 65 tatsächlich weniger unzufrieden mit ihrer Figur sind und ab einem Alter von 75+ sogar genauso entspannt wie Männer mit ihrem Körperbild. Und das ist, wie wir wissen, kaum zu toppen. Aber sollen wir wirklich *so* lange darauf warten, dass wir uns endlich wohl in unserer Haut fühlen?

Ich will keine Angst haben um mein Aussehen oder mir Sorgen machen, meine Oberarme oder mein Gesicht betreffend. Ich will Kekse und Fischbrötchen essen, wenn mir danach ist, und ich will frei und glücklich leben. Und das gelingt mir persönlich besser, wenn ich mit *meinem* Gesicht durch die Welt laufe, wie es eben aussieht. Und wenn ich Lust darauf habe, dann mildere ich auch Falten ab und träume von einer Halsstraffung …

Wie schön wäre es, …

… wenn wir älter werdenden Frauen …

… die Chance nutzten, auszusteigen aus der »Spieglein, Spieglein an der Wand«-Wiederholungsschleife und aufhören würden, wie die böse Stiefmutter bei Schneewittchen unsere ärgste Kritikerin zu sein? (Wir wissen ja, wie das geendet ist.)

… unser mit den Jahren an den Höhen und Tiefen unseres Lebens gewachsenes Selbstvertrauen, das wir aus unserem Innersten schöpfen, als Kraftquelle für unsere Ausstrahlung nutzten? Das bekommt kein Beauty-Doc auf der ganzen Welt hin.

… aus vollem Herzen sagen könnten: »Natürlich bin ich schön«? Und wenn Sie Lust darauf haben, auch *nicht* natürlich schön zu sein, dann machen Sie einfach. Wann sind wir schon so frei wie jetzt?

Das letzte weibliche Einhorn

Vielleicht besteht unser Problem mit dem entspannten Blick auf uns selbst aber auch darin, dass wir das Leben einfach nur dann schön und sinnvoll finden können, wenn die Männer dieser Welt uns genügend Beachtung schenken? Das wird im Magic Midlife schwierig, denn die Frau ab 50 hat die Anziehungskraft für Männer in ihrem Alter verloren. Keine Blicke, kein Nachschauen mehr, kein Antatschen … Lustigerweise sehnen sich viele Frauen jetzt das herbei, was sie als junge Frau genervt hat. Vermutlich glauben wir, wir können nicht mehr in Würde vor uns hin altern, wenn wir von unserem Verfallsdatum umwabert werden wie eine Nebelwolke.

Ich erinnere mich auch noch ganz genau, wie ich in meinen Zwanzigern gerne manchmal unsichtbar gewesen wäre. Zum

Beispiel, um abends in der Kneipe mal in Ruhe einen Blick auf die anwesenden Herren der Schöpfung werfen zu können, ohne gleich angequatscht zu werden. Tja, manche Wünsche werden irgendwann tatsächlich wahr. Heute kann ich, wenn es mich abends tatsächlich mal in eine Bar verschlägt, in Ruhe alle anwesenden Herrschaften anschauen. Die wissen noch nicht mal, dass ich im Raum bin. Und das ist einfach Fakt, die Wissenschaft bestätigt es. Eine Studie der Universität von Michigan, in der Anfragen in Dating-Portalen für Heterosexuelle analysiert wurden, belegte, dass Frauen ab 50 für Männer nicht mehr attraktiv sind. Männer dagegen gelten auch nach ihrem Magic-Midlife-Geburtstag durchaus noch als hot. Aber es kommt noch besser: Den Höhepunkt unserer Attraktivität haben wir Frauen laut dieser Studie mit zarten 18 Jahren erreicht; der Durchschnitts-Heteromann steht also genau genommen auf Mädchen. Das hat vermutlich damit zu tun, dass diese die besten Chancen auf eine erfolgreiche Schwangerschaft haben … Frauen – auch junge, womöglich aber nicht unbedingt 18-jährige – wiederum finden Männer bis 50 durchaus okay, sofern sie möglichst gebildet sind. Was mal wieder zeigt, wie sehr wir in unserem archetypischen und ehemals allein dem Überleben der Art sichernden Programm gefangen sind.

MAGIC WORDS

»Die Zeit mag Wunden heilen,
aber sie ist eine miserable Kosmetikerin.«
Mark Twain (US-amerikanischer Schriftsteller, 1835–1910)

Es gibt allerdings noch Hoffnung, wenn frau so will. Manche Männer finden auch einen betagteren Frauentyp attraktiv. Das ist die sogenannte MILF. Hinter dem Akronym, das durch den Film *American Pie* berühmt wurde, ursprünglich aber aus der

Pornoindustrie stammt, verbirgt sich das englische »Mother I'd Like to F***«, zu Deutsch in etwa: »Mutter, die ich gerne mal flachlegen würde«. Es steht für Frauen mittleren Alters, die (trotzdem!) sexuell attraktiv sind.

Ich persönlich kann mit dieser Bezeichnung, die sich so anhört, als handele es sich bei einer MILF um das letzte weibliche Einhorn – also um eine einsame mythologische Gestalt –, nicht richtig viel anfangen. Ich finde es ziemlich respektlos.

Seit ich im Magic Midlife angekommen bin, bin ich glücklicherweise nicht mehr so versessen auf mein Spiegelbild. Ich hungere mich auch nicht mehr in eine Jeans, wenn sie nicht mehr passt, sondern kaufe sie mir notfalls eine Nummer größer. Und wenn ich Lust auf ein ärmelloses Kleid habe, dann ziehe ich das auch an. Ich weiß, dass mein Selbstwert nicht (nur) davon abhängt, ob mich andere schön finden und dass ich eine attraktive Frau bin – auch wenn ich nicht mehr 18 bin oder eine MILF.

Wenn mich dann irgendein Mann im Vorbeigehen nicht ansieht oder nicht mehr gegen eine Laterne läuft, stimmt mich das nicht traurig, sondern ich spüre ein Gefühl der Erleichterung. Das haben mir auch viele Freundinnen geschildert. Sie genössen es regelrecht, dass sie nicht mehr »Objekte« seien und einfach nur für sich schön sein könnten – und das ganz ohne den Trostpreis, eine MILF zu sein.

Trau keiner über 45 …

Für die meisten Ü50ties von heute, so habe ich beobachtet, fing das Grauen vor dem Älterwerden spätestens mit ihrem 40. Geburtstag an. Auf den Einladungen zu den Feierlichkeiten stand dann plötzlich nicht mehr: »Hurra, endlich 40!

Lasst uns das feiern, bis das Licht ausgeht!« Sondern eher ein wenig verspannt: »40 ist das neue 30. Ich freue mich, wenn ihr auf meine Party kommt. Um 23.30 Uhr ist Schluss.« Gabriella jedenfalls merkte, nachdem sie mir von ihrem leicht ernüchternden Geburtstagsgrußerlebnis berichtet hatte, nur trocken an, dass sich für eine Fünfjährige wohl zu Recht auch ihre gefühlten 47 Jahre ähnlich wie scheintot anfühlen müssten. Das täte es mit Sicherheit, wandte ich tröstend ein, aber das hätte sich genauso verhalten, wenn Gabriella sich innerlich so wie eine 33½-Jährige gefühlt hätte. Es ist eben immer eine Frage der Perspektive.

Außerdem altern wir im Kopf (zumindest erst mal) einfach nicht so, wie es auf der Geburtstagstorte steht. Gerade, solange wir im Magic Midlife herumgeistern, bleibt die Art und Weise, wie wir denken und wie wir uns fühlen, lange stabil. Im tiefsten Inneren, das hat die Klagenfurter Studie gezeigt, denken wir uns alle um zehn Jahre jünger, als wir kalendarisch sind. Und wer sich jünger fühlt, so die Vermutung der Psychologinnen, kommt wohl besser mit der Zahl auf der Geburtstagstorte (= chronologisches Alter) klar und mag sich darum auch lieber.

Oberflächlich betrachtet ist das Sich-jünger-Fühlen also eine prima Sache, weil sich das Alter in der Situation gar nicht so alt anfühlt, wie wir gedacht hätten. Lustigerweise fällt einem dann immer nur an anderen auf, dass sie in die Jahre gekommen sind. Mir geht es so, wenn ich auf einem Klassentreffen bin oder per Zufall einem Menschen begegne, den ich viele Jahre nicht gesehen habe. Dann denke ich schon mal: *Ui, der oder die ist aber alt geworden!* – Mit ziemlich großer Gewissheit kann ich davon ausgehen, dass mein Gegenüber das Gleiche denkt. Obwohl – das kann doch gar nicht sein. Ich fühle mich doch viel jünger, als ich aussehe … Nur: Sehen das die anderen auch?

FRANZISKAS MAGIC

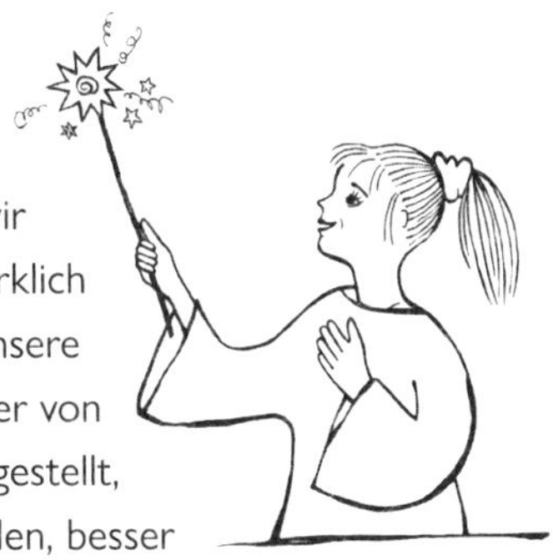

Wenn Ihnen gerade danach ist, fühlen Sie sich gerne ruhig jünger – absolut egal, wie alt Sie sind. Wenn wir uns nicht für so alt halten, wie wir wirklich sind, tun wir angeblich sehr viel für unsere Zufriedenheit. Berliner Wissenschaftler von der Humboldt-Universität haben festgestellt, dass es Menschen, die sich jünger fühlen, besser geht, sie gesünder sind und sogar länger leben.

Was guckst du?

Wer oder was bestimmt eigentlich alles mit, wie wir und unser Körper ab der sogenannten Lebensmitte aussehen sollen? Und wer entscheidet, welche Rolle wir mit diesem Aussehen in der Gesellschaft spielen? Wie werden wir eigentlich gesehen?

Eine Frau gilt ja in der heterosexuell orientierten männlichen Welt im Prinzip schon als alt, sobald sie aus dem Jugendalter herausgewachsen ist. Spätestens aber mit dem Verlust ihrer Fähigkeit, Kinder auf die Welt zu bringen. Dann ist Schluss mit fruchtbar, jung und begehrenswert. Gynäkologinnen setzen den Termin ab Anfang 0, manchmal früher, manchmal später. Zu diesem Zeitpunkt hat sich die sogenannte Eizellreserve, mit der jedes Mädchen auf die Welt kommt und die begrenzt ist, erschöpft. Wir erinnern uns: ohne Eizelle kein Baby. Diese (körperliche) Menopause, also das Ausbleiben der Regel (an sich eine prima Sache) ist es, an der wir Frauen oft unser Älterwerden festmachen, obwohl das im Grunde schon viel früher losgeht.

Bei Männern führt das sicht- und spürbare Älterwerden ja

eher zu besagter Sinnkrise, ihre Wechseljahre erleben sie häufig als Midlife-Crisis mit dem Wunsch nach etwas Neuem, nach Veränderung und Abenteuer. Für sie ist das körperliche Älterwerden deshalb zunächst mit eher wenigen negativen Gefühlen und Eigenschaften verbunden. Graues Haar sieht bei ihnen – sofern es nicht zu schütter ist – sogar schick aus (»männlich gereift«). Auch ein Bauch tut der positiven Selbstwahrnehmung in aller Regel keinen Abbruch, selbst wenn Männer im Schnitt mit dem Alter stärker zunehmen als Frauen. Warum ein Sixpack, wenn man ein ganzes Fass haben kann? Eine Umfrage der US-amerikanischen Fitnesskette Planet First kam sogar zu dem Fazit, dass Frauen Männer mit Plauze schätzten, da sie entspannter seien und mit sich im Reinen …

Außerdem sagt wahrscheinlich kein Chef auf der Welt zu einem männlichen Teammitglied, dass er in der Arbeit bitte keine kurzärmligen Shirts mehr tragen solle. Es gelten also unterschiedliche Standards, wie wir altern und darin wahrgenommen und bewertet werden, und die haben etwas mit dem Geschlecht zu tun. Das betrifft aber nicht nur unseren Körper, sondern auch die Rolle von uns Frauen 50plus, die wir in der Gesellschaft spielen.

Ich und die anderen

Sehen wir uns deshalb doch mal an, welche Rollen heutzutage für uns im Magic Midlife vorgesehen sind. Zum Beispiel bei den Fernsehsendern. Fernsehen und die Geschichten, die da in Serien, Filmen und Krimis erzählt werden, sollen ja nicht nur unterhalten und Spaß machen oder effizient die Langeweile vertreiben, sondern im besten Falle auch die Gesellschaft spiegeln. Die Zuschauerinnen und Zuschauer sollten sich außerdem von den Sendeformaten, Infosendungen, Filmen und Serien gut abgeholt fühlen und im besten Fall noch einen Erkenntnisgewinn haben. Das ist sinnvoll, damit diese Leute dranbleiben an einem Programm und nicht etwa wegzappen und zu einem Streamingdienst wechseln, weil sie kopfschüttelnd feststellen müssen, dass die gezeigten Frauen im Magic Midlife alle scheinbar von einem anderen – irgendwie retromäßigen – Stern kommen.

Für Frauen im Magic Midlife heißt das bezüglich des Abendprogramms vor der Glotze: Seien Sie, wenn Sie das Folgende verdaut haben, nicht traurig und buchen Sie zwei, drei, fünf Therapiestunden. Denn wie die Programmleiterinnen und -leiter der Sender uns betrachten, kann man durchaus als etwas eindimensional beschreiben oder irgendwie veraltet (»Ok, Boomer«). So sieht man die Frau ab 50 (auch knapp 75 Jahre nach den 1950er-Jahren) noch gerne beispielsweise als die Gattin und Mutter, die ihrem Mann jahrelang den Rücken freigehalten hat, während sie die wohlgeratenen Kinder großgezogen hat. Nun, mit 50plus, weiß die arme Seele aber gar nicht mehr, wohin mit sich, weil die Kinder (= Lebensinhalt) aus dem Haus sind. Zur Wahl oder als Erweiterung dieses Rollenfachs steht auch die verlassene Ehefrau zur Verfügung, die zu Hause in ihrer Designer-Wohnlandschaft sitzt und ziemlich frustriert ist, weil ihr Mann eine Affäre mit der jungen, exotischen oder anderweitig aufregenden Praktikantin (möglicherweise 18-jährig), Assistentin oder Kollegin hat. Dafür trinkt sie jeden Abend zwei Flaschen Prosecco (nicht nur nicht gut für die Figur). Oder, so habe ich es in einem Interview mit der Schauspielerin Gesine Cukrowski (* 1968) gelesen, steht auch die Rolle der stutenbissigen Patriarchin zur Wahl, die nichts mehr hasst als die jüngere, faltenfreie und schlanke Konkurrenz (siehe oben). Romantische Heldinnen ab 50, ach nein, wie unappetitlich!

Komischerweise kenne ich nur sehr wenige Frauen in meinem Alter, die so sind wie die aus dem Fernsehen. Und mal ernsthaft: Sollen diese paar frustrierten Frauentypen ein Viertel der deutschen Gesellschaft ausmachen, also 21 Millionen hierzulande? Nein, denn wir sind eine neue Generation, die in die Jahre kommt und ihre Rolle in dieser Phase neu erfinden muss. Viele von uns haben – vor allem im Westen, im Gegensatz zu unseren Müttern – den Großteil ihres Lebens arbeiten können oder müssen. Wir tauchen gerade aus dem Strudel der gefühlt ewigen Doppelbelastung zwischen Kindern und Job auf, mit oder ohne Midlife-kriselndem Ehemann an der Seite. Dabei in der Regel mit Zunge aus dem Hals hängend, um die immer noch zahllosen Termine auf die Reihe zu bekommen, und nur in den seltensten Fällen schon zweimal die Woche Golf spielend.

Immerhin gibt es ja auch vereinzelte Versuche, in denen Schauspielerinnen zeigen dürfen, dass man auch als in die Jahre Gekommene Liebe und guten Sex erleben darf. Jane Fonda – ja, die mit dem 20-Jährigen – zeigte in der Netflix-Produktion *Unsere Seelen bei Nacht,* dass man auch ab 70 noch romantische Gefühle ausleben kann. Klar, wenn jemand wie Robert Redford mit von der Partie ist … Und in *And Just Like That …*, der Fortsetzung von *Sex and the City,* können Sarah Jessica Parker und ihre Mitspielerinnen zeigen, wie viel Würze das Leben hat, wenn man auch nach dem 50. Geburtstag cool und trendbewusst ist, dabei aber auch froh um seine Lebenserfahrung und selbstbewusst genug, um sich nicht jeden Sch*** gefallen zu lassen.

Was passiert, passiert …

Nun können 20-Jährige heute davon ausgehen, wenn wir den Demografen glauben, dass eine ganze Menge von ihnen womöglich ihren 100. Geburtstag feiern werden. Das würde heißen, dass nach der Kindheit, Jugend und Ausbildungszeit und dem aktiven Arbeitsleben ein langes Alter auf sie wartet, von 20, 30 oder irgendwann gar 40 Jahren.

Ist es nun wirklich wichtig, dass sie sich für diese Lebensphase eine faltenfreie, fitte und jugendliche Erscheinung sichern? Eine glatte Stirn, ein strahlendes Gesicht, einen perfekten und straffen Körper? Alles so, als ob sie in den nächsten paar Jahrzehnten nicht altern würden oder mit 50 am besten noch viel besser aussehen als mit 20?

Vielleicht lehnen wir uns bei diesem irgendwie anstrengenden Gedanken erst mal zurück und überlegen lieber, was wir, die wir jetzt in der Mitte des Lebens sind, mit den vielen zusätzlich gewonnenen Jahren in ferner Zukunft Tolles anstellen werden. Schließlich haben auch wir eine längere Lebenserwartung als unsere Eltern. Eine 55-jährige Frau kann laut dem Statistischen Bundesamt noch mit knapp 30 Lebensjahren rechnen. Und dann gibt es ja noch die besonders Langlebigen, die älter werden als der Durchschnitt. Das hängt allerdings vor allem davon ab, wo sie wohnen und wie sie leben. Experten haben diese Menschen in den sogenannten mittlerweile berühmten *blue zones* aufgespürt, das sind Regionen, deren Bewohner und Bewohnerinnen sehr alt werden, wie etwa auf der italienischen Insel Sardinien oder der japanischen Insel Okinawa.

Allerdings: Alles, was lebt, vergeht naturgemäß irgendwann auch. Dazu gehören wir alle – auch die Langlebigsten unter uns. Und auch wenn es Diskussionen darüber gibt, ob man das Altwerden als Krankheit einstufen könne, so ist Altern auf jeden Fall ein Prozess, der einfach passiert. Er ist ein Nebeneffekt von natürlichen Vorgängen, die im Körper ablaufen und die sich bei jedem und jeder von uns zeigen, in unterschiedlicher Form und Ausprägung und auch zu verschiedenen Zeiten: So wird der eine mit 30 grau, die andere hat noch mit 60 ihre Naturhaarfarbe. Ich trage eine Brille, seitdem ich zwölf bin, mein Mann braucht – oder ich sag mal besser, bräuchte – jetzt erst eine zum Lesen. Außerdem lassen sich Alterungszeichen oft nicht an Jahren festmachen, denn das Altern geht schon zu einem Zeitpunkt los, an dem wir noch weit entfernt vom Magic Midlife sind. Wir altern genau genommen, sobald wir ausgewachsen (englisch: *grown up*) sind.

Nur, was macht uns da jetzt eigentlich solche Angst?

1 Ich sehe was, was du nicht siehst

Schon ab dem Teenageralter lässt unsere Sehkraft nach. Die Augenlinse verliert an Elastizität und kann sich nicht mehr so gut auf die optimale Sehschärfe einstellen. Bemerken tun wir allerdings oft erst, dass sich etwas an der Sehkraft geändert hat, wenn wir so zwischen 40 und 50 sind und sich in einem jahrzehntelangen Prozess die Weitsichtigkeit eingestellt hat.

2 Alles frisch?

Im zarten Alter von 20 lässt bereits die Kapazität der Lungenbläschen nach. Das hat zur Folge, dass weniger Sauerstoff in die Blutbahn und zu all unseren Organen gelangt – das ist nicht gut und sorgt für weniger Frische eben dort wie auch sichtbar auf der Haut. Außerdem verringert sich unser Atemvolumen, wenn wir nichts dagegen tun. Das hat zur Folge, dass wir weniger Puste haben, was wir merken, wenn wir einem Bus hinterherrennen oder drei Treppenhäuser im Galopp bewältigen möchten.

3 Ciao, Pfirsichhaut!

Sehen tut man das »langsame Altern« leider auch, weil der Zellstoffwechsel sich etwas verlangsamt und unsere Haut nicht mehr so gut mit Nährstoffen, Kollagen und Hyaluronsäure geboostert wird. Auch das Unterhautfettgewebe geht zurück. Wir wirken also nicht mehr ganz so glatt und frisch, und Knitterfältchen halten sich länger. Etwa ab dem 25. Geburtstag beginnt die Zeit, in der wir darüber nachdenken, welche Cremes das alles aufhalten können. Deutlich billiger: Haut altert übrigens weniger schnell, wenn wir sie vor der Sonne schützen und nicht rauchen.

4 Ob blond, ob rot, ob grau ...

Ab 35 sprießt dann auch das eine oder andere graue Haar, das man jetzt allerdings noch, kaum entdeckt, auszupfen kann, ohne dass die gesamte Haarpracht darunter leidet. Weniger Melanin – so heißt das Hormon, das für unsere Naturhaarfarbe sorgt – bedeutet auf Dauer allerdings mehr graue Strähnchen, dafür geht es dann öfter zum Friseur, frau greift selbst zur Tube oder trägt die graue Pracht zeitgeistig als silberne Wallemähne.

5 Schon gehört?

Das Gehör lässt nach, in der man sich eigentlich noch zu den jungen Erwachsenen zählt. Ganz hohe Töne können wir nicht mehr so gut hören, weil nach dem 20. Geburtstag die Haarzellen in der Gehörschnecke weniger werden. Trotzdem kann man einiges für den Erhalt seines Gehörs tun, sofern man nicht genetisch vorbelastet ist. Lärm möglichst vermeiden und alles dafür tun, dass die Gefäße gesund bleiben und gut durchblutet werden. Deshalb spielen gesunde Ernährung und Sport eine wichtige Rolle, wenn man bis ins höhere Alter gut hören möchte.

6 Ich glaub, es knirscht

Schon ab 30 verliert unser Knorpel an Geschmeidigkeit und Biegsamkeit, was wir daran merken, dass die Bandscheiben sich gelegentlich melden können. Das liegt unter anderem daran, dass der Wassergehalt im Körper sinkt. Die gute Nachricht: Sind die Bandscheiben erst mal getrocknet (ab 55), verrutschen sie meist auch nicht mehr. Nur melden sich dann oft andere Gelenke.

7 Weniger Abwehrpower

Unser Abwehrsystem altert mit. Dafür ist zum einen die Veränderung der Thymusdrüse verantwortlich. Hier reifen wichtige Immunzellen (T-Killer-Zellen), die dafür da sind, dass der

Körper Fremdkörper wie etwa Viren oder Bakterien erkennt. Sobald mit Beginn der Pubertät mehr Geschlechtshormone produziert werden, schrumpft der Thymus. Das beginnt etwa um den 20. Geburtstag herum und endet zwischen 40 und 50. Ab dann reifen keine neuen T-Zellen mehr nach.

Allgemein schwächeln mit zunehmendem Alter auch unsere Stammzellen, es treten immer mehr Veränderungen an den Organen auf, und wir entwickeln leichter Krankheiten.

8 Der neue Sound der Hormone

Was wir Frauen natürlich am meisten zu spüren bekommen, ist die Abnahme unserer Fruchtbarkeit. Die macht zwar nicht alt, aber die Tatsache, dass das Hormonorchester in anderer Zusammensetzung zu spielen beginnt, wirkt sich auf alles in uns aus. Auf jede Körperzelle, jeden Gedanken und jedes Gefühl. Genau genommen nimmt die Fruchtbarkeit schon etwa ab dem 25. Lebensjahr ab, was viele Frauen mit einer guten Ausbildung und anspruchsvollen Jobs in eine spätere Kinderwunsch-Bredouille bringen kann. Wenn wir am fruchtbarsten sind, sind wir gleichzeitig mit dem Aufbau unserer Karriere und damit auch der späteren Altersvorsorge beschäftigt. Ein bisschen viel auf einmal. Andererseits ist eine spätere Familienplanung womöglich eine neue Normalität. Wenn es dann noch klappt. Vor einiger Zeit hat eine weit über 60-jährige Frau in der Berliner Charité Vierlinge zur Welt gebracht. Nun bin ich mir sicher, dass ich mit über 60 keine Kinder mehr haben muss. Aber wenn man es aus der Sicht von Altersforschern sieht, ist es medizinisch durchaus möglich, dass eine Frau in diesem Alter Kinder austrägt. Alter verändert sich eben.

Es gab ja schon mal diese Welle, in der gut ausgebildete Frauen mit 25 bis 35 Jahren angefangen haben, Eizellen in Bio-Banken zu hinterlegen, um dann mit 50 schwanger zu werden. Allerdings geht es bei Kindern ja nicht nur ums Austragen und Gebären, die eigentliche Anstrengung kommt in den 20 Jahren danach. Und das, das kann ich als späte Mutter sagen, sollte man sich gut überlegen. Aber wer weiß, vielleicht sind unsere Kinder mit 50 ja noch mal viel fitter als wir?! In 100 Jahren ist ein Baby mit 50 also möglicherweise ganz normal.

Bei Männern geht es mit der Abnahme des Geschlechtshormons Testosteron auch etwa ab dem 40. Lebensjahr los, nur hat das für sie weniger Konsequenzen. Oder sie lassen negative Gedanken bezüglich ihrer Fruchtbarkeit gar nicht erst zu. Außerdem kennt vermutlich jede von uns Geschichten von betagten Fast-Opis, die mit der jüngeren Zweit- oder Drittgattin noch mal nachlegen mit ein paar süßen Kleinen. Kein Thema, mit dem Hörgerät auf dem Nachttisch schläft es sich bestimmt gut durch.

9 Gibt's auch: Die großen Ausnahmen

Weil Altern nie nur ein einzelnes Organ betrifft, sondern immer den gesamten Körper, können wir es auch an unserem Aussehen oder dem von anderen erkennen. Allerdings gibt es da erhebliche Unterschiede. Selbst wenn wir ganz ähnliche Lebensumstände haben, kann es sein, dass der oder die eine schneller oder langsamer alt aussieht als der oder die andere. Und damit sind wir bei dem, was jeder von uns mitbringt in dieses Leben: die Gene. Es gibt Menschen, die rauchen und Alkohol trinken und (trotzdem) über 100 Jahre alt werden. Diese (wahrscheinlich mehr oder weniger) glücklichen Besitzer des FOXO3-Gens, das sogenannte Methusalem-Gen, können lumpen und trotzdem sehr betagt sterben. Alt-Bundeskanzler Helmut Schmidt qualmte beispielsweise bis ins hohe Alter Mentholzigaretten (nein, die sind nicht gesünder), war aber bis zum Schluss geistig topfit und konnte noch seinen 96. Geburtstag feiern.

Altersforscherinnen haben festgestellt, dass wir diese Unterschiede an älteren Menschen auch oft sehen können: Ein Senior, der jung aussieht – also *natürlich* jung –, ist oft tatsächlich biologisch jung geblieben.

Coole Frischhaltetipps

Diese Maßnahmen verjüngen garantiert auch innerlich:

- Ziehen Sie sich cool und bloß nicht langweilig an und nicht so, dass es Sie anstrengt. Wenn Sie mögen, können Sie sich auch die Uniform der Berufsjugendlichen anschaffen: Chucks, Jeans und Hoodie. Das kann auch an einer 70-Jährigen cool aussehen.
- Gehen Sie auf einen Rave oder ein Konzert mit Musikern, die Sie mit 30 toll fanden (sofern diese sich noch fit genug fühlen, um aufzutreten). Um Ihr Gehör zu schützen, können Sie ja Ohropax tragen …
- Schlagen Sie beim Sport eine jüngere Mitspielerin. Geeignet sind Tennis im Doppel, Tischtennis oder Golf, da kommt es sehr auf die Technik an.
- Suchen Sie sich einen jüngeren Partner. Heidi Klums Gemahl ist 20 Jahre jünger, das hält vermutlich auch frisch.
- Werden Sie schwanger: Die italienische Popsängerin Gianna Nannini brachte mit 54 ein Kind zur Welt (Vorsicht: durchwachte Nächte mit Säugling machen rasch gefühlt älter; vorher schon klären, ob Sie sich eine Kinderfrau leisten können).
- Sie können natürlich auch den Anteil von Obst und Gemüse im Essen erhöhen, viel Wasser trinken, mit Weizenkeimöl würzen, Vitamin-C-Kapseln (und andere) schlucken, für ein faltenfreies Gesicht am Morgen auf Kissenbezügen aus Seide schlafen, überhaupt schauen, dass Sie genug schlafen und jeden Tag eine Kerze machen (Yoga!).
- Hören Sie Podcasts, lesen Sie Bücher, schauen Sie Filme, die Sie zum Lachen bringen. Das befreit und hebt die Stimmung.
- Bleiben Sie wach fürs Jetzt. Schauen Sie, was los ist in Sachen Mode, Musik, Kunst, Comedy, junge Leute, und was sie so machen, erstellen Sie einen TikTok-Account, auch wenn er nur für Sie zum Beobachten ist.
- Und: Lernen Sie sich selbst zu lieben und tun Sie's, jeden Tag.

Vollkommen unvollkommen

Pfeifen Sie auf die Meinung anderer: Wenn Sie Lust haben, können Sie im Spiegel natürlich auch an den Falten vorbei auf die glatten Stellen gucken und Ihre kleinen Unperfektheiten und die Tatsache, dass Sie nicht mehr den Körper einer 20-Jährigen haben, geflissentlich übersehen. Ein mit weichem Licht beleuchteter Spiegel hilft dabei übrigens ungemein.

Sie können sich aber auch »einfach so« wohlfühlen, das schenkt Selbstvertrauen und hat weniger mit Taille, Po, Brüsten und vollen Lippen zu tun. Die werden allesamt bekanntlich mit der Zeit immer weniger beziehungsweise wachsen in die falsche Richtung. Wenn Sie sich dann entscheiden, mit Ihren (gefühlten) Fehlern leben zu wollen und nichts an ihnen zu machen, leben und zeigen Sie sich bitte so, wie es sich für Sie gut anfühlt. Egal ob in bequemen Klamotten, in Skinny Jeans oder im Minirock, gestylt oder pur … Das Leben ist zwar nicht unendlich, aber jetzt doch so viel besser, weil Sie es mit jeder Faser genießen können.

Genießen Sie Ihre Unvollkommenheit. Ich bin fest davon überzeugt, dass alles gut wird, wenn wir aufhören, alles immer perfekt und so gut wie möglich machen zu wollen. Gönnen wir uns also den Luxus, Dinge zu tun, die wir immer schon mal in Angriff nehmen wollten, obwohl wir uns dafür vielleicht zu klein, zu groß, zu dick oder zu wenig schön fühlen. Wenn Sie immer nur das Perfekte erreichen wollen, machen Sie sich auf lange Sicht unglücklich, Sie sind ja kein Roboter.

Sie wollten immer schon toll fotografieren? Dann besorgen Sie sich eine analoge Fotokamera (gibt es auch gebraucht) und fangen Sie an, Ihre Welt anders zu betrachten. Sie wollten immer schon mal malen? Besorgen Sie sich Leinwand und Acrylfarbe und fangen Sie an, am besten mit abstrakten Motiven. Sie wollen Computer programmieren lernen? Dann machen Sie einen Kurs. Wenn Sie das alles nicht ausprobieren, werden Sie nie merken, wie glücklich es macht, etwas zu tun, von dem Sie immer geträumt haben. Folgen Sie Ihren Bedürfnissen und denken Sie daran, dass Sie noch lange nicht fertig sind. Es geht noch so viel. Lassen Sie sich auf neue Erfahrungen, Situationen und auch Menschen ein und seien Sie dabei so, wie Sie sind – unperfekt und wunderbar lebendig!

Jede von uns kann viel für sich tun, um lange frisch zu bleiben. Hilfreich dabei ist schon mal der Gedanke, das eigene Älterwerden nicht als Krankheit zu betrachten, für die es nur eine Therapie gibt. Nämlich die, es zu vermeiden zu altern und auf Teufel komm raus sein jugendliches Aussehen zu bewahren. Und wenn Ihnen auf der Straße ein männliches Wesen entgegenkommt, das nur Augen für Ihre Tochter hat, lächeln Sie und seien Sie stolz auf sich. Und auch ruhig ein bisschen erleichtert, denn Sie müssen für Ihren Kinderwunsch keinen Partner mehr »anlocken«. Das macht doch schön frei.

Ich persönlich vertrete die Fraktion »Mehr Mut zur Farbe«, ein toller Lippenstift, Haare schön und ein beschwingter Gang! Wer sich ausgewogen ernährt und bewegt, sich auch mal ein Wellness-Wochenende und Zeit für sich selbst gönnt, kommt in aller Regel gut über die Runden, gewinnt eine tolle Ausstrahlung und strahlt Optimismus aus. Attraktivität ist niemals das Gleiche wie Schönheitswahn. Es heißt, bei sich selbst zu bleiben und zuzulassen, dass das Leben Spuren hinterlassen darf.

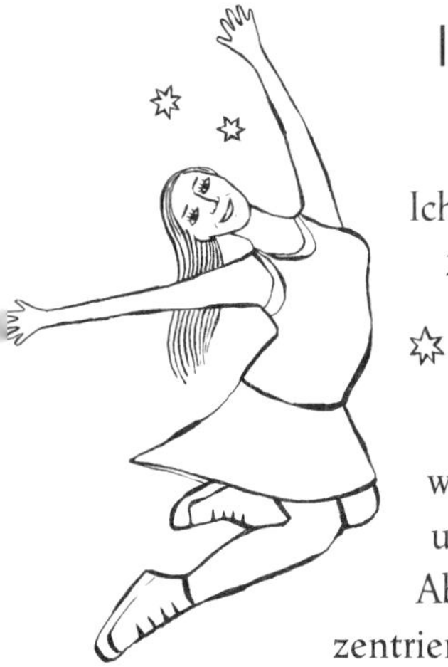

I do it my way

Ich erinnere mich an den Tag, ich war zarte 20 Jahre alt, als mir mein Vater anbot, ich könnte doch seine Praxis übernehmen, wenn ich dann mit dem Medizinstudium fertig sei. Seine Arztpraxis war ziemlich groß, mit vielen Angestellten, und mein Vater ein wohlhabender Mann. Aber er arbeitete auch viel und sehr konzentriert, die Verantwortung lastete sichtlich auf seinen Schultern. Ich weiß noch genau, dass ich mich, als er das sagte, eigentlich hätte freuen sollen. Aber in mir kam so ein Gefühl hoch wie bei einem nahenden Erstickungstod. Das ist natürlich ein bisschen übertrieben dargestellt, aber ich wunderte mich schon sehr darüber, dass der Vorschlag von ihm in mir keine Freude aufkommen ließ. Mit etwas Nachdenken kam ich schließlich darauf, dass sich für mich persönlich das Leben eigentlich erst dann besonders gut und lebendig anfühlt, wenn ich nicht weiß, was genau mich erwartet, was kommt. Ich finde das spannender, als abgesichert zu sein.

Nach meiner damaligen Vorstellung war das Leben ja eigentlich schon fast vorbei. Sobald man einen festen Job hatte und vielleicht noch zwei Kinder und ein Haus, war der Gipfel der Spießigkeit erklommen. Ich stellte mir das ungefähr so vor wie scheintot.

Mittlerweile ist mir klar, dass ich – egal wie alt ich bin – noch ganz viele Projekte in meinem Leben brauche. Ich möchte immer wieder Neues erleben und erreichen, manchmal in großen und jetzt vielleicht auch in kleineren Schritten. Da kommt in mir wieder etwas von diesem Glücksgefühl auf, das so typisch für die jugendliche Lebensphase ist. Diese Spannung. Wie wird es werden? Wird es gelingen? Und dann der Moment, wo es manchmal tatsächlich passiert. Was für ein geniales Gefühl!

Wie wäre es, wenn wir uns ab jetzt noch viel mehr trauen würden? Basierend auf all dem Wissen, das wir mittlerweile haben, stehen die Chancen doch ganz gut, dass etwas Gutes dabei herauskommt!

MAGIC WORDS

»Wir brauchen nicht so fortzuleben, wie wir gestern gelebt haben.
Macht euch nur von dieser Anschauung los,
und tausend Möglichkeiten laden uns zu neuem Leben ein.«
Christian Morgenstern (Dichter, der bekannt wurde
für seine komische Lyrik, 1871–1914)

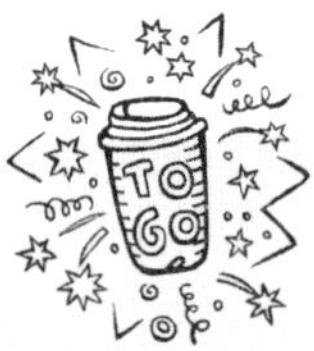

Magic to go

- **Jünger fühlen ausdrücklich erlaubt:** Juristisch ist unser Alter nicht anfechtbar, aber kein Gericht dieser Welt kann uns verbieten, uns jünger zu *fühlen.*
- **Ich fühl mich schön, so wie ich bin:** Wie wichtig ist es für uns wirklich, dass andere uns attraktiv und sexy finden? Was zählt, ist, dass wir uns gut finden, so wie wir sind.
- **Die Zeit ist zu kostbar, um uns durch schlechte Gedanken über uns zu schwächen:** Es ist unsere Entscheidung, wie wir über uns denken, und damit auch, wie wir uns fühlen. Denn unsere Gedanken kreieren unsere Gefühle.
- **Jetzt jeden Tag nach seinem (guten) Gefühl leben:** Die Lebenserwartung steigt stetig. Also haben wir immer mehr Zeit, die wir gut gestalten können.
- **Eine gute Ausstrahlung ist viel schöner als ein faltenfreies Gesicht!**

3.
WIE VIEL GESUNDHEIT IST GESUND?

Früher, also vor dem Magic Midlife, war ja nichts schlimmer, als wenn man im Restaurant mithören musste, wenn die Nebengäste sich über ihre Magen-, Gelenk- und Blutdruckprobleme austauschten, und wie schön war der Moment, als endlich die hotte Verabredung eintraf und man nicht mehr mithören musste.

Heute gehöre ich selbst manchmal zur Kategorie »Hüterin meines Körpertempels« und freue mich, wenn mir jemand aufmerksam zuhört und ich von meinem Knie oder Rücken erzählen darf. Trotzdem finde ich, sollte das Thema Gesundheit auch im Magic Midlife eher ein heiteres Grundrauschen sein als ein bedrohliches Grollen aus dem Hintergrund. Damit das möglichst so bleibt und wie, erfahren Sie hier.

Meine Freundin Andrea ruft an und ist offenbar völlig am Ende, sie sprudelt regelrecht über: »Stell dir vor, ich hatte letzte Nacht so Herzrasen, dass ich dachte, jetzt wäre es vorbei. Völlig in Panik bin ich geraten, ich hatte Todesangst und hab mich anschließend nicht mehr getraut, weiterzuschlafen. Ich versteh das nicht, ich war doch *immer* gesund, okay, bis auf die Schwangerschaft mit Leonie, wo ich vier Monate lang ständig gekotzt habe. Und dabei hatte ich gestern sogar frei, nur morgens eine Stunde Pilates, dann kurz bei meinen Eltern, bisschen einkaufen und mit Ella eine Kleinigkeit essen und dann ins Kino.«

Andrea ist eine von meinen Freundinnen, die, wie man so gerne sagt, einfach alles schafft. Sie hat früh eine Ausbildung zur Reiseverkehrskauffrau gemacht, dann das Fachabi nachgeholt, sich ihr Studium selbst finanziert, ist ein Jahr durch die Welt getrampt, hat dabei den Vater ihrer Kinder kennengelernt, einen Reisejournalisten, den sie anschließend mit heimgenommen und sein Leben mitfinanziert hat. Als die Kinder kamen, hat sie sehr bald schon weitergearbeitet in Teilzeit und freiberuflich, sich mit Anfang 40 von ihrem Mann getrennt, der mit einer jüngeren Kulturwissenschaftlerin etwas angefangen hat, und mit Ella ihre große Liebe gefunden. Andrea ist ein Wunder und rockt wirklich einiges. Wobei, in meinem Freundinnenkreis bewegen sich einige von diesen Wundern. Ich habe das Gefühl, dass viele Frauen in unserem Alter echte Hochleisterinnen sind. Die etwas Jüngeren gucken viel besser auf ihre Work-Life-Balance, wie man hört, und erhoffen sich kein Fleißkärtchen von ihrem Chef, weil sie am Wochenende wieder reinarbeiten, wenn sie unter der Woche wegen eines kranken Kindes mal früher heimmussten.

Andrea ist jetzt 45, und sie sieht gut aus, aber ihr Körper und ihre Psyche sind mit bestimmten Begleitumständen in ihrem Leben offenbar nicht ganz so happy.

Es ist ja so: Solange wir noch jünger sind, denken wir nicht ans Älterwerden, geschweige denn daran, dass wir irgendwann die Achterbahn des Lebens verlassen (müssen). Wir haben noch ewig Zeit, denken wir mit 20, mit 30 und auch noch mit 40. Also verschwenden wir in aller Regel auch an unsere Gesundheit so wenige Gedanken wie möglich, vor allem dann, wenn wir gesund zur Welt gekommen und die meiste gelebte Zeit frisch und fit gewesen sind. Gut, wenn wir Kinder großgezogen haben, wissen wir, dass gerade die gefühlt ständig krank sind, bis sie in der Pubertät landen, und deswegen der Rest der Familie in diesen Jahren immer mal wieder mitziehen muss. Aber das zählt nicht, das ist im Projekt »Fortpflanzung« inbegriffen.

Wir gehen also im Großen und Ganzen davon aus, dass wir immer alles im Griff haben. Doch wehe, wenn wir aus diesem Alter herauswachsen und die Wechseljahre sich hinter den Kulissen anbahnen. Dann ist die Bestürzung nicht selten groß, was da alles seine gruseligen Häupter erhebt, von Gelenkschmerzen über trockene Augen, Schmerzen beim Sex bis hin zum umnebelten Hirn ist jede Menge an Symptomen dabei. Die haben teilweise einen echten Krankheitswert (sind also Krankheiten), oder sie machen krank, weil sie uns so zusetzen. Spannenderweise herrscht zu diesem Thema nach wie vor in Ärztekreisen wie auch bei den Frauen selbst eine erstaunliche Uninformiertheit. Selbst mit Dr. Google kommt man oft nicht richtig weiter, weil im Netz wie bei vielen Gesundheitsthemen (und nicht nur bei denen) sehr viel Wirrnis und Quatsch zu finden ist.

Andrea konnte ich glücklicherweise mit einem Lavendel-Herzwickel und Baldrian schnell aushelfen, sodass sie wieder besser schlafen konnte und das Herz sich beruhigte. Sie stand aber noch eine ganze Weile unter Schock, dass ihr »so etwas« passieren konnte. Ihr Körper hatte ihr einfach so die Rote Karte gezeigt, obwohl sie doch so sicher war, dass sie immer alles im Griff hatte. Als ich sie zart darauf ansprach, ihr Pensum eventuell ein bisschen herunterzuschrauben, guckte sie mich an, als hätte ich nicht mehr alle Tassen im Schrank. Schließlich hatte sie doch alles im Griff, oder etwa doch nicht?

Gesundheit, das weiß ich als Ärztin und auch als Generalbevollmächtigte für alle Gesundheitsfragen in meiner Familie, in meinem Freundeskreis sowie bei Zuschauerinnen und Zuschauern, außerdem gerne in Urlauben, manchmal auch beim Bäcker oder in der Bahn (das ist aber eine andere Geschichte), ist eine zerbrechliche Angelegenheit. Mir fällt dazu das Zitat des deutschen Philosophen Arthur Schopenhauer ein, das zwar einen gewissen Bart hat, trotzdem aber nichts an inhaltlicher Frische eingebüßt hat: »Gesundheit ist nicht alles, aber ohne Gesundheit ist alles nichts.« Er erinnert uns hier daran, wie eng unser Wohlbefinden und unsere Zufriedenheit damit verknüpft sind, wie es uns geht. Sind wir gesund, ist alles gut, sind wir krank, oje. Wenn wir gesund sind, fühlen wir uns in unserer Kraft, es scheint keine Grenzen zu geben, wir fühlen uns lebendig. Wir können aktiv unser Leben gestalten, so wie wir es wollen, und sind auch in der Lage, die eine oder andere Herausforderung zu wuppen. Sind wir dagegen krank, fühlen wir uns schlapp und erschöpft, finden wir schon das Aufstehen anstrengend und das Leben schal und leer. Nichts erscheint jetzt wichtiger, als dass wir uns wieder erholen und bloß wieder gesund werden. Insofern ist Gesundheit viel, viel mehr als eine Gratisbeigabe zum Leben; sie ist die Grundlage für vieles. Und das nicht nur in jungen Jahren, sondern gerade jetzt, im Magic Midlife. Denn wer gesund ist, hat auch in dieser Phase – oder gerade jetzt – deutlich mehr vom Leben. Schopenhauer, der Medizin studierte, bevor er sich der Philosophie zuwandte, notierte dazu in seinen *Aphorismen zur Lebensweisheit:* »Neun Zehntel unseres Glücks beruhen allein auf der Gesundheit.«

Wie wir im letzten Kapitel erfahren haben, kann man da durchaus anderer Meinung sein. Im Alter stecken wir einiges an Nicht-gesund-Sein durchaus besser weg.

Da wirft sich für mich eine Frage auf: Was heißt das eigentlich, »gesund sein«?

Gesund oder nicht gesund – das ist hier die Frage

Die meisten von uns wollen, dass das Leben Freude macht und dass wir uns nicht ständig ärgern oder sorgen müssen, wir wollen etwas schaffen und leistungsfähig sein, dabei (klar!) immer möglichst frisch aussehen, am besten fit und schlank sein, eine Familie und/oder gute Freunde und Freundinnen haben, einen Sinn im Leben haben und lange leben, kurz: gesund sein. Solange wir gesund sind, können wir fast jedes Problem, das uns im Alltag begegnet, besser bewältigen oder auch aushalten. Werden wir aber krank, und das kann ein ganz banaler grippaler Infekt mit Husten, Schnupfen, Heiserkeit sein, dann trifft das immer gleich den Lebensnerv. Wir fühlen uns schwach, können nicht gut atmen und schlafen, wir sind der Unbill dieser Welt ausgeliefert. Kein Wunder, gegen einige Viren ist kein Kraut gewachsen, haben wir in den vergangenen Jahren gelernt. Und wir können uns auch nicht gegen jedes Virus auf der Welt impfen lassen, manchmal müssen wir also durch bestimmte Krankheiten einfach durch. Glücklicherweise gibt es außer unserer modernen Medizin auch die moderne Naturheilkunde, mit der man die allermeisten Symptome und auch Erkrankungen gut begleiten kann. Das Schöne daran: Man tut dabei aktiv etwas für sich, anstatt »nur« eine Tablette einzunehmen und darauf zu warten, dass sie wirkt.

Während sich Kinder meist recht schnell erholen, auch nach dramatischen Fiebernächten, dauert es mit dem Wieder-gesund-Werden mit den Jahren immer länger. Gut vorzubeugen, scheint immer wichtiger zu werden. Dazu können wir einiges beitragen, wenn wir so leben, wie es naturgemäß am besten für uns ist. Das heißt dann im Gegenzug, dass wir einige Sachen lassen sollten, die naturgemäß nicht so günstig für uns sind.

Die Weltgesundheitsorganisation (WHO), die mit weltweiten Fragen der Gesundheit befasst ist, hat versucht, den Begriff »Gesundheit« zu definieren: »Gesundheit ist der Zustand völligen körperlichen, geistigen und sozialen Wohlbefindens und nicht nur das Freisein von Krankheit und Gebrechen.« Außerdem sei sie auch noch ein Grundrecht des Menschen. Klingt irgendwie utopisch, da doch niemand auf der Welt diesen Idealzustand erreichen beziehungsweise dauerhaft erhalten kann. Denn die zwei Tatsachen des Lebens spielen sich im Grunde immer zwischen zwei Polen ab: der eine ist Gesundheit, der andere Krankheit. Zwischen diesen beiden Eckpunkten gibt es allerdings jede Menge Zwischenstufen. Die wenigsten von uns sind ganz gesund oder ganz krank, meistens befinden wir uns irgendwo dazwischen. Wenn wir uns aber klarmachen, dass Gesundheit eine Art Wackelbrett oder Skateboard ist, auf dem wir stehen, das schwankt, je nachdem, wie gut wir darauf stehen und ob der Boden holprig oder glatt ist, dann kommen wir der eigentlichen Bedeutung von Gesundheit ziemlich nahe.

Krankmacher »Älterwerden«?

In den vergangenen Jahren wurde unter Alterswissenschaftlern und Anti-Aging-Spezialistinnen heiß diskutiert, ob wir das Älterwerden nicht wie eine Krankheit betrachten sollten. Wenn das so wäre, könnte man irgendwann ein Medikament erfinden, das das Altern lahmlegen würde. Bei Mäusen klappt's ja schon, alte Zellen in ihr jüngeres Selbst zurückzuversetzen. Bei Calico im Silicon Valley in Kalifornien wird schon seit den 1990er-Jahren an Fruchtfliegen und Fadenwürmern, Killifischen und Mäusen geforscht, wie wir nicht nur unsere Lebensspanne verlängern, sondern auch umgehen können, dass wir die im höheren Alter häufiger werdenden chronischen (Krebs) oder degenerativen (Demenz) Erkrankungen entwickeln. Damit macht das Älterwerden nämlich nicht so richtig Spaß.

Warum sich unser Körper nun im Laufe der Lebenszeit verändert und wir irgendwann sterben – diesem Rätsel widmen sich Forschende schon lange. Schon die Alchemisten des Mittelalters suchten nach einem Elixier, das uns das ewige Leben schenken sollte. Dem Mythos nach sollte der Stein der Weisen nicht nur ewiges Leben, sondern auch unendlichen Reichtum bringen. Das ist sicher nicht verkehrt gedacht, denn wovon soll man denn leben, wenn man 300 und älter wird? Heute sind es Gerontologen, also Alterswissenschaftler, die sich mit Alterungsprozessen beschäftigen. Mittlerweile gibt es rund 300 verschiedene Theorien zum Altersrätsel. Grob gesagt, teilen sich die Wissenschaftler dabei in zwei Lager: Die einen betrachten Altern aus Sicht der Menschheitsentwicklung, also der Evolution. Demnach brauchen wir unseren fitten Körper nur bis zur Fortpflanzung. Sind die Kinder dann da und die Gene weitergereicht, ist das Ziel erreicht. Wir werden alt, sterben und machen Platz für die nächste Generation.

Die anderen vertreten molekulare Theorien und schauen auf unsere Zellen. Da passiert relativ viel, was das Altern fördert. Das eine sind schrumpfende Chromosomen-Enden. Auf den Chromosomen im Zellkern ist unsere Erbinformation gespeichert. Zellen teilen sich ständig, um uns quasi immer auf dem neuesten Stand zu halten. Bei jeder Zellteilung verdoppeln sich die Chromosomen, und jede Tochterzelle hat eine Erbgutkopie im Gepäck. Ein Altersforscher namens Leonard Hayflick entdeckte jedoch einen klitzekleinen Unterschied: Bei jeder Teilung werden die Enden der Chromosomen, man nennt sie Telomere, ein Stück kürzer. Irgendwann sind diese so kurz, dass eine Teilung nicht mehr möglich ist. Hayflick berechnete auf dieser Grundlage die maximale Lebensspanne eines Menschen: 120 Jahre ist das Äußerste, was drin ist, weshalb dieses Alter auch »Hayflick-Grenze« genannt wird. Weltrekordhalterin, die dieses Ergebnis noch um gut zweieinhalb Jahre getoppt hat, war die Französin Jeanne Calment.

Die »Telomer-Theorie« stand unter Altersforschern lange Zeit sehr hoch im Kurs. Heute ist eine andere Molekulartheorie sehr beliebt. Bei ihr geht es um unsere Stammzellen. Diese sind in der Lage, neues Gewebe zu bilden, wie etwa Leber- oder Herzmuskelzellen. Dank eines bestimmten Enzyms, Telomerase, werden die Telomere dieser Zellen immer wieder verlängert. Leider nur neigt sich auch der Vorrat an leistungsstarken Stammzellen irgendwann einem Ende zu. Ist lebenswichtiges Herz- oder Lebergewebe erst einmal abgebaut, kann es sich nicht erholen, wenn keine frischen Stammzellen mehr zur Verfügung stehen.

Der dritte Altersschädling im Bunde sind nachlassende Reparaturwerkzeuge. Normalerweise verfügt unser Körper über die Fähigkeit, dass Schäden und Fehler in Zellen immer wieder repariert werden können. Im Alter lässt diese nach. Wenn sich die Fehler nun anhäufen, können sich eher Krebs oder Alzheimer entwickeln. Bei Krebs verändern sich normale Zellen krankhaft und vermehren sich, bei Alzheimer sterben Nervenzellen im Gehirn ab, und es kommen keine neuen nach.

Warum jeder und jede von uns altert, ist genauso unterschiedlich, wie wir Menschen es sind. Beim einen sind es Schäden an der Erbsubstanz, bei der anderen die verkürzten Telomere oder zu wenige Stammzellen.

Älterwerden ist kein Krankheitsprozess. Es können sich dabei aber leichter Beschwerden einstellen, und ja, Älterwerden kann tatsächlich auch krank machen. Allein die Wechseljahre der Frau können 30 Krankheitssymptome im Schlepptau haben – oder auch gar kein einziges.

Altmacher Stress

Es gibt ein paar sehr markante Auslöser, die unser Immunsystem schwächen und auch Alterungsprozesse anschieben. Ich habe vorhin die »nicht naturgemäßen« Verhaltensweisen erwähnt, für die unser Körper einfach nicht designt ist. Dazu gehört beispielsweise, zu fettig und fleischhaltig zu essen, viel und regelmäßig Alkohol zu trinken, zu rauchen und zu lange in der Sonne zu liegen. Auch Stress ist böse, vor allem der, bei dem wir das Gefühl haben, wir können ihn nicht abschütteln, der uns jede Minute unseres Lebens quält und belastet. Psychologinnen nennen das Disstress, also einen länger andauernden, chronischen Zustand der Überlastung. Er wirkt regelrecht giftig, und zwar bis in die kleinste Zelle hinein. Wir Menschen sind ja nicht nur Körper, sondern auch Psyche, und beides wirkt zusammen oder sogar aufeinander ein. Wenn wir also ständig und über einen längeren Zeitraum unter Termindruck stehen, bis in unsere Freizeit hinein, wenn wir eine Chefin haben, die uns ständig abwertet, Kollegen, die mobben, immer neue unerledigte Projekte auf dem Tisch oder schlicht den falschen Partner, dann macht uns das nicht nur unglücklich, sondern auch körperlich krank. Tinnitus, also Ohrgeräusche, Rückenschmerzen, Schlafstörungen, Herzprobleme … – das sind alles zuverlässige Follower von Stress.

Es gibt noch eine freundlichere Schwester von ihm, Eustress, die macht uns kurzfristig sogar stärker. Das ist die Sorte Stress, die wir empfinden, wenn wir motiviert sind, eine Herausforderung zu meistern, bei der Führerscheinprüfung fehlerfrei fahren, einen hohen Berg hochkraxeln oder ein Buchmanuskript pünktlich ablieferungsfertig machen. Verliebtsein und Vorfreude machen auch Eustress. Allerdings kann der auch schnell umschlagen in negativen Stress, sobald sich die Sache zu ziehen beginnt und wir nicht zurück in die Entspannung kommen.

Grundsätzlich ist Stress eine Reaktion des Körpers auf eine

belastende oder beängstigende Situation. Diese Reaktion ist tief in unseren Genen verankert und sichert uns seit Zehntausenden Jahren das Überleben. Bei Lebensgefahr, damals Säbelzahntiger und heute Termindruck oder Versagensängste, wird im Gehirn der sprichwörtliche Schalter umgelegt. Dadurch werden verschiedene komplexe und miteinander verzahnte Prozesse ausgelöst. Botenstoffe in Form von Stresshormonen, zum Beispiel Noradrenalin, Adrenalin und Cortison, sausen durch den Körper und lösen hier unterschiedlichste Reaktionen aus, die uns im Zweifelsfall dabei helfen, schnell die Beine in die Hand zu nehmen oder dem Säbelzahntiger die Keule über den Kopf zu hauen. Wissenschaftler nennen das *»Fight-or-Flight«*, zu Deutsch: Kampf-oder-Flucht-Reaktion. Der Puls rast, wir sind maximal angespannt, wir schwitzen, haben weder Hunger noch Durst noch das Bedürfnis nach Sex oder uns auszuruhen. Klingt diese im Gefahrenfall sinnvolle physiologische Reaktion nicht ab, weil wir entweder starr stehen oder sitzen bleiben oder das Problem nicht lösen, dann ist Land unter, und die Stresshormone »überwältigen« uns. Und weil wir eben nicht nur eine biochemische Körpermasse sind, sondern auch Psyche, können körperliche Beschwerden die Psyche schwächen und schadet seelische Not auch unserem Körper.

Nun haben Wissenschaftler am Max-Planck-Institut außerdem herausgefunden, dass psychischer Stress, der sich im Laufe des Lebens ansammelt, auch den Alterungsprozess in den Zellen beschleunigt. Es kommt dabei zu molekularen Schäden, zum Beispiel in der DNA, also unserem Erbgut, ganz egal, wie alt wir sind. Diese Fehler treten in jeder Minute auf, und zwar tausendfach.

Vor allem chronischer Stress hat Killerqualitäten, weil er das Zeug hat, unsere Lebensspanne zu verkürzen und unsere biologische Uhr um durchschnittlich zehn Jahre nach vorn zu drehen. Das schafft er, indem wir aufgrund der Veränderungen auf Zellebene, die er anschiebt, früher typische Alterskrankheiten entwickeln. Also Herz-Kreislauf-Erkrankungen, Krebs oder auch Demenz.

Dabei ist aber gar nicht unbedingt der Stress »böse«, den wir vielleicht gerade jetzt haben, sondern der, den wir die letzten Jahrzehnte über gespürt haben. Denn unser Stresssystem, an dem verschiedene Organe beteiligt sind, arbeitet sich durch die Dauerproduktion von Stresshormonen regelrecht ab. Hält die Belastung also an, kann es zu dauerhaften Veränderungen im Körper kommen, und auch die Bildung eines sogenannten Reparaturenzyms, die Telomerase, wird gebremst. Das zeigte eine Untersuchung an der University of California aus dem Jahr 2014.

Allerdings, und das ist eine wirklich gute Nachricht: Eine neue Harvard-Studie besagt, dass das biologische Alter wieder in Ordnung kommt, sobald der Stress abklingt. Ideal ist es natürlich, wenn wir so leben, dass Stress gar nicht erst die Chance bekommt, sich dauerhaft einzurichten. Die Fähigkeit, sich von Stress zu erholen, ist darum ein wichtiger Faktor für ein gutes Älterwerden. Und da empfehlen die Wissenschaftler, wen wundert's: Sport und Meditieren.

Wenn wir Frauen nun im Magic Midlife also plötzlich merken, dass unsere körperliche Gesundheit nicht mehr so stabil ist wie früher, ist das ein Wake-up-Call. Jetzt heißt es, nicht mehr so weiterzumachen wie bisher. Das lohnt sich übrigens auch bei Wechseljahrsproblemen, die an sich meist keine »Krankheiten« sind, aber ganz schön nerven können. Glücklicherweise können wir hier sehr gut mit Veränderungen des Lebensstils gegensteuern.

MAGIC WORDS

»Die größte Behinderung des Lebens liegt darin, ständig auf die Gesundheit zu achten.«

Platon (einer der einflussreichsten Denker der westlichen Philosophie, 428/427 v. Chr. – 348/347 v. Chr.)

Andrea übrigens hat sich dann doch tatsächlich ihren Alltag mal genauer angeschaut und in der Folge auch einiges darin umgebaut. Sie sei sich sicher, sagte sie, dass ihr »Alltagsstress« auch dazu beigetragen hätte, dass bei ihr die Wechseljahre so zuschlagen hätten. Wobei es für sie sehr schwierig war, zuzugeben, dass sie überhaupt Stress *hatte.* Sie war ja immer ziemlich stolz darauf, was sie alles hinbekam, ohne dass ihr jemals die Zunge raushing oder sie in irgendeiner Form belastet wirkte. »Alles eine Frage der Organisation«, war einer ihrer Lieblingssprüche, und ich weiß genau, wovon sie spricht. Ich übersehe auch gerne mal meine Grenzen. »Aber«, meinte sie nachdenklich, »weißt du, dieses Herzstolpern war wie ein Weckruf. Diese Angst, dass jetzt schon alles vorbei sein könnte, hat viel mit mir gemacht«. Andrea hat sich tatsächlich coachen lassen von einer Psychotherapeutin und greift immer mehr in die naturheilkundliche Apotheke.

Aus meiner Beobachtung sind viele Ärzte und auch Gynäkologinnen mit Diagnosen und Behandlungen bei Wechseljahrsbeschwerden eher überfordert oder empfehlen leichten Herzens Hormone (egal, ob bioidentisch oder chemisch) als Mittel gegen alles. Ich finde das bedenklich und darum wichtig, über alternative Behandlungswege nachzudenken. Ich habe immer noch das Gefühl, dass es bei vielen Ärzten und Patientinnen Informationsbedarf gibt (wer jetzt »JA« schreit, ab November gibt's die Erste-Hilfe-Box für die Wechseljahre, siehe Anhang).

Weibliche Gesundheitsthemen, fällt mir auf, sind heute auch gerne mal Grundlage für Bühnenprogramme, bei denen herzlich gelacht werden darf. Das tue ich auch, ich liebe Comedy. Aber ohne das Ganze dramatisieren zu wollen, der Leidensdruck der Frauen, die Stress mit ihrer Menstruation und der Zeit, in der die Hormone vorübergehendes Chaos anrichten, haben, kann groß sein und richtig wehtun. Deshalb ist es mir auch so wichtig, dass alle wissen, was wirklich hilft und was eher schadet: Gegen alles ist ein Kraut gewachsen, und, ganz klar, statt »Mehr Jahre zum Leben« lieber »Mehr Leben zu den Jahren«.

Das Richtige tun

Es wundert Sie wahrscheinlich nicht, dass mein Herz für die Naturheilkunde schlägt. Das hat auch einen guten Grund oder vielmehr zahlreiche. Naturheilkunde, Komplementärmedizin oder Integrative Medizin – hinter all diesen Begriffen versammelt sich ein Riesenschatz an Anwendungen und Rezepturen aus der Natur, die helfen, unsere Selbstheilungskräfte anzuregen. Dazu gehören Heilpflanzen, Wasser, Ernährung, Bewegung, Rhythmen im Leben und immer der Blick auf das große Ganze: Körper, Geist und Seele. Ich fühle mich auch sicher damit. Schließlich haben sich diese Anwendungen und Rezepturen auf der ganzen Welt in verschiedenen Heilsystemen – der Volksheilkunde, der Kneipp-Medizin, der Traditionellen Chinesischen Medizin (TCM), Anthroposophie oder im indischen Ayurveda – über Jahrhunderte und sogar Jahrtausende bewährt. Mittlerweile gibt es ja sogar sehr viel gute Forschung zur Naturheilkunde, die jetzt sogar auf biochemischer Ebene darlegen kann, wie und dass die Maßnahmen in unserem Körper wirken.

Für mich ist Naturheilkunde die ideale Begleitung zur Hochschulmedizin und auch das Mittel zur Wahl bei zahlreichen Beschwerden, die vor allem Frauen zu schaffen machen. Wichtig ist, dass sie bedacht und verantwortungsvoll eingesetzt wird und dass die Menschen, die damit arbeiten, über eine fundierte Ausbildung verfügen. Denn nicht in allem, wo »Naturheilkunde« draufsteht, ist auch echte Natur-Heilkunde drin. Manchmal versuchen Menschen auf unkonventionelle, seltsame oder regelrecht verrückte Weise, ihre oder die Gesundheit anderer zu verbessern oder zu bewahren. Manches davon hat durchaus seine Berechtigung, anderes ist eher fragwürdig. Deshalb aufgepasst.

Naturheilkunde-Challenge

Hier eine kleine Auswahl an Naturheil-Irrungen und -Wirrungen:

Aderlass: Diese Praxis existiert seit Jahrhunderten und wurde früher zur Behandlung verschiedener Krankheiten angewendet. Beim Aderlass wurde dem Kranken literweise Blut abgenommen, um den Körper von schädlichen Substanzen zu reinigen. Blöd, dass diese Methode bei zu häufiger Wiederholung tödlich sein kann. Gezielt vom Arzt eingesetzt, zum Beispiel bei Bluthochdruck, kann Aderlass tatsächlich hilfreich sein. Deshalb: 👍

Bandwurmdiät: Eine richtig krasse Schlankheitsstrategie kam Anfang des 20. Jahrhunderts in Mode. Dazu schluckte die schlankheitsbewusste Dame der Gesellschaft Bandwurmeier, um einen Mitesser im Körper für all die bösen Kalorien im Essen zu haben. Das Gute daran: Jeden Tag *All you can eat.* Das Schlechte: Der Parasit hilft nicht beim Abnehmen, sondern kann schwer krank machen und zum Beispiel eine Hirnhautentzündung verursachen. Ganz klar: 👎

Feuriges Handtuch: Diese in Ägypten bis heute praktizierte Technik stammt aus der Zeit der Pharaonen und soll Muskelschmerzen lindern. Dafür wird ein mit Alkohol getränktes Handtuch angezündet und über den Patienten gelegt, der vorher mit isolierenden Tüchern bedeckt wird, was dafür sorgen soll, dass er nicht verletzt wird. Nach einer Minute wird dann das Feuer gelöscht. Bitte auf gar keinen Fall nachmachen! 👎

Fischtherapie (Garra rufa): Da lobe ich mir eine beliebte Gesundheitspraxis in einigen asiatischen Ländern, die man mittlerweile auch in einigen Wellnesstempeln buchen kann. Um in den Genuss einer Fischtherapie zu kommen, setzen sich Menschen in spezielle Becken, in denen kleine Fische, bekannt als Garra rufa oder »Doktorfische«, an ihren Füßen knabbern. So werden diese nicht nur gepeelt, auch die Durchblutung wird gefördert, und die hier liegenden Reflexzonen werden massiert. In Deutschland ist das aus Tierschutzgründen verboten. Also leider: 👎

Kookaburra-Lachtherapie: Aus Australien stammt diese Heilpraxis, die Wunder bei trüber Stimmung wirkt. Dabei imitiert man das Geräusch des Kookaburra-Vogels, das dieser zur Revierverteidigung nutzt und das sich wie ein herzhaftes Lachen anhört. Wirklich lustig, mit ähnlicher Wirkung wie Lach-Yoga. 👍

Schlangenmassage: Diese ungewöhnliche Wellnesspraxis, die beim einen oder anderen zuverlässig für Blutdruckspitzen sorgen dürfte, stammt aus Lateinamerika. Dabei gleiten nicht giftige Schlangen über den Körper des Teilnehmenden, um Spannungen zu lösen und den Blutfluss zu fördern. Wer's mag! 👉

Spezial-Leberkur: Eine Detox-Kur, in der mit Sellerie- und Fruchtsäften, kombiniert mit Abführmitteln und Einläufen, hantiert wird, designt von einem Medical Medium mit unklarer Wirkung. Mehr dazu gleich. 👉

MAGIC WORDS

»Man kann die Erkenntnisse der Medizin auf eine knappe Formel bringen: Wasser, mäßig genossen, ist unschädlich.«

Mark Twain (Erfinder von Tom Sawyer und Huckleberry Finn, 1835–1910)

Vor Gurus wird gewarnt

Es geht immer noch einen ganzen Zacken verrückter. Für viele Menschen im Magic Midlife scheint es eine gute Lösung zu sein, sich einen neuen Papa oder eine neue Mama zu suchen, die ihnen sagen, wo es langgeht. Diese Eltern findet man in der, nennen wir sie mal vorsichtig, »freien Gesundheitsszene«. Meiner Beobachtung nach sind insbesondere mit der Pandemie (aber auch schon vorher) viele Selfmade-Heiler und schräge Therapeutinnen wie Pilze aus dem Boden geschossen. Leider habe ich sogar die eine oder andere Freundin an solche Gesundheitsgurus verloren. Diese treten ja teilweise mit spannenden Versprechungen an, die so toll sind, dass man sie wie ich als normal begabter Mensch kaum glauben kann. Egal, ich gehöre hier offenbar einfach zum »falschen« Lager und zur Spaßbremse, die gerne mal warnend den Finger hebt, wenn jemand (mal wieder) den Stein der Weisen gefunden hat. Dass ich Ärztin bin, mich gefühlt mein Leben lang mit Gesundbleiben und -werden beschäftige und mir in den letzten Jahrzehnten bis in mein Magic Midlife hinein ein, wie ich glaube, solides medizinisches plus naturheilkundliches Wissen angeeignet habe, scheint keine echte Grundlage darzustellen, sondern lediglich eine andere Meinung. Und die zählt nicht.

Nun hat das Ansehen der Wissenschaft in Zeiten der Pandemie bei manchen Menschen sehr gelitten. Es gab unterschiedliche Meinungen über die Schwere, Folgen und Konsequenzen der Pandemie unter den Wissenschaftlern. Und unter den Politikern gab es ebenso verschiedene, teils angstgetriebene Meinungen, wie man die Pandemie bekämpfen sollte, um sie in Schach zu halten. Das hat viele Menschen verunsichert. Aber, Entschuldigung, ist das ein Grund, warum manche Leute die gedankliche Reise ins Mittelalter antreten?

Eine spannende und fast unglaubliche Geschichte erlebte ich mit Eleonora. Sie ist eine unheimlich gute Freundin, neugierig und probiert gerne auch mal Sachen aus, auf denen steht »Hiermit wird alles, was dich ärgert und plagt, sehr schnell gut, du wirst wunderschön und hundert Jahre alt«. Nun fände ich es auch sehr praktisch, wenn ich eine Pille nehmen oder einmal am Tag Kopfstand machen könnte und wüsste, dass dann alles gut wäre, ich wunderschön bliebe und, sagen wir mal, 95 würde. Ich weiß aber (leider), dass das meistens Quatsch ist, weil man dafür (selbst) etwas mehr tun muss. Nur kann ein gesunder Lifestyle, wie es so schön heißt, manchmal ein mühsames Geschäft sein. Eleonora mag es insgesamt aber lieber praktisch. Das schlägt sich auch in Ess- und Kochgewohnheiten nieder (also eher Fertiggerichte, Latte macchiato aus der Tüte und andere »Ernährungsspezialitäten« aus dem Labor sowie einer Neigung zur Einnahme von Vitalstoffen in Tablettenform, gepaart mit weitgehendem Verzicht auf Aufenthalte in der Natur). Leider entwickelte Eleonora Allergien und Unverträglichkeiten, was mich – Sie wissen schon: Ärztin, Naturheilkundlerin etc. – dazu veranlasste, sie auf ihre Ernährungsgewohnheiten aufmerksam zu machen. Eleonora guckte mich dann mit diesem Blick an, ich weiß nicht, ob Sie den kennen: wissend und ein bisschen traurig, weil ich so ein Dummerchen bin … Zum Glück mögen wir uns trotzdem.

Schließlich präsentierte sie ihre Wunderkur – es handelte sich um ein spezielles Gesundheitstreatment. Diese neue, tolle, einfache Lösung machte Eleonora nicht nur froh und zuversichtlich, dass jetzt nicht nur alle Leiden ein Ende hätten, sondern sie so (nur so!) auch gesund sehr alt werden könne. Schöpfer dieser »Therapie«, die, so viel darf ich vorausschicken, eine gewisse Leidensfähigkeit voraussetzt (»Nur die Harten kommen in den Garten«), ist ein sogenanntes Medical Medium. Der Mann, dessen Name hier nicht genannt werden sollte (aka Lord Voldemort), ist davon überzeugt, dass all die Leiden dieser Welt durch Handystrahlen, Viren, Schwermetalle und Pestizide ausgelöst werden. Zugegebenermaßen sind alle vier Dinge nicht gerade gesundheitsförderlich, aber mir fallen da noch ein paar andere Zusammenhänge ein. Dagegen hilft: *eine* Pflanze! Nein, nicht, was Sie denken, keine doofe Kamille, Minze oder Kurkuma. Die wären ja bestens untersucht. Es ist: Sellerie! Wohlbekannt als würzige Suppen- und Salatzutat und wie so viele essbare Pflanzen mit zahlreichen wertvollen Inhaltsstoffen, die hautreinigend, gegen Rheuma und Bluthochdruck helfen sollen. Kurz: Sellerie ist ein gutes Gemüse, ihre Wirkung als Anti-Aging-Pflanze und Allheilmittel ist wissenschaftlich aber nicht nachgewiesen. Mr. Medical Medium ist die medizinische Grundlagenforschung aber wurst.

Die Kur geht in etwa so: Man nimmt jeden Tag morgens auf nüchternen Magen einen knappen halben Liter frisch gepressten Sellerietrunk zu sich, um seine Verdauungskraft zu stärken und das ganze System (= den Körper) zu regenerieren. Bei Eleonora war es dem System irgendwann offenbar zu viel, und – komisch – Magenschmerzen und Würgereiz stellten sich ein. Kurze Zeit fiel das Medical Medium deshalb in Ungnade, jedoch nur kurz, denn der Mann hatte noch andere praktische Gesundheitsangebote in petto. Gegen die Leber- und Schwermetallentgiftung nahm Eleonora erst Gemüsesäfte und dann Abführmittel zu sich und führte anschließend in der Badewanne eine Darmreinigung durch (Kopfkino stoppen, bitte! Und aus meiner unmaßgeblichen Sicht: Bitte nicht nachmachen, auch, um Handwerker nicht zu traumatisieren, die man gegebenenfalls zu Hilfe rufen muss wegen verstopfter Abflüsse etc.!).

Zu diesem Zeitpunkt kam ich bereits aus dem Kopfschütteln nicht mehr heraus, wenn mir Eleonora – immer wieder begeistert – telefonisch von den neuesten Therapievarianten berichtete. Als ich mich nach dem Kurerfolg erkundigte, präsentierte sie mir stolz wie Oskar riesengroße Kristalle, die sie aus ihrem Körper gepresst hatte und die ihrer Meinung nach aus ihrer nunmehr komplett gereinigten Leber stammten. Dunkel erinnerte ich mich an den Anatomieunterricht im Studium und die Tatsache, dass alle Lebersäfte erst mal in der Galle gesammelt werden, um dann durch einen winzigen Gang in den Darm zu gelangen. Steine von der gezeigten Größe würden demnach womöglich eine extreme Gallenkolik auslösen oder gar den Gang sprengen. Also, ein Fall für 112, Blaulicht und eine beherzte

Notärztin. Mein Verdacht war daher, dass die Salze aus dem Abführmittel mit den Säuren aus den Früchten im Darm (nicht in der Leber) verklumpten und dann diese »Steine« bildeten. Aber nein, erklärte sie mir. An den unterschiedlichen Farben der Monsterkristalle sähe man sehr gut die verschiedensten Toxine, die ihren Körper verlassen hätten.

Weil ich Eleonora sehr mag, wünsche ich mir sehr, dass sie gesund genug bleibt, um die Kur ohne Schäden oder Elektrolytentgleisungen zu überstehen.

Spannend an der Geschichte finde ich, was manche Menschen auf sich nehmen und wie sehr sie sich eigentlich dabei schaden können. Klar präsentiert sich unsere moderne Medizin oft überheblich, aber mir geben lange therapeutische Traditionen (und damit meine ich mal zumindest Hunderte bis Tausende von Jahren) oder gar wissenschaftliche Untersuchungen ein doch irgendwie beruhigendes Gefühl von Sicherheit.

PS: Wenn Sie gesundes Gemüse essen wollen, dessen medizinische Wirkung nachgewiesen ist, probieren Sie es gerne einmal mit Brokkoli oder Knoblauch und Zitrone. Und vor allem, wechseln Sie die Sorten ab, zu viel von einem tut selten gut.

Die »Kann ich dagegen nichts einnehmen«-Frage

Natürlich ist es IMMER viel besser, für sich selbst aktiv zu werden, als nur zu fragen, ob man gegen Kopfweh, Bauchweh oder Knieschmerzen etwas einnehmen könne. Diese Frage wird immer mal wieder an mich herangetragen. Ich sage dann meistens, dass gegen viele Leiden ein Kraut gewachsen sei. Aber dass es eben auch sehr wichtig sei, etwas für sich zu *tun*. Was vernünftig ist und Sinn ergibt und möglichst auch keine seltsamen oder schädlichen Nebenwirkungen nach sich zieht, wie ockerfarbene Kristalle aus dem Körper (ich will auch nicht darüber nachdenken, wie diese den Körper verlassen haben). Also bei Stress etwas gegen Stress, bei zu wenig Bewegung mehr Bewegung und bei ungünstiger Ernährung gesündere Essgewohnheiten.

Mir ist natürlich klar, dass das alles deutlich mehr Energieaufwand erfordert, als »etwas einzunehmen«. Hierbei kommt erschwerend hinzu, dass ein ganzer Industriezweig die Nase vorn hat. Nahrungsmittelergänzungshersteller werben mit der verführerischen Botschaft: »Eine Pille davon und dann noch eine hiervon, und alles ist paletti mit der Gesundheit, der Schlankheit, dem Muskelaufbau!« Wenn es so einfach wäre …

Natürlich sind Vitamine und Mineralstoffe unentbehrlich für die Gesundheit, zu viel davon kann aber schaden (siehe unten). Ein Problem: Nahrungsergänzungsmittel (NEM) gelten als Lebensmittel und unterliegen nicht denselben strengen Zulassungsverfahren wie Medikamente. Die Hersteller müssen ihre Präparate nur bei der zuständigen Behörde anmelden, verbindliche Höchstmengen für die Inhaltsstoffe gibt es bislang nicht.

Trotzdem sichte ich bei einigen Freundinnen immer mal wieder Batterien und Kistensammlungen an Nahrungsergänzungsmitteln, die schnell im Internet bestellt wurden.

Darum: Nicht alles, was darin ist, ist auch sicher. Und alles, was wirkt, kann auch Nebenwirkungen entfalten. Vor allem bei längerfristiger Einnahme in hoher Dosierung können NEMs sogar Erkrankungen auslösen oder begünstigen. Es gibt einige Studien, die hoffnungsvoll von den Herstellern angeregt wurden, im weiteren Verlauf aber abgebrochen werden mussten, weil die Teilnehmenden durch die Einnahme der getesteten Produkte nicht seltener, sondern häufig sogar schwer erkrankten, etwa an Schlaganfall oder Lungenkrebs … Darum warnt die Verbraucherzentrale, dass es keine Sicherheitsstandards für

NEMs gäbe und dass die Werbeaussagen der Hersteller zwar stimmen müssten, diese aber in den seltensten Fällen überprüft werden würden.

Für mich gibt es eine ganz einfache Regel: Es muss grundsätzlich nur ergänzt werden, was laut Hausarzt im Blutbild an Vitaminen, Mineralien oder Spurenelementen fehlt. Wer mehr machen möchte: Naturheilkundlich kann man außerdem zum Beispiel im Winter Öl mit Vitamin D_3 zu sich nehmen und immer mal eine kurze Vitaminkur machen, besonders sinnvoll in der Übergangszeit von Herbst zu Winter. Fürs Immunsystem beliebt sind Vitamin E, Vitamin C, Selen und Zink, aber nur für drei Wochen. Danach muss der Körper erst mal wieder selbst klarkommen. Sonst wird er nämlich faul, so wie wir. Und eventuell erreiche ich mit meinen ganzen NEMs genau das Gegenteil. Ich riskiere Nebenwirkungen, zu viel Selen zum Beispiel führt zu Haarausfall, und wer braucht denn so was?

Wunder gibt es immer wieder …

Es gibt kluge Menschen, die gerade beim Thema Gesundheit eine unglaubliche Bereitschaft entwickeln, doch ausnahmsweise an Wunder zu glauben. Der Trick, dem sie aufsitzen, ist immer der gleiche: Nimm eins und heile alles damit. Wie praktisch. Eine besonders harte Diskussion zum Thema MMS, einem Allheilmittel mit dem unglaublichen Namen »Master Mineral Solution« (MMS), hat uns nicht nur eine Abendeinladung gesprengt, sondern auch fast eine Freundschaft gekostet. Aber ich konnte mich einfach nicht zurückhalten. Der Hauptwirkstoff ist Natriumchlorit, das in Deutschland als arzneilich wirksamer Bestandteil nicht zugelassen ist. Zusammen mit einer verdünnten Säure entsteht daraus Chlordioxid – die gute alte Chlorbleiche also – und soll gegen Krebs, Malaria, chronische Entzündungen und noch weitere Krankheiten helfen. Vermutlich stimmt das, denn Bleiche ätzt wirklich alles weg, womöglich auch das Gehirn der Benutzer. Als ich dem Mann meiner Freundin Susa, der ein begeisterter Fan von MMS war, an besagtem Abend also sagte, er könnte doch stattdessen auch ein bisschen Poolreiniger trinken, das käme eigentlich aufs Gleiche raus und wäre günstiger, ging er auf mich los wie ein tollwütiger Pavian.

Dabei fiel mir mal wieder auf: Wir reden heute über Medizin, als ob es sich um eine Glaubenssache handelt. Und es geht immer ums Rechthaben und nicht um den Austausch von Argumenten.

Noch so eine Sache, die mich fast eine weitere Freundschaft gekostet hätte: Kennen Sie diese Geräte, die Leitungswasser über Kristalle reinigen oder hexagonal verquirlen und so angeblich seine Energie verändern? Wer das trinkt, wird angeblich nicht mehr krank. Meine Theorie dazu ist, wenn ich mir die verdreckten Schläuche des Gerätes meiner Freundin anschaue, dass sich hier eine Armada von Bakterien sammelt, die, einmal ins Wasserglas gespült, das Immunsystem der Nutzer trainiert.

Als ich auf eine spannende Doktorarbeit zu dem Thema stieß, die eindeutig belegte, dass so behandeltes Wasser nur das Wohlergehen des Herstellers fördere, indem es seine Kassen fülle, aber ansonsten keine Gesundheitswirkung entfalte, kopierte ich diese und gab sie den Freunden zu lesen, die so ein Gerät besaßen.

Sagen wir mal so: Mein Aufklärungsversuch verlief im Sande, ich habe nie Rückmeldung erhalten und auch um des lieben Friedens willen nicht mehr nachgefragt. Aber ich weiß, dass sie ihren Wasserreiniger mittlerweile sogar mit in den Urlaub nehmen.

FRANZISKAS MAGIC

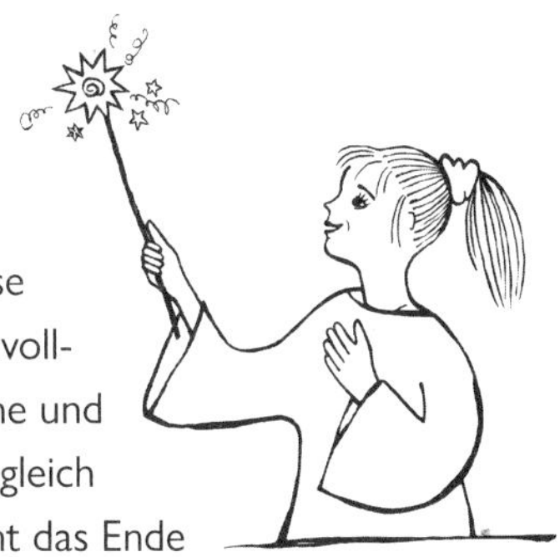

Kintsugi (Goldreparatur) ist eine in Japan gepflegte kulturelle Praxis. Dabei repariert man zerbrochene Keramik mit goldfarbenem Lack. Diese Praxis steht für die Schönheit der Unvollkommenheit und die Idee, dass Brüche und Fehler einen Wert haben können. Zugleich bedeutet *Kintsugi,* dass ein Bruch nicht das Ende ist. Wenn die Reparatur kunstvoll mit viel Liebe und Aufmerksamkeit gelingt, können aus Zerbrochenem und Unvollkommenheiten noch viel stärkere, neue Kunstwerke erschaffen werden. Dies ist ein Bild für das Leben und die Narben, die wir manchmal davontragen. Übertragen wir diese Praxis auf unsere Gesundheit, kann es auch zum Wohlbefinden beitragen, wenn wir bereit sind, Schwächen zu akzeptieren, und dass wir durch manches auch mal »durchgehen« müssen, um wieder heil werden zu können.

Vorbildhaft

Sie sehen jünger aus für ihr Alter, sind gut drauf, bewegen sich viel, essen gesund, haben keinen Bauch, dafür eine Aufgabe und Sinn im Leben und Familie und Freunde, bei denen sie sich gut aufgehoben fühlen. Es gibt Gegenden auf der Welt, da feiern häufiger als anderswo Menschen ihren 100. Geburtstag und gehen gut und gern als rüstige Siebziger durch. Das liegt daran, dass diese Frauen und Männer auch sehr gesund im Alter sind. Zum Beispiel in bestimmten Regionen auf der italienischen Insel Sardinien. Aufgefallen ist das den Demografen Gianni Pes, der heute eine Professur im sardischen Sassari innehat, und dem Belgier Michel Poulain im Jahr 2000. Sie kringelten auf ihrer

Karte diese Gegenden mit einem blauen Filzstift ein. Das war der Geburtsmoment des Begriffs der »Blauen Zonen« (engl.: *blue zones*). Dabei handelt es sich um fünf Gebiete der Erde, wo auffallend viele Hochbetagte leben. Neben Sardinien ist das Okinawa in Japan, die Halbinsel Nicoya in Costa Rica, das Städtchen Loma Linda in Kalifornien und die griechische Insel Ikaria, wo jeder oder jede Dritte 90 wird. Alles Orte, wo die Menschen vergessen zu sterben, wie es heißt – und das bei ausgesprochen guter körperlicher und geistiger Gesundheit. Woran mag das liegen?

Die Blue-Zones-Forscher trafen überall in diesen Gegenden auf ähnliche Gegebenheiten: Die Oldies waren gelassen und fröhlich, was mit ihrem intakten sozialen Umfeld zu tun hatte, sie waren täglich aktiv und meistens normalgewichtig. Das hängt sicher mit einer gesunden Ernährungsweise zusammen, die in jeder Blauen Zone sehr regional geprägt ist. Gegessen wird, was sie im Garten anbauen, was die Natur anbietet und täglich frisch zubereitet wird. Das sind dann bei den einen Algen, Tofu und Soja, bei den anderen verschiedene Gemüse, Wurzeln, Bohnen, Erbsen, Obst und Nüsse. Zucker steht kaum auf dem Plan, außer in Form von Früchten oder mal einer Nachspeise. Die Essportionen sind eher klein.

Die Menschen auf Okinawa beispielsweise essen all diese Dinge aber nicht, weil sie gesund sind, sondern weil sie einfach schmecken und weil sie nichts anderes haben, vor allem kein Fast Food! Dabei kombinieren sie wie von selbst die wichtigsten Nährstoffe auf dem Teller: Da ist immer eine Tagesportion einer hochwertigen Eiweißquelle aus Reis, Bohnen, Linsen oder Eiern, Fisch und Fleisch dabei. So lässt sich zum einen der Muskel- und Knochenabbau im Alter bremsen und gleichzeitig das Gehirn auf Trab halten. Wasser, das meist sehr kalzium- und magnesiumreich ist, ist die erste Wahl beim Trinken, statt Cola oder Bier.

Außerdem bewegen sich die Blue-Zones-Bewohner viel durch die meist hügelige Umgebung auf und ab, das trainiert. Die sardischen Hirten zum Beispiel legen pro Tag schon mal 30 Kilometer zu Fuß zurück. Viele von ihnen sitzen auf dem Boden, statt auf Stühlen, was ein tolles Balance- und Oberschenkeltraining ist. Dann gehen sie eher früh schlafen und beginnen früh ihr Tagwerk. Vielen der Langlebigen schenkt Religiosität einen Sinn im Leben. Sie sind gut in ein familiäres Umfeld eingebunden und haben Freunde. Diese soziale Unterstützung gibt den Menschen mehr Lebenssinn – auf Japanisch *»Ikigai«* –, und man motiviert sich gegenseitig. Dieser Lebenszweck, der auch darin besteht, für andere da zu sein, ist typisch für alle Bewohner und Bewohnerinnen der Blauen Zonen.

Endgültig gelöst ist das Rätsel um die 100-Jährigen in den Blue Zones jedoch immer noch nicht. Beachtlich ist dabei nicht nur das hohe Alter, sondern vor allem, wie fit sie sind – und wie glücklich. In Okinawa beispielsweise leben laut Umfragen die glücklichsten Menschen Japans.

MAGIC WORDS

»Unter Gesundheit verstehe ich nicht ›Freisein von Beeinträchtigungen‹, sondern die Kraft, mit ihnen zu leben.«
Johann Wolfgang von Goethe
(deutscher Dichter, Denker und Universalgenie, 1749–1832)

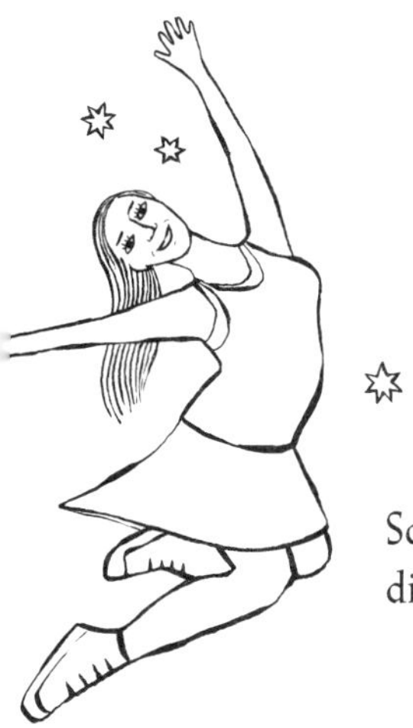

I do it my way

Mediziner und Medizinerinnen kennen den Stab des Asklepios, des Gottes der Heilkunst, Sie wahrscheinlich auch. Ein Schild mit der Asklepiosschlange, die sich um diesen Stab schlängelt, hängt an jeder Apotheke. Der Gott Asklepios steht für die eine Gesundheitstheorie der alten Griechen, die mit ihrer Philosophie auch die Wiege für unsere Kultur bereitet hat. Es geht dabei um die Erklärung, die Diagnose und Therapie von Krankheiten, ein sogenanntes männliches Konzept. Ich schätze dieses, mag aber sehr gerne das zweite, weibliche Konzept. Das ist nach der Göttin Hygieia benannt, der Wächterin der Gesundheit. Die Tochter des Asklepios wird meist dargestellt mit einem Füllhorn voller Früchte oder einer Schlange, die aus einer Schale Wasser trinkt. Es steht dafür, dass man bei einer maßvollen, klugen Lebensführung lange gesund bleiben kann. Denn Gesundheit ist keine Gratisbeigabe zum Leben, sie ist eine Aufgabe. Und wir sind gut beraten, wenn wir uns gut um sie kümmern.

Hier nun ein paar simple, aber wirkungsvolle Gesundheitstipps ab dem Magic Midlife, damit Sie noch jede Menge gutes Leben feiern können. Mit ein bisschen Engagement für uns selbst können wir es nämlich auch ohne *blue zones* schaffen, gesund und fit älter zu werden.

Weniger Zucker

Vorbei die Zeiten, als Nudelorgien und Gin Tonics nicht auf den Hüften landeten. Wenn Sie zu denen gehören, die wie ich in den letzten Jahren »heimlich« zugenommen haben – also ohne es so richtig zu merken und auch, ohne groß etwas an Ihrer Ernährung verändert zu haben –, dann checken Sie Ihr Essen und Trinken mal auf (versteckte) Zucker und versuchen, diese wegzulassen. Das Risiko, einen Typ-2-Diabetes zu entwickeln, steigt laut einer großen Langzeitstudie um fünf Prozent, sobald Sie auch nur um ein Prozent an Körpergewicht zulegen. Besonders böse ist Glukosesirup (Stärkesirup, Corn Sirup, Maissirup und viele andere Namen), der inzwischen in vielen Süßigkeiten, Süßgetränken (Energy Drinks!), aber auch in pikanten Fertiggerichten steckt. Achten Sie auch darauf, dass Sie möglichst nur noch ein- oder zweimal pro Woche rotes Fleisch und Aufschnitt essen. Dann sparen Sie sich Fettkalorien, und Ihr Hausarzt freut sich zusammen mit Ihnen beim nächsten Check-up über gesunde Blutfette.

Auf Partys weniger trinken, mehr tanzen

Ja, was man als junger Mensch so alles wegstecken konnte … Essen, Nichtessen, Junk Food, Gin Tonics en masse … Heute bekommen wir morgens die Quittung, weil unser Körper das Gift einfach nicht mehr so schnell abbaut. Außerdem ist Alkohol auch eine Zuckerbombe. In manchen Weinflaschen steckt genauso viel Zucker wie in einer halben Flasche Cola. Deshalb schön immer mal Wasser trinken und einen Tanzstil entwickeln, der Spaß bringt und bei dem Hüften und Knie lange mitmachen.

Weniger Stress

Das gilt für Männer und Frauen gleichermaßen: Halten Sie Ihren Stress in Schach, gehen Sie jeden Tag an die Luft, schlafen Sie gut (gerne auch kurz mittags), entspannen Sie sich auch an stressigen Tagen zwischendurch mal und rauchen Sie nicht. Machen Sie sich klar, dass die meisten Herz-Kreislauf-Erkrankungen vermieden werden können durch einen herzgesunden Lebensstil.

Mehr Feuchtigkeit

Ab etwa 35 Jahren stellen wir Frauen weniger Geschlechtshormone her, beziehungsweise die Anteile von Östrogen und Progesteron verändern sich zeitweise und sorgen für unterschiedlich spürbare Folgen: Der Stoffwechsel läuft langsamer, die Schleimhäute werden trockener, an den Augen und in der Nase und auch an der Scheidenhaut. Für die Augen helfen Tropfen, für die Nase Cremes und untenrum ebenfalls Cremes und hormonfreie Öle aus der Natur mit Granatapfel, Sanddorn oder Johanniskrautöl.

Genug schlafen

Zu wenig Schlaf ist ungesund, macht dick, fördert Demenz und Diabetes. Wie viel Schlaf wir brauchen, ist individuell unterschiedlich. Zwischen sechs und zehn Stunden ist alles normal. Melisse, Hopfen, Lavendel und Baldrian (bei hartnäckigen Schlafstörungen auch als Tablette) wirken gut, um uns beim Ein- und Durchschlafen zu helfen.

An der Haltung arbeiten

Wenn wir zulassen, dass wir viel sitzen oder einen Handynacken kultivieren, verlieren wir Halt im wahrsten Sinn des Wortes. Der Schulter- und Nackenbereich verspannt sich, die Muskeln verhärten. Die Lunge hat weniger Platz durch die vorgebeugte Haltung, und das verschlechtert die Sauerstoffversorgung im ganzen Körper, für die Bauchorgane Leber und Magen wird es eng. Außerdem lassen die Bandscheiben unter dem Druck noch stärker nach, als sie es durch den normalen Verschleiß ohnedies schon tun.

Kurz: Eine schlechte Körperhaltung lässt uns alt aussehen. Es lohnt sich, immer wieder im Alltag darauf zu achten, dass wir aufrecht sitzen, vielleicht mithilfe eines Wackelkissens, oder Yoga für den Rücken zu machen.

Das geht so: Ziehen Sie die Schultern nach unten und hinten, öffnen Sie so den Oberkörper und atmen Sie tief ein und aus!

Stellen Sie sich immer mal wieder aufrecht hin und führen Sie mit dem Einatmen Ihre Arme gestreckt über vorne nach oben. Atmen Sie aus und lassen Sie Ihre Schultern sinken. Neigen Sie sich einatmend nach rechts. Kehren Sie ausatmend zur Mitte zurück und neigen sich mit dem nächsten Einatmen nach links. Wiederholen Sie das Ganze dreimal, weil's so schön ist.

Bloß nicht träge werden!

Probieren Sie etwas Neues aus, das kann richtig Spaß machen und fordert Ihre grauen Zellen! Machen Sie einen Tanzkurs (also, einen, der Sie fordert, aber nicht überfordert ;-) – mehr dazu im Kapitel über Bewegung ;-)), lernen Sie Gitarre, machen Sie einen Französischkurs oder melden Sie sich für einen Badminton- oder Tischtenniskurs an. Diese Sportarten gehören zu den besten Anti-Aging-Trainings schlechthin.

Depressionen vorbeugen

Wenn Sie das Gefühl haben, Sie steuern in eine akute Sinnkrise – das kann im Magic Midlife durchaus vorkommen –, dann passen Sie gut auf sich auf! Schließlich ziehen wir jetzt unser erstes Resümee über unser Leben, das kann auch mal wehtun. Verstärkt wird das Ganze durch die Abnahme von Geschlechtshormonen, die für Zufriedenheit, Ausgeglichenheit oder auch für Power und Antrieb sorgen. Männer wie Frauen merken das an Schlafstörungen, Potenzproblemen, Libidoverlust, aber auch an Phasen von Niedergeschlagenheit. Vor allem Männer tun sich schwer, Depressionen einzugestehen, und bekommen deshalb nicht die Behandlung, die sie entlasten könnte. Wissenschaftler vermuten eine um das Zehnfache erhöhte Suizidrate als bei Frauen. Deshalb ab zum Arzt, wenn Sie das Gefühl haben, aus einem Tief nicht mehr herauskommen zu können. Die Schulmedizin hält heutzutage umfassende Therapieprogramme bereit. Naturheilkundlich kann man mit hochdosiertem Johanniskraut gerade am Anfang schnell das Ruder herumreißen und die Stimmung wieder bessern. Auch hier bitte die Hausärztin zurate ziehen!

Hormone zum Essen

Phytoöstrogene sind pflanzliche Östrogene, die in unseren Breiten vor allem in bestimmten Hülsenfrüchten (Soja, Bohnen, Linsen), Roggen, Nüssen und Saaten (Leinsamen, Kürbiskerne und Sesamsamen), Gemüse (wie Bohnen, Spargel oder Brokkoli) oder Alfalfasprossen und Rotklee vorkommen. Sie ähneln den weiblichen Geschlechtshormonen von ihrem chemischen Bauplan her, sind aber wesentlich schwächer wirksam. Aber sie können, wenn man gerne so kocht und isst, einige typische Wechseljahrsbeschwerden abmildern. Mal abgesehen davon, handelt es sich bei den Quellen für die Pflanzenöstrogene um wertvolle Lebensmittel mit einer hohen Nährstoffdichte, die nicht dick machen.

Eine Zeit lang erlebten die pflanzlichen Östrogene einen solchen Hype, dass sie als Alternative zu synthetischen Hormonen gehandelt wurden, nur ohne die gefürchteten Nebenwirkungen. Grundlage war die Beobachtung, dass nervende Symptome der Wechseljahre wie Hitzewallungen, schwächer werdende Knochen und östrogenabhängige Krebsarten bei Frauen in Asien deutlich seltener auftreten als bei uns. Die erste Vermutung lag nahe, dass dies an der Ernährung liegen könne. In der traditionellen japanischen, chinesischen oder thailändischen Kost ist der Anteil an Phytoöstrogen tatsächlich hoch, weil hier fast immer Soja in allen möglichen Darreichungsformen auf den Tisch kommt. Heute, viele Studien später, wissen wir allerdings, dass eine phytoöstrogenreiche Ernährung vor allem gegen Hitzewallungen hilft, leider weniger gegen all die anderen Beschwerden, und nicht allein mit Tofu zu erklären ist. Es ist einfach so, dass die Menschen in Fernost traditionellerweise eh ganz anders essen als wir und zudem von Kindheit an viele Sojaprodukte. So entwickeln sie eine andere Darmflora, die ihnen zur stärkeren Östrogenwirkung aus Soja verhilft. Fazit für uns? All diese Lebensmittel sind nährstoffreiche, kalorienarme Lebensmittel, die bestimmt gesund sind. Es schadet nicht, sie auch gegen Hitzewallungen vermehrt auf dem Teller zu haben, probieren Sie es aus, vor allem, wenn es Ihnen schmeckt!

Maßhalten – 80 statt 100

Viele Asiatinnen sind außerdem schlank und leben nach der einfachsten Diät der Welt: *Hara Hachi Bu.* Das ist Japanisch und heißt so viel wie: »Iss nur so viel, bis dein Magen zu 80 Prozent gefüllt ist.« Das soll auch einer der wichtigsten Gründe dafür sein, warum die Bewohner der japanischen Inseln Okinawa die höchste Lebenserwartung haben.

Was lernen wir daraus? Lieber leicht satt essen, aber nicht vollstopfen. Wobei mich Letzteres zugegebenermaßen manchmal auch glücklich macht. So ein dicker Teller Nudeln aglio e olio und ordentlich Chili drauf … Seufz. Na, ums Essen kümmern wir uns im nächsten Kapitel …

Für starke Knochen sorgen

Es betrifft Frauen wie Männer: Mit der Zeit verlieren unsere Knochen an Substanz. Bei Frauen geht es allerdings früher los, das liegt am Östrogenmangel. Merken tun wir es oft erst, wenn es zu einem Knochenbruch kommt.

Neben all dem, was Sie durch Ernährung Positives bewirken können, ist das Trinken auch nicht unwichtig. Ein hochwertiges kalzium- und magnesiumhaltiges Mineralwasser stützt die Knochen. Und lassen Sie Ihre Hausärztin prüfen, ob Sie unter Umständen Vitamin D_3 einnehmen sollten, und machen Sie regelmäßig Krafttraining. Starke Muskeln schützen Ihre Knochen.

Naturheilkundlich ist hier die Traubensilberkerze als pflanzliches Präparat besonders interessant, denn sie mildert nicht nur Wechseljahrsbeschwerden, sondern stärkt auch die Knochen.

Frisch und abwechslungsreich essen

Essen Sie lieber gesund, abwechslungsreich und frisch und pflegen Sie Kochen als kreatives Hobby. Wenn Sie sich Sorgen insbesondere bei speziellen Ernährungsformen wegen einer Unterversorgung mit Vitaminen, Mineralstoffen oder Spurenelementen machen, sprechen Sie mit Ihrer Hausärztin und lassen lieber ein Blutbild machen. Nahrungsergänzungsmittel nach dem Gießkannenprinzip können gefährlich werden.

Sich eine Kur im Jahr gönnen

Einmal im Jahr oder zumindest manchmal brauchen einzelne Bauteile von uns eine TÜV-Prüfung oder sogar Reparaturen. Kümmern Sie sich statt des nächsten Familienurlaubs mal an einem schönen Ort mit liebevoll umsorgendem Fachpersonal um das an sich, was gerade Unterstützung oder einen neuen Lack braucht! Sind es die Knie, die mit gezieltem Training, Massagen und Wasseranwendungen stabilisiert werden sollten, die Lunge, der mal ein Abtauchen in eine Radonhöhle guttäte, oder das Herz oder die Seele, die Zuwendung brauchen und frische Ideen für die nächsten Lebensjahre? Bestimmte Kuren zahlt oder bezuschusst auch die Krankenkasse, wenn eine medizinische Notwendigkeit besteht, und das kann im Magic Midlife durchaus vorkommen. Es gibt sehr gute Naturheilkliniken in Deutschland mit umfassenden Angeboten, erkundigen Sie sich bei Ihrer Ärztin oder vor Ort. Sie können auch an einem Schweigeretreat im Kloster teilnehmen oder auf dem Jakobsweg laufen, das sind relativ kostengünstige Maßnahmen, um seinen Kopf frei zu bekommen. Oder Sie boostern sich mit den Naturheilkräften des Ayurveda (das geht auch in Deutschland) oder der Traditionelle Chinesische Medizin. Toll ist natürlich auch ein Kurhotel, um bei täglichen Wanderungen und Dampfbädern aufzutanken. Egal, was es ist, erkundigen Sie sich bei Ihrem Hausarzt, bei Freundinnen oder suchen Sie nach Last-Minute-Angeboten im Internet, wie und wo Sie auftanken können und wollen und gönnen Sie sich einmal im Jahr Zeit für sich.

Magic to go

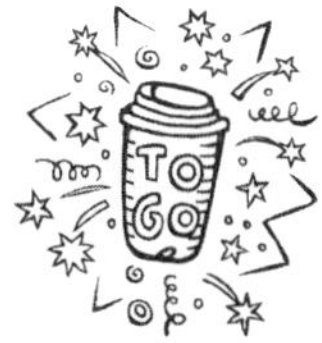

- **Älter werden ist keine Krankheit!** Lassen wir uns von schrumpfenden Chromosomen-Enden, schwächelnden Stammzellen und nachlassenden Reparaturmechanismen in unseren Zellen nicht die Laune verderben, denn Stress ist der größte Altmacher.
- **Locker bleiben:** Wenn Gesundheit zur Religion wird, wird es anstrengend, und das ist bekanntermaßen gesundheitsschädlich.
- **Balanceübung:** Gesundheit ist wie ein Skateboard, je nach Bodenbeschaffenheit läuft's besser oder schlechter. Also locker in den Knien bleiben und weitersurfen.
- **Guru-Check:** Selbst ernannte Gesundheitsgurus und alles versprechende Gesundheitsprodukte helfen meist nur dem Guru oder Hersteller. Lieber auf einen ganzheitlichen und ausgewogenen Lifestyle (siehe oben unter »I do it my way«) achten, es lohnt sich und macht definitiv mehr Freude als Selleriesaft.
- **Nüchternheit:** Die ältesten Bewohner der Erde, die in den sogenannten *blue zones* leben, sind gut drauf, aber selten blau.
- **Zeit für mich:** Eine Kur pro Jahr muss/darf sein. Dann klappt's auch mit dem Nachbarn/Ehemann.
- **Statt mehr Jahre zum Leben lieber mehr Leben zu den Jahren!**

4.
IST WENIGER WIRKLICH MEHR?

Essen soll ja einem (hoffentlich) albernen Gemeinplatz zufolge der Sex des Alters sein. Der Meinung kann man sich anschließen oder nicht, ich jedenfalls finde Essen eine der schönsten Angelegenheiten der Welt – und das nicht nur im Magic Midlife. Blöderweise kann Essen in dieser Wandelphase, wenn die Hormone sich neu arrangieren und der Körper beschließt, dass er einfach nicht mehr so viel Futter braucht, um gut zu funktionieren, zur persönlichen Erzfeindin werden. Wie Sie weiter genießen können und dabei eine **bella figura** (ital.: tolle Figur) behalten, erfahren Sie auf den nächsten Seiten.

Gehören Sie auch zu den Menschen, die mit ihrem Körper und ihrem Gewicht eigentlich nie zufrieden gewesen sind? Willkommen im Klub. Wir sind ziemlich viele. In Deutschland leben ca. 42 Millionen Frauen, davon über 11,5 Millionen im mittleren Alter, also zwischen 40 und 59. Fast die Hälfte von uns findet sich zu dick.

Weil wir Frauen sind, bekommen wir die Unzufriedenheit mit unserem Gewicht quasi mit in die Wiege gelegt. Und die hält sich recht stabil bis ins Magic Midlife hinein. Ich persönlich hadere mit meiner Figur, seit ich jung und genau genommen schlank gewesen bin. Heute wundere ich mich, wenn ich Bilder von damals betrachte, weil ich finde, zumindest damals hätte ich wirklich etwas zufriedener mit mir sein können. Aber weil ich eben als Frau und nicht als Mann geboren bin, denke ich, wie wir noch sehen werden, anders über mich selbst und meine tatsächlichen sowie meine angenommenen Körperausdehnungen nach. Das wird mit den Jahren leider auch nicht besser.

Neulich war ich zu Gast in der Talk-Sendung einer sehr netten Moderatorin. Mittlerweile ist es üblich, bei solchen Anlässen vor und nach der Sendung Fotos von sich und den Gästen zu machen, um sie anschließend auf Instagram zu stellen und damit potenzielle Zuschauer für sich selbst, aber auch das Sendeformat zu begeistern, oder einfach nur die eigene Marke zu pflegen. Bei so etwas mache ich gerne mit, das unterstützt die Sendung, außerdem kam ich gerade aus der Maske und sah – wie ich fand – gut und frisch aus. Visagistinnen sind die besten Andere-Leute-Optimiererinnen, die es gibt. Da wird nicht nur toll geschminkt, das Haar eine Stunde lang liebevoll in geschmeidigwellige Formen gedreht und fluffige Rehaugen-Wimpern angeklebt. Bei Bedarf wird auch mal ein Haarteil über eher »luftigen Stellen« auf der Kopfhaut angebracht oder ein Hängebäckchen hinters Ohr geklebt. Die positiven Seiten von jedem Gast zeigen sich im schönsten Licht, und die nicht so ansehnlichen, nun, die sieht man einfach nicht. Damit nicht genug: Die Beleuchter sorgen freundlicherweise für schmeichelndes Licht in der Studiodeko. Perfekte Rahmenbedingungen für ein Shooting also. Für die Aufnahmeleiterin, die die Bilder machen sollte, eigentlich ein Kinderspiel. Möchte man meinen. Einfach klicken und zack, tolles Bild – dachte ich. Trotzdem zog sich die Fotosession ein bisschen hin.

Die Moderatorin war mit unserem Aussehen nicht so glücklich wie ich. Deshalb musste die arme Aufnahmeleiterin auch gefühlt 100 Fotos machen, und dann setzte es einen Killerkommentar, der allerdings offenbar liebevoll gemeint war: »Gell, Franzi, *das hier* können wir nehmen. Ich mach dir noch die Taille etwas schmaler und meinen Lieblingsfilter drauf, dann geht's.« – Äh, ja. Ich war total verdattert.

Bis dahin hatte ich mit Social Media noch nicht viel am Hut gehabt, und mir war auch nicht klar, warum es so wichtig ist, da *perfekt* rüberzukommen und nicht unbedingt so wie »in echt« (das ist es mir bis heute nicht). Ich meinte also: »Ach, ich finde meine Taille ganz okay. Lass mal, ist halt so, und du siehst doch hier auch toll aus. Wir sind eben ein bisschen älter geworden.« Da schaute sie mich an und lächelte: »Ja, aber ich stehe da eben nicht dazu.«

Das Desperate-Housewives-Syndrom

Na gut, und wie schade, denke ich noch heute, denn sie sieht einfach super aus. Trotz Ü50 oder vielleicht gerade auch deshalb. Warum müssen wir mit gut fünf Jahrzehnten auf den Hüften noch so jung und schlank aussehen wie mit 30, 20 oder 18? Warum werden wir nicht lässiger und gelassener, was unser Aussehen im Magic Midlife anbelangt? Also wirklich lässiger, nicht resigniert, weil ja eh nichts gegen die stetig anhänglicher werdenden Fettpolster hilft. Und warum gibt es mittlerweile immer mehr Frauen zwischen 30 und 50, die sich runterhungern? Damit meine ich nicht nur die Riege der weiblichen Hollywoodstars, die ihren 40. Geburtstag hinter sich haben, oder die Gattin des amtierenden französischen Präsidenten. Madame Macron hat eine Figur wie eine Barbie, sähe aber womöglich mit ein paar Pfündchen mehr etwas entspannter aus. US-amerikanische Psychologen sprechen in diesem Zusammenhang vom »Desperate-Housewives«-(zu Deutsch: Verzweifelte-Hausfrauen-)Syndrom. Vielleicht kennen Sie die Serie, die 2005 über einige Jahre hinweg auch in Deutschland ausgestrahlt wurde? Und zugegebenermaßen die einzige Serie ist, die ich mir häufiger angeguckt habe. Darin machen vier wunderschöne, perfekte Frauen mittleren Alters vor, wie es ist, für immer umschwärmt zu sein, weil sie in Kleidergröße 34/36 (höchstens) toll aussehen, stylish gekleidet sind und über, sofern vorhanden, perfekte Partner, fehlerfreie Kinder und genügend Geld verfügen. Ein modernes Märchen mit dem Charme der 1950er-Jahre. Allerdings haben in den Fünfzigern 50-Jährige ausgesehen wie Omas. Das tun wir heute nicht mehr. Wir leben nicht nur viel länger, wir tragen auch keine Kittelschürzen und bleiben länger frisch – wenn wir etwas für uns tun –, auch wenn wir – und das will ich hier ganz eindrücklich sagen – womöglich weit davon entfernt sind, so auszusehen wie die Hausfrauen aus der Wisteria Lane. So heißt die Straße, in der die verzweifelten Kult-Hausfrauen in der Serie wohnen. Außerdem handelt es sich bei diesen Ladys um Kunstfiguren. Wir können also gar nicht so sein wie sie, selbst wenn wir es wollten (außer, zu Ihrem Haushalt gehört eine allzeit bereite Visagistin und Stylistin).

Genauso künstlich sind übrigens auch die Frauen auf den Hunderten von fotogeshoppten Bildern, die wir uns, klickklickklick, im Netz ansehen können. Also auch ich mit gestraffter

Taille und sanft gefiltert. Diese Bilder zeigen uns nicht nur, wie wir nicht in echt aussehen, sondern auch, und das ist besonders perfide, wie wir mit Ü50 auszusehen haben: mit flachem, nicht durch eventuelle Schwangerschaften ausgeleiertem Bauch, der Po und die Oberschenkel bitte schön ohne Cellulite, die Figur schmal, aber auch nicht zu knochig, die Oberarme so straff wie bei Michelle Obama, der Busen wohlproportioniert und der Schwerkraft trotzend.

Sie lächeln – ein wenig säuerlich, vermutlich? Dabei ist es doch so, dass viele Frauen um die 50 tatsächlich denken, wenn sie nicht hier und da so aussehen, seien sie nicht normal. Verrückt, nicht wahr?

Klar, für Frauen, die lange mit ihrem Aussehen punkten konnten und die sich über all die Jahrzehnte hinweg grundsätzlich schön und schlank fanden, können mehrende Pfunde um Bauch und Hüften neben den anderen sichtbaren Zumutungen (Falten, schlaffe Oberarme, Cellulite an den Oberschenkeln et cetera) eine Qual sein und ihr Selbstbewusstsein durchlöchern wie ihre Knochen. Letztere altern ja freundlicherweise unsichtbar vor sich hin. Manchmal hängt auch ein Berufsleben dran als Nachrichtensprecherin, Schauspielerin oder Model. Oder haben Sie viele adipöse oder gar ältere, bisschen fülligere Anchorwoman bei uns im Fernsehen gesehen?

Aber auch für diejenigen unter uns, die anderen Berufen nachgehen, kann es angesichts der körperlichen Entgleisungen – ja, es passiert einfach, ich weiß – schwierig sein, zu akzeptieren, dass es dem letzten Drittel des Lebens entgegengeht und der Traum von einer schönen, jungen Figur eben das bleibt, was er ist: ein Traum. Nur ist Midlife eben die Mitte des Lebens oder so ungefähr, und hier verändert sich einiges im Körper. Ja, und eines der nervigsten Themen, die mit Älterwerden (und das als Frau) zusammenhängen, sind anhängliche Fettpolster, die still und leise immer mehr werden, ohne dass wir groß etwas dazutun. Es gibt allerdings etwas, das die ganze Situation noch schwieriger macht.

Die *Tribute von Panem*-Hauptdarstellerin Jennifer Lawrence soll einmal gesagt haben, dass sie glaube, wir hätten uns so sehr ans Untergewicht gewöhnt, dass, wenn eine Frau normalgewichtig sei, alle Leute denken würden: ›Oh, mein Gott, ist die rundlich.‹ Das wiederum fände sie verrückt. Da hat die noch nicht Midlife-verdächtige aber schon sehr lebenskluge Oscar-Preisträgerin natürlich recht. Wir orientieren uns heute gerne an unterernährten Vorbildern. Als Maßeinheit galt dafür lange Zeit der Body-Mass-Index. Mit der Formel »Körpergewicht (in Kilogramm) geteilt durch Körpergröße (in Metern) zum Quadrat« kann man das Körpergewicht einsortieren in die Schubladen »Untergewicht«, »Normalgewicht«, »Übergewicht« und »Adipositas« (krankhaftes Übergewicht). Hatte die US-amerikanische Schönheitskönigin (nicht Barbie, sondern Miss America) im Jahr 1942 noch einen BMI von 22,4, kam die Siegerin von 1986 nur noch auf einen Wert von 16,9. Und das will was heißen! Während die Durchschnittsamerikanerinnen nach 1921 immer mehr an Gewicht zulegten, wurden die Miss Americas immer dünner. Ab einem BMI von 18,5 stuft die WHO eine Frau als untergewichtig ein! 2013 beklagten sich zwei Ex-Miss-Americas, die zu ihrer Zeit als Beauty-Queens auch nicht im Verdacht standen, zu viel zu wiegen, dass die neuen Kandidatinnen weiterhin immer dünner würden. Seit es so radikale Schönheitsideale gibt, haben Essstörungen quer durch alle Altersgruppen massiv zugenommen.

Entlarvt: Der Ego-Shooter

Mit solchen Vorbildern im Kopf schießen wir uns sprichwörtlich ab. »Ego-Shooter« ist eine Wortschöpfung für Schießspiele am Computer, übrigens auch noch so eine denkwürdige deutsche Worterfindung. Im Englischen kennt man die so nicht. Ich finde, »Ego-Shooter« ist der perfekte Begriff für eine typische weibliche Haltung gegenüber sich selbst. Wir zerschießen unser Ego, also unser Ich, indem wir möglichst negativ über uns und vor allem unseren Körper denken. Eine solche innere Haltung ist grundsätzlich nicht so günstig, weil es uns in unserem Alltag, unserem Beruf, in unseren Beziehungen und auch unsere Gesundheit sehr beeinträchtigen kann, wenn wir nichts, aber auch gar nichts Gutes an uns finden. Noch blöder ist das Ganze, wenn wir eh schon angeschlagen sind, weil wir beispielsweise gerade durch die Wechseljahre segeln (und das kann sich ziehen) und wir nicht so gut drauf sind, weil wir nachts nicht richtig schlafen oder tagsüber Blusen durchschwitzen, obwohl es gar nicht heiß ist. Sind wir mit unserem Körper unzufrieden, ist das nicht gut für unsere Psyche und unser Selbstbewusstsein.

Es gibt zahlreiche Untersuchungen darüber, wie schädlich sich eine so negative Selbsteinschätzung auf *junge* Frauen auswirkt, die sich für zu dick halten, obwohl sie normal- oder sogar untergewichtig sind. Essstörungen und die übermäßige Beschäftigung mit dem eigenen Aussehen haben sehr ernst zu nehmende Folgen. Sie sind leider auch nicht so einfach zu heilen und beeinträchtigen das Leben der jungen Frauen mitunter ein ganzes Leben lang.

Mittlerweile gibt es immer mehr Studien, die sich Frauen im mittleren und älteren Lebensabschnitt widmen. Auch hier gibt es sehr viele, die mit ihrem Körperbild unglücklich sind, und das macht sie traurig und depressiv. Dummerweise empfinden Frauen die Unzufriedenheit mit dem eigenen Körper oft als normal, wahrscheinlich weil sie es ja nicht anders kennen und es offenbar natur- oder besser gesellschaftsgegeben ist. Ich habe immer über meinen Körper genörgelt und bemerke das gleiche Verhalten jetzt bei meinen Töchtern. Erst das hat meine Freundinnen und mich etwas zum Verstummen gebracht. Die Mädels sind so hübsch, aber schon so kritisch mit sich. Das tut uns Müttern in der Seele weh. Doch was kann man da schon groß dagegen machen, außer seine eigene Haltung zu korrigieren? Und das wird immer dringender: Schweizer Forscherinnen haben bei Frauen zwischen 40 und 59 Jahren und zwischen 60 und 80 Jahren Zusammenhänge untersucht zwischen dem Wunsch abzunehmen und dem psychischen Wohlbefinden. Bei allen Teilnehmerinnen bestimmten die Wissenschaftler zuerst mal den *Body Mass Index* (BMI). Die Ergebnisse der CoLaus-Studie zeigten, dass sich *alle* Frauen wünschten abzunehmen. Sogar diejenigen, die ein normales Gewicht hatten. Neben diesem ungünstigen Bild von sich selbst zeigten die Teilnehmenden auch Anzeichen von Depressionen und waren mit ihrem Leben nicht zufrieden. Diesen normalgewichtigen Frauen ging es dabei genauso schlecht wie den übergewichtigen. Die Forscher schrieben in ihre Schlussbemerkung, dass die Frage nach dem Wunsch abzunehmen ein wichtiger Hinweis für die nachlassende psychische Gesundheit von Frauen sein könnte. Was lernen wir daraus? Uns auf jeden Fall nicht verrückt von unserem Körper machen zu lassen, sondern uns auch jeden Tag darüber freuen, dass er da ist. Er ist nämlich der einzige, den wir haben. Und wenn er sich nun im mittleren Alter meldet mit ein paar Umbaumaßnahmen, bleiben Sie gerne neugierig. Letztlich ist die Botschaft klar: Es ändert sich etwas, sehen wir zu, dass wir das Beste daraus machen. Aber bitte: alles in Ruhe, mit Freude und ohne Frust über eine Tatsache, die wir wirklich nicht ändern können. Wir werden eben älter.

Was wir von Männern lernen können (ja, wirklich!)

Um dem Ganzen noch ein Krönchen aufzusetzen, habe ich noch eine Studie der Medizinischen Universität in Katowice (Polen). Hier widmeten sich die Wissenschaftler der Frage, wie es überhaupt dazu kommt, dass Frauen eher dazu neigen, ständig an sich rumzukritteln und ihr Gewicht nicht so wahrzunehmen, wie es in Wirklichkeit ist. Männer tun dies im Übrigen nicht. Der große Unterschied in der Wahrnehmung besteht allerdings darin, dass sich Frauen gerne mal für zu dick halten, obwohl sie normalgewichtig sind. Männer hingegen sehen offenbar keine Veranlassung dafür abzunehmen, auch wenn sie einen Zehn-Monats-Schwangerschaftsbauch vor sich hertragen. Dieser Bauch, darauf kommen wir noch, ist ein Killerbauch und keineswegs so gemütlich, wie er vielleicht aussieht.

Insgesamt wollten laut der Befragung zwei Drittel der Befragten schlanker sein, die meisten davon, na klar, Frauen. Auch wenn Männer wegen Übergewicht und dem Killerbauch viel früher gesundheitliche Probleme wie Diabetes oder Herzprobleme entwickeln, leiden Frauen so viel stärker unter ihren Fettpolstern. Auch wenn die medizinisch erst mal überhaupt nicht ins Gewicht fallen, weil das Fett (noch!) an gesundheitlich unschädlichen Stellen – typischerweise an den Oberschenkeln (den Armen!) und dem Po – sitzt.

Als die Forscher die männlichen Bauchträger fragten, wie sie sich gewichtsmäßig so etwa einschätzten, antworteten die lustigerweise umso weniger korrekt (also der Wirklichkeit entsprechend), je mehr sie auf die Waage brachten. Tatsächlich waren sich die Bauchträger zur Hälfte sicher, dass bei ihnen gewichtsmäßig noch alles im Rahmen sei. Das erinnert mich an diese Momente, wenn man sich sogar für seine besten Freunde schämt. Mir geht das mit schöner Regelmäßigkeit zur wärmeren Jahreszeit so, wenn bei uns die Fahrradsaison auch für Gelegenheitsradler beginnt. Viele meiner Freundinnen und Freunde, vor allem Letztere, erscheinen dann gerne in hautengem Bike-Lycra. Klar, wer es tragen kann, wie mein sportfanatischer Mann, da geht es rein theoretisch (aber auch an ihm finde ich es nicht wirklich schön, es sieht einfach immer aus wie ein Muskelkondom). Wie ein Verhüterli über Schwabbel sieht es dann aber bei denen aus, die um die Körpermitte besagten Sieben- bis Zehnmonatsbauch vor sich herschieben. Vorsicht, Kopfkino! Aber man sagt besser nix, ist ja eh toll, dass wir alle noch gemeinsam Sport machen. Nur warum, frage ich mich da, gucken insbesondere Männer mit einem so gnädigen Blick auf ihre Kuddeln? Und wir verstecken uns bei fünf Kilo plus im Lagenlook? Verzerrte Wahrnehmung offenbar.

Guckt man sich die Antworten der Frauen in der Studie zur figürlichen Selbsteinschätzung an, bekommen wir – wen wundert's? – in Sachen »Wie mache ich mich ordentlich schlecht?« ein Fleißkärtchen. Die meisten übergewichtigen Ladys waren schonungslos ehrlich zu sich und sich über ihre Ausmaße völlig im Klaren. Vermutlich wäre auch keine von ihnen auf die Idee gekommen, sich in einen hautengen Catsuit zu quetschen, um zu demonstrieren, dass sie gefühlt Kleidergröße 38 trägt. Um sich das Leben besonders schwer zu machen, schätzte sich aber auch noch jede zweite normalgewichtige Frau gewichtsmäßig falsch ein. Natürlich als viel zu dick. Auch hier: Verzerrte Wahrnehmung lässt grüßen, nur eben in die andere Richtung. In Sachen Körperbild und Selbstwahrnehmung können wir uns von den Midlife-Männern also zumindest eine Sache abgucken, nämlich, ein bisschen gnädiger mit uns zu sein.

Und jetzt die grausame Wahrheit: Warum wir (einfach so) dicker werden

Nun sind wir es als Frauen gewohnt, dass unser Gewicht im Laufe unseres Lebens immer mal ein bisschen schwankt. Sobald wir einen Zyklus haben – und das geht früh los, im Schnitt heute mit 13 Jahren –, kann sich im Laufe eines Monats das Gewicht schon mal um ein bis drei Kilo daneben bewegen, auch wenn wir die ganze Zeit »normal« essen und uns genug bewegen. Nach der Periode ist dann erst mal wieder Ruhe, bis der nächste Zyklus beginnt. So dreht sich das weibliche Hormonkarussell über die Jahrzehnte bis zur Menopause, dem berühmten letzten Tag der Periode. Und wer jetzt denkt: *Na endlich, Schluss mit diesen blöden Gewichtsschwankungen!*, vom kiloweise Tampons- und Bindenkaufen mal abgesehen, der beziehungsweise die hat sich geschnitten, aber so was von. Jetzt geht der Spaß nämlich erst richtig los.

Denn was beim Ab- und Zunehmen und Gewichthalten eine nicht unwesentliche Rolle spielt, ist das Alter. Je älter wir werden – ja, das betrifft auch Männer –, desto langsamer arbeitet der Stoffwechsel. Einige Frauen sagen, dass sie erst mit dem Ausbleiben der Periode um den 50. Geburtstag herum an Gewicht zugelegt hätten. Die Glücklichen, sie hatten vermutlich keine Schwangerschaftskilos, die an ihnen hängen geblieben sind.

Stoffwechselexperten gehen davon aus, dass die weiblichen Geschlechtshormone uns in einem gewissen Maß vor einer echten Gewichtszunahme »schützen«, weil sie indirekt den Appetit kontrollieren und auch zeitweise für einen etwas höheren Energieumsatz sorgen: In manchen Zeiten des Zyklus verbrauchen wir etwas mehr Energie. Das ist gut, weil, das landet dann nicht in den Fettdepots. Dieser »Schutz« fällt mit der Menopause weg. Kontinuierlich werden Muskeln gegen Fett ausgetauscht.

Ehrlich gesagt, beginnt diese grausame Geschichte ganz

schleichend bereits vor dem 30. Lebensjahr. Kontinuierlich bauen wir Muskelmasse ab und stattdessen Fett auf – wenn wir nicht gezielt dagegen anarbeiten.

Hier mal eine Beispielsrechnung an meinem Körper, wie es bei uns Frauen ungefähr läuft (beziehungsweise gelaufen ist, seufz): Mit 30 Jahren brachte ich bei 175 cm Körpergröße 70 Kilo auf die Waage. 30 bis 40 Prozent davon waren schätzungsweise Muskelmasse – ich war im besten Joggingalter –, also 21 bis 28 Kilo. Der Rest summierte sich wie bei jeder von uns aus Wasser, Fett, Organen und – natürlich! – »schweren Knochen«, (Wie meine Oma immer sagte ;-). Mit 40 Jahren hatte ich (trotz bewegtem Lebensstil) bereits fünf bis zehn Prozent dieser Muskelmasse verloren, also anderthalb bis drei Kilo, die Waage zeigte aber zuverlässig das Gleiche an. Kein Grund also, sich Sorgen zu machen. Ich ging davon aus, dass ich alles im Griff hatte. Leider haben sich aber nicht nur klammheimlich anderthalb bis drei Kilo Muskeln verabschiedet, sondern sie haben auch noch ihren Platz getauscht mit zwei bis vier Kilo Fett. Einfach so. Wir erinnern uns: Fett ist leichter als schwere Muskeln! Mit 50 Jahren wog mich meine Waage immer noch in Sicherheit. Vermutlich fand aber wieder ein Muskel-Fettpolster-Tausch statt: anderthalb bis drei Kilogramm Muskeln gegen zwei bis vier Kilo Fett. Echt gemein. Das waren dann also schon drei bis sechs Kilo Muskeln weniger als mit 30.

Mir kommt da eine Szene mit meiner Freundin Eleonora in den Sinn. Es war Sommer, sie besuchte mich an der Gold Coast in Australien, wir wollten an den Strand und begutachteten uns in Bikinis vor dem Spiegel. »Komisch«, meinte ich, »ich wiege eigentlich seit Jahren gleich viel, aber irgendwie sehe ich nicht mehr so aus. – Wo ist eigentlich das Problem?« Eleonora – nie um eine klare Antwort verlegen – sagte nichts, griff mir stattdessen beherzt in den Speck am unteren Rücken und sagte trocken: »Hier ist das Problem.«

Doch es kommt noch schlimmer: Diese Muskelmasse, die wir

regelmäßig ab dem 30. Lebensjahr verlieren, bewirkt auch, dass wir nicht mehr so viel Energie brauchen. Wenn wir also »normal« weiteressen, legen wir jetzt immer weiter zu. Denn Muskeln als unsere hauseigenen Fettverbrenner essen quasi mit. Ein Kilo Muskeln verbraucht am Tag 13 Kilokalorien. Wenn ich jetzt aber mit 50 Jahren etwa fünf Kilo Muskeln verloren habe, sollte ich mir jeden Tag 65 Kilokalorien sparen, da die sonst umgehend in meinen Fettzellen landen, und in die passt, wie bei uns allen, jede Menge rein. Weil sich ab 50 der Muskelabbau auch noch beschleunigt, bin ich gut beraten, wenn ich mit 55 ca. 100 Kilokalorien am Tag einspare. Esse (und trinke) ich aber weiter wie bisher, nehme ich langsam, aber sicher zu. Nämlich ungefähr alle zwei Monate ein Kilo. Einfach nur so.

Wir haben also im Magic Midlife wieder eine reelle Chance, schwanger auszusehen, obwohl wir nicht mehr in dem Alter dazu sind. Normalerweise legen wir Frauen in jüngeren Jahren, wenn, dann eher an Beinen und Po zu, sofern wir das Glück haben, mit einer schmalen Taille gesegnet zu sein. Dieser Speck ist zwar ärgerlich und kann für Frust sorgen, weil man irgendwann nicht mehr in Hosen passt, die sexy geschnitten sind, und auch hautenge Leggings sehen nicht so granatenmäßig gut aus. Aber diese Fettdepots sind zumindest nicht gesundheitsschädlich wie besagter Killerbauch, der ja eher eine männliche Fetteinlagerungsspezialität ist. In der Medizin sprechen wir vom viszeralen Fett. Das ist Fett, das sich nicht unter der Haut, sondern innen im Bauch um unsere Organe schmiegt. Wohl, damit es sich nicht so schlimm anhört, wie es in Wirklichkeit ist – es ist für die Gesundheit mit das Ungesündeste, was es gibt –, nennt man dies »Apfel-Form« –, und auch deshalb, weil man eben aussieht wie ein Apfel auf zwei Beinen. Frauen lagern hingegen Fettpolster, solange sie noch jünger und knapp über dem Normalgewicht liegen, in »Birnen-Form« an, also am Po und auf den Hüften. Kommen sie aber in die Jahre, dann entwickeln sie sich mitunter zum Kugelfisch. Schuld daran sind die Hormone.

Wenn Östrogen zur Domina wird

In der Menopause verschiebt sich das Gleichgewicht der Geschlechtshormone, und es werden grundsätzlich weniger produziert. Es handelt sich hier um mikroskopisch kleine Mengen Östrogen, Progesteron und Testosteron (ja, wir Frauen produzieren ganz selbstständig auch Minimengen an Männerhormonen, und zwar in den Nebennieren und spezialisierten Zellen in den Eierstöcken). Alle Geschlechtshormone brauchen wir für verschiedene Zwecke, und um gesund zu bleiben. Vor allem Östrogen. Das weibliche Geschlechtshormon, das Männer im Übrigen auch in kleinen Mengen herstellen, kontrolliert fast alle Aspekte der weiblichen und männlichen Gesundheit. Dazu haben Biochemikerinnen der San Diego State University im Jahr 2018 eine viel beachtete Überblicksuntersuchung veröffentlicht. Die Macht des Östrogens fängt mit der Fortpflanzung an und hört mit festen Knochen, einem aktiven Stoffwechsel, Herz-Kreislauf-Gesundheit, Denkvermögen und einer ausgeglichenen Stimmung längst nicht auf.

Wenn die Wechseljahre beginnen und die Eierstöcke sich langsam ins Rentenalter verabschieden, kommt es zum hormonellen Durcheinander. Manche Hormone werden weniger, andere mehr. Mit der Menopause verringert sich im Rahmen des normalen Alterungsprozesses massiv der Östrogenspiegel. Das führt zum einen dazu, dass unsere Körpergewebe schneller altern, genauso wie unser Gehirn. Außerdem kursiert mehr von dem Männerhormon Testosteron durch unseren Körper, weshalb auch noch unsere Figur von Birne zu Apfel getunt wird. Macht das Bauchfett vor der Menopause über den Daumen gepeilt fünf bis acht Prozent aus, sammeln sich danach rund 15 bis 20 Prozent an. Warum die Natur diesen Mist so eingerichtet hat, darüber wird bis heute gerätselt. Denn dieses Fett, das sich im Bauch um unsere inneren Organe anlagert, beginnt auch noch wie eine Hormondrüse zu arbeiten. Nur entstehen hier ganz viele Substanzen, die (schwer) krank machen können. Neben Botenstoffen, die im Körper Entzündungen auslösen, auch Östrogen-ähnliche Substanzen, die uns allerdings auch nichts nützen. Während sich aus stillen Entzündungen Krankheiten entwickeln können wie Arteriosklerose, Typ-2-Diabetes oder Herzinfarkte, befeuern die neuen Östrogene das Risiko vor allem für weibliche Krebserkrankungen. Und: Überraschung, auch der für das Abnehmen bestimmende Stoffwechsel kommt in diesem Hormondurcheinander aus dem Tritt.

Noch mehr Zunehmfallen gefällig?

Es gibt leider noch ein paar andere Ursachen, die diese ungute Entwicklung befördern. Da müssen wir durch. Denn am Ende hilft nur eines: Wie wir daraus für uns eine gute Lösung finden, die ganze Sache so auszusteuern, dass wir gut damit leben können und uns viel besser fühlen. Denn wir sind den Fettpolstern und unserem Bauch keineswegs hilflos ausgeliefert. Wir müssen nur die Stellschrauben kennen, an denen wir drehen können.

Falle 1: Zu viel Süßes

Tut mir leid, ich weiß, das ist eine Spaßbremse, zumal ich mich auch von Marzipan, Lakritze und Gummibärchen ernähren könnte. Aber es ist leider wahr: Ständig erhöhte Blutzuckerspitzen erhöhen die Produktion von Insulin, unserem körpereigenen Blutzuckersenker. Kursiert zu viel von diesem in der Bauchspeicheldrüse hergestellten Schlüsselhormon in unserem Blut und über zu lange Zeit, werden unsere Körperzellen unempfindlich, und es kommt zu einer Insulinresistenz. Das ist eine Vorstufe zur Zuckerkrankheit und bedeutet, dass der Zucker aus dem gesüßten Müsli, dem Mango-Orangen-Smoothie, dem Brötchen mit Käse und dem leckeren Schokokuchen gemeinsam mit dem Insulin weiter durch unseren Kreislauf flutet. Irgendwann werden diese überschüssigen Energielieferanten, die wir durch Muskeltätigkeit nicht verbrauchen konnten, weil wir den ganzen Tag gesessen und uns keine Beine gemacht haben, in unseren unendlich dehnbaren Fettzellen am Bauch verstaut. Zuckerhaltige Getränke und immer mal wieder etwas Süßes über den Tag verteilt – ja, Zucker ist auch in Obst – sind meistens die Schuldigen, wenn der Blutzucker sich immer wieder zu neuen Höhen aufschwingt. Deshalb Süßes nur nach dem Essen, da richtet es am wenigsten Schaden an, und Naschen zwischen den Mahlzeiten lieber knicken.

Falle 2: Schilddrüse außer Kontrolle

Eine Mega-Stoffwechselbremse ist auch eine Schilddrüsenunterfunktion. Etwa eine von acht Frauen entwickelt im Laufe ihres Lebens einmal eine, oft in Zusammenhang mit größeren Hormonungleichgewichten, etwa nach einer Schwangerschaft oder, raten Sie mal, in den Wechseljahren.

In der schmetterlingsförmigen Drüse im Hals werden Hormone hergestellt, die unseren Stoffwechsel regulieren. Kommt es zu einer Entzündung oder einer Unterfunktion, gelangen zu wenige Schilddrüsenhormone ins Blut und an ihre Zielorte. Der Stoffwechsel wird langsamer, wir benötigen weniger Energie und nehmen schneller – hach, am Bauch – zu. Deshalb ab jetzt die Schilddrüse immer mal bei den Vorsorgeuntersuchungen checken und gegebenenfalls behandeln lassen.

Falle 3: Mieser Schlaf

Auch zu wenig und schlechter Schlaf – leider ein gar nicht so seltener Begleiter der mittleren Jahre – begünstigt eine Gewichtszunahme am Bauch. Denn Schlafmangel behindert die

Reparaturprozesse im Körper, die normalerweise nachts stattfinden und durch bestimmte Hormone gesteuert werden. Dazu benötigt der Körper Energie, die er sich normalerweise aus den Zucker- und Fettreserven holt. Schlafen wir schlecht, zu wenig oder gar nicht, stellt sich der Energiestoffwechsel um. Jetzt versorgt sich der Körper für seine Reparaturarbeiten durch Eiweißbausteine aus den Muskeln. Wir behalten also unser Fett und verlieren gleichzeitig auch noch unsere Fettverbrenner. Denn Muskeln sind Stoffwechselorgane. Sie verbrennen bei jeder Bewegung Energie, um zu funktionieren. Das tun sie erfreulicherweise sogar im Ruhezustand, wenn wir sitzen oder schlafen. Aber: Das gilt nur, solange Muskeln da sind (!).

Außerdem hat zu wenig Schlaf Auswirkungen auf den Zuckerstoffwechsel und die Insulinempfindlichkeit. Bei Schlafmangel bildet die Bauchspeicheldrüse weniger von unserem natürlichen Blutzuckersenker, dadurch steigt der Blutzucker an. Bei regelmäßig weniger als sieben Stunden Schlaf pro Nacht erhöht sich zudem die Insulinresistenz an den Zellen, mit vielen weiteren negativen Folgen für unseren Energiehaushalt im Gepäck. Außerdem, und dann ist Schluss mit den schlechten Nachrichten, arbeitet das Hirnareal, das für das Hunger- und Sättigungsgefühl zuständig ist, unter Schlafmangel nicht richtig. Hier werden die Hormone Ghrelin und Leptin produziert: Ghrelin steuert den Hunger, und Leptin verhilft uns zum Sattsein. Deshalb sollten wir schlechten Schlaf nicht als Lappalie abtun, sondern alles versuchen, um wieder gut und tief zu schlafen.

Falle 4: Der nervige Jo-Jo-Effekt

Was den Stoffwechsel übrigens auch beeinflusst und ihn schlappmacht, sind Diäten und Hungerkuren. Wenn wir Kalorien einsparen, das geschieht bei jeder Abnehmkur, passt sich der Stoffwechsel flugs an, wird langsamer, verfällt in eine Art Energiesparmodus, sodass wir weiter »funktionieren«. In Urzeiten war das ein sehr wichtiges Überlebensprogramm, da der Mensch damals im Gegensatz zu heute viel häufiger Hungerzeiten ausgesetzt war. Wenn wir aber heute nach einer Diät wieder mehr, also normal, essen, dann wird dieses »Mehr« schnell als Fett gespeichert, um auf die nächste Hungerphase vorbereitet zu sein. Häufig steigt das Gewicht dann noch höher an als vor der Diät.

Und nun nennen Sie mir eine Frau aus Ihrem Freundinnenkreis, die noch nie eine Diät gemacht hat und danach feststellen musste, dass es eigentlich bald danach schon wieder für umsonst war. Sehen Sie? Wir Frauen sind nicht nur grandios im uns Runtermachen, wir betreiben auch noch gerne aktive Körperverletzung. Diäten bringen auf die Dauer nur noch mehr Röllchen (und Apfelform!).

Spezial-Zunehmfalle: Diät-Wahnsinn

Es gab Zeiten in meinem Leben, in denen mein Körpergewicht alles bestimmte. Im Negativen (auch ich kenne den Jo-Jo-Effekt) wie im Positiven. Als junge Frau beschloss ich, wenn ich erst mal 25 wäre, dann müsste sich alles ändern. Ich müsste endlich dünn sein. Eigentlich hatte ich damals gar keine so schlechte Figur, aber mir war es irgendwie nicht gut genug. Deshalb beschlossen meine Freundin Eleonora und ich, die Diät aller Diäten zu machen. Damals angesagt war, wen wundert's, die Hollywood-Diät. Einfach zusammengefasst darf man dabei nur Ananas essen und irgendwann Hühnchen und natürlich grünen Salat. Nicht, dass wir schon 1000 Diäten gemacht hätten, aber diese eine sollte unser Leben verändern – beschlossen wir. Erstaunlicherweise war das auch so. Innerhalb von etwa sechs Wochen, würde ich schätzen, nahmen wir sieben Kilo ab. Vermutlich waren viel Wasser und Muskeln dabei, aber ich fühlte mich erst mal wie Phönix aus der Asche. Endlich hatte ich das (Unter-) Gewicht, das ich immer haben wollte. Unter uns: Ich sollte es danach auch nie wieder erreichen.

Dieses tolle Gefühl, endlich mal richtig dünn zu sein, gab mir dann so viel Wind unter die Flügel, dass ich offenbar auch nach außen ausstrahlte, alles schaffen zu können. Kurze Zeit später kamen für mich gleich zweimal tolle Chancen, im Fernsehen mitzumischen. Das eine war die damals sehr beliebte Hütchenspieler-Show *Pronto Salvatore,* die in Köln aufgezeichnet wurde. Danach bot mir Salvatore von RTL die Mitwirkung in Musikvideos an. Und dann kam *Herzblatt,* das war damals Deutschlands erfolgreichste Flirtshow. Ich wurde zum Casting eingeladen und dann in die Sendung. Ich glaube, weil ich mich so unwiderstehlich fühlte, wirkte das auch auf andere so, und ich gewann dann auch das *Herzblatt.* In der Sendung jedenfalls, danach waren wir beide uns eher unsympathisch … Nach meiner Teilnahme bei *Herzblatt* wurde ich direkt zu einem Casting auf der Straße eingeladen. Das war der Anfang meiner ersten eigenen Sendung, *Luft und Liebe,* ein Flirtformat bei RTL 2.

Sie sehen, wie es so laufen kann mit der Selbstprogrammierung. Dummerweise konnte ich mein Traumgewicht natürlich nicht halten, sobald ich etwas anderes aß als Ananas oder Hühnchen oder gar Stress dazukam – zack, fand ich zu meinem Ausgangsgewicht zurück. Das hat mich zwar geärgert, rückblickend muss ich aber zugeben, dass dieses Einmal-so-schlank-Sein, wie ich es mir immer gewünscht hatte, mir den Einstieg ermöglicht hat in eine Branche, in der vor allem für uns Frauen das Aussehen bestimmend ist. Allerdings vermutlich weniger wegen der kleineren Kleidergröße als wegen meines proportional entgegengesetzt gewachsenen Selbstbewusstseins.

Und jetzt?

Die Ur-Hollywood-Diät stammt übrigens aus den 1920er-Jahren, da aß man zur Ananas nur Hummer. Also einen Mix aus süßem Obst und ordentlich Eiweiß. Das schenkt sehr viel Energie (Zucker aus dem Obst), macht lange satt (Eiweiß aus dem Hummer) und ist ein »Rezept«, das natürlich immer funktioniert. So man sich das leisten kann – und wer will das schon? Abgesehen davon, dass ich es nicht erstrebenswert finde, zur Hummer-Serienmörderin zu werden.

Also, wehe, wir essen wieder normal. Eleonora ereilte natürlich dasselbe Schicksal wie mich. Und so ging es Jahr um Jahr. Ich vermute, es gibt keine Diät, die wir nicht gemacht haben, egal, ob Atkins, Scarsdale oder Trennkost …

Was für eine Quälerei und was für ein Leidensdruck, sich andauernd zu dick zu fühlen! Fast jede Frau, die ich kenne, hat Erfahrungen mit Hunger und Entzug, um so immer mal wieder ihr »Idealgewicht« zu erreichen. Brigitte-Diät und Weight-Watchers gehören zu den seriösen Varianten, so manches Detox und Paleo zu sogenannten Laiendiäten. Sprich: interessante Idee, medizinisch aber nicht gesichert. Die eine macht irgendwelche Nahrungsmittelergänzungshersteller reich, die anderen den Metzger um die Ecke. Das Geheimnis jeder, aber wirklich jeder funktionierenden Diät besteht ja darin, dass sie *immer* funktioniert, wenn ich nach ihren Regeln lebe: weniger und bewusster Essen zu mir zu nehmen. In der Zeit kann ich auch keine »Ernährungsfehler« machen, die mir sonst bescheren, entweder zuzunehmen oder nicht abzunehmen. Also beispielsweise mehr als dreimal am Tag essen oder Kalorienreiches trinken (dazu gehört auch das Glas Wein oder Bier am Abend). Zu viel Süßes, zu wenig Gemüse und Eiweiß. Dann kommt es ganz schnell zu mehr Kalorien (= Energie) am Tag, die ich nicht verbrauchen kann.

Deshalb ist es auch nicht gelogen, dass »jede« Diät funktioniert, solange man sie eben macht. Das eigentliche Böse an diesen Abnehmkuren ist jedoch, dass sich unser Körper auf vermehrte Energiesparsamkeit einstellt. Wenn wir uns Essen entziehen oder die Mengen radikal kürzen, löst das im Körper immer ein Notfallprogramm aus, das es schon seit Urzeiten gibt und damals eine Art eingebaute Überlebensgarantie bot. Gut in Zeiten, wo man nicht den Kühlschrank voll hat oder nicht zum Supermarkt um die Ecke fahren kann, um sich eben etwas zu essen zu besorgen. Der Stoffwechsel schaltet einen Gang runter. Wir brauchen dann weniger zu essen, um ganz normal zu leben.

Wenn wir nun aber auf die Idee kommen, wieder »ganz normal« zu essen, also statt Ananas und Hummer morgens ein Müsli und mittags Nudeln und abends ein Käsebrot, dann nehmen wir sehr schnell wieder zu und wiegen oft mehr als vor der Diät. Den Jo-Jo-Effekt kennt jede Hungerkünstlerin. Die Hungerhormone, die der Körper in der Energiesparzeit produziert, regen uns außerdem an, mehr zu essen. Aufgebrauchte Vorräte müssen schnellstmöglich ersetzt werden!

Und hier landen wir beim eigentlichen Problem aller Diäten, egal ob seriös oder fantasievoll: Kein Mensch kann sie auf Dauer einhalten, weil sie immer mit Verboten und Einschränkungen arbeiten. Entweder entwickelt man auf diesem Weg eine Essstörung oder ein ungesundes Verhältnis zum Essen, das sogar in einen Nährstoffmangel führen kann. Die Ernährung wird mitunter sehr einseitig, wenn man zum Beispiel komplett auf Kohlenhydrate verzichtet, ein paar Tage nur Kohlsuppe isst oder eine Detox-Diät pflegt, bei der man angeblich entgiftet, wenn man dazu (teure!) Säfte und Tees trinkt.

Lieber ein bisschen rund und fit als schlank und unfit

Abnehmen, am Gewicht schrauben, um endlich, endlich glücklich und zufrieden zu sein? Brauchen wir alles nicht. Im Vergleich bin ich ja immer unattraktiver als andere. Ich kann, wenn ich mich so sehen will, mit meinem Körper immer unzufrieden sein. Ich kann mich auch mit unerreichbaren Schlankheitsmaßen und frustrierenden Selbstbestrafungen quälen.

Aber seien wir mal ehrlich: Werden wir zu mager, sieht das oft gar nicht mehr gut aus und vor allem nicht gesund. Was schon bei jungen Menschen schwer erträglich ist, ist bei Älteren gruselig. Es ist einfach nicht schön. Auch wenn Hungern seltsamerweise auf so viele Menschen faszinierend wirkt, wenn wir uns klapperdürre Hollywood-Schauspielerinnen und Influencerinnen anschauen. Wer älter ist und nur noch aus Haut und Knochen besteht und dabei glaubt, besonders jugendlich rüberzukommen, ist unattraktiver als jemand, der ein bisschen rundlicher ist. Von den gesundheitlichen Folgen mal abgesehen, die der extreme Nährstoffmangel mit sich bringt, von Blutarmut über nachlassende Hirnleistung und Herzrhythmusstörungen bis hin zu bröselnden Knochen.

Und brauche ich das im Magic Midlife, wenn die kostbarsten Jahre meines Lebens anbrechen? Ich meine: jetzt erst recht nicht. Warum sollten wir uns quälen und kasteien? Ein bisschen Maß zu halten ist sicher in Ordnung, aber das nicht nur beim Essen, sondern auch bei der Selbstkritik. Außerdem schaden ein paar Pfunde mehr uns nicht, ganz davon abgesehen, dass sie gerade im Gesicht wie ein natürliches Antifaltenmittel wirken.

Es gibt mittlerweile außerdem immer mehr Untersuchungen, die zeigen, dass Menschen mit ein paar Kilos mehr auf der Waage nicht nur länger leben, sondern auch seltener an Alzheimer und Parkinson erkranken als Schlanke. Eine genaue Erklärung für dieses Phänomen gibt es noch nicht. Offenbar spielt nicht nur die genetische Veranlagung eine Rolle, sondern auch die Fettverteilung.

Und hier sind wir wieder beim Killerbauch. Heute sind sich Ärzte und Ärztinnen weltweit einig, dass der BMI als Maßeinheit für »gesundes« oder »ungesundes« Gewicht ausgedient hat. Denn er setzt das Gewicht eines Menschen ins Verhältnis zu seiner Größe: Ex-Bodybuilder Arnold Schwarzenegger beispielsweise brachte es zu seiner Zeit als *Terminator* auf einen BMI von satten 30 (24 ist die Obergrenze) und hätte demnach theoretisch als adipös gegolten, also fettleibig. Die Zusammensetzung von Fett, Muskeln und Knochen sowie die Fettverteilung werden beim BMI eben nicht berücksichtigt. Bauchspeck ist es aber, der das Risiko für Arteriosklerose, Herzinfarkt und Schlaganfall erhöht. Wer ein paar Kilos über seinem Idealgewicht liegt, muss deshalb aus gesundheitlichen Gründen nicht unbedingt abnehmen, allerdings schadet es nicht, regelmäßig zum Check-up zu gehen und prüfen zu lassen, ob sich nicht Fettstoffwechselstörungen oder ein Bluthochdruck entwickeln. Dann geht es eben nicht mehr um Schönheitsfragen, sondern ist Handeln angesagt. Aber eben klug, denn wer braucht – vor allem im Magic Midlife – schon nervige Abnehmversuche oder Jo-Jo-Effekte?

Wissenschaftler haben lange darüber diskutiert, ob der BMI, der Bauchumfang oder das Verhältnis von Taille zu Hüfte am ehesten Gesundheitsrisiken vorhersagen könne. Vergleicht man die Erkenntnisse aus mehreren Studien, so scheinen alle drei Methoden gemeinsam am geeignetsten für einen Treffer zu sein. Für den sogenannten Taille-Hüft-Quotienten (Waist-to-Hip-Ratio) gibt es Rechner im Internet, oder Sie legen einfach das gute alte Maßband um die Taille, da erhält man auch einen relativ zuverlässigen Wert. Bei Frauen sollte der idealerweise unter

80 cm liegen, bei Männern unter 94. Was zugegebenermaßen nicht sehr viel ist. Oder Sie folgen dem Tipp eines Professors, der oft bei *Hauptsache Gesund* zu Gast und immer so herzerfrischend direkt war. Auf meine Frage, woher man denn jetzt wüsste, ob man abnehmen sollte, weil all diese Maßtabellen ganz schön verwirrend seien und ich außerdem ungern so viel blöd herumrechnen würde, sagte er nur: »Na, das ist doch ganz einfach: ›Sie stellen sich einfach mal nackig vor den Spiegel.‹«

Abnehmfakten

- Wir werden langfristig nicht glücklicher und zufriedener, wenn wir ein paar Pfunde weniger wiegen.
- Wer immer wieder Diäten macht, bremst seinen Stoffwechsel und nimmt bei »normalem« Essen schnell wieder zu und riskiert den Jo-Jo-Effekt.
- Kein Mensch kann schnell abnehmen und das erreichte Gewicht lange halten.
- Es gibt keine Abnehmregeln, die für alle Menschen passen.
- Zusatzprodukte, die das Abnehmen erleichtern sollen, sind meistens nur ein gutes Geschäft für die Hersteller.
- Nur von Sport und ohne Änderung der Essgewohnheiten *wird* man abnehmen, aber es dauert länger, bis man es auf der Waage sieht, weil zwar Fett abgebaut, aber gleichzeitig schwerer wiegender Muskel aufgebaut wird.

Essen für Fortgeschrittene

Natürlich ist es vernünftig, etwas abzuspecken, wenn der Bauch zum Gesundheitsrisiko geworden ist. Das Problem bei allen Diäten ist aber, dass sie nicht an meine individuellen Bedürfnisse angepasst sind, an meinen Stoffwechsel, meine Esskultur, an meine Lieblingsspeisen.

Ernährungsmediziner wissen heute, dass Sattsein ein wichtiger Schlüssel dazu ist, wie wir uns einem normalen Gewicht annähern können. Die Ernährung muss meine Bedürfnisse abdecken, aber auch Fehler berücksichtigen, die ich vielleicht noch mache. Ich muss also etwas anders essen, wenn ich abnehmen will. Am besten das »Richtige«, das mich zufrieden macht und satt, mit ausreichend Pausen dazwischen, damit mein Körper ein gesundes Hungergefühl entwickeln kann. Das Einzige, was also helfen kann, wenn ich ein gesundes Gewicht erreichen möchte, ist eine Ernährungsumstellung, die auch zu mir und meinem Alltag passt. Das ist ein Langzeitprojekt, das mich von heute bis zum Rest meines Lebens begleiten wird.

Wie so eine Ernährung aussehen kann, dazu gibt es seit gut 15 Jahren gesicherte Erkenntnisse:

1. Ich muss so oft wie möglich etwas weniger Kalorien zu mir nehmen, als ich verbrauche.
2. Dabei sollte ich aber am besten noch mehr Nährstoffe zu mir nehmen, indem ich mich beispielsweise an der Mittelmeerkost (denken wir an die Blue-Zones-Bewohner!) orientiere, die ja sehr pflanzenbetont und vielseitig ist. Im Grunde bedeutet es für mich, …
3. … dass ich mir überlege, worauf ich auf keinen Fall verzichten möchte (üppige Dinner mit meiner Familie und Freunden, auch mal mit Pasta und gutem Wein),
4. … dass ich herausfinde, auf welche Mahlzeiten ich am besten verzichten kann (morgens habe ich zum Beispiel eh nie Hunger), und
5. … dass ich damit aufhöre, zwischendrin noch den einen Keks oder das schöne Stück Schokolade zu verspachteln (möglichst gar nicht mehr einkaufen). Das Ganze funktioniert aber nur, wenn ich mich …

6. … dazu motivieren kann. (Ich kann heute gut auf das Abendessen verzichten, wenn ich weiß, dass es morgen ein Kracher-Dinner gibt.)
7. Ich kann tatsächlich das Essen mehr genießen, wenn ich mal wieder richtig Hunger habe. Was der Fall ist, wenn ich die Mahlzeit davor ausgelassen habe.
8. Wenn ich weiß, dass ich meinen Körper außerdem dabei unterstütze, dass Selbstheilungsprozesse in ihm ablaufen können, kann ich leichter auch längere Essenspausen einhalten.

Seriöse Ernährungsmediziner empfehlen heute daher meist das Intervallfasten, das auch dabei helfen kann, gewichtsmäßig wieder ins Gleichgewicht zu kommen, ohne zu hungern. Bei der ganzen Sache geht es nicht unbedingt um das »Weniger«, sondern um das »Wann« und »Wann eben nicht«. Balance ist das Zauberwort. Und dieses Gleichgewicht, innen wie außen, ist doch eine schöne Motivation, um dranzubleiben, oder?

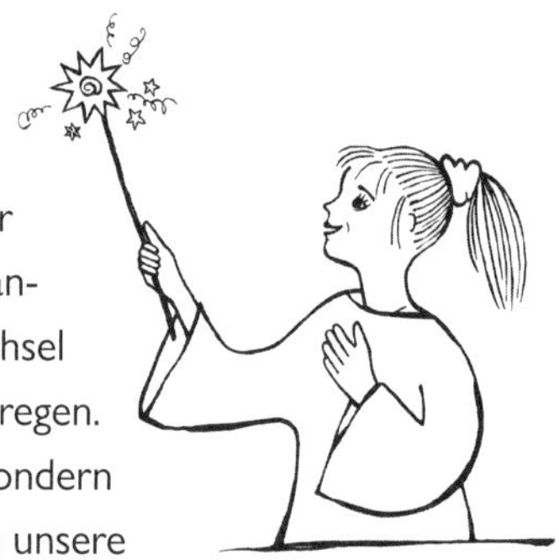

FRANZISKAS MAGIC

Aus vielen Gründen bin ich ein großer Fan der Kneipp-Medizin. Mit Wasseranwendungen können wir den Stoffwechsel und auch die Kalorienverbrennung anregen. Kalt macht nämlich nicht nur wach, sondern beschleunigt den Stoffwechsel, um so unsere normale Körpertemperatur von 37 °C aufrechtzuerhalten. Das nennt man Thermogenese. Vor allem der Fettstoffwechsel wird so angeschoben. Sie müssen dazu nicht eisbaden (obwohl das eine super Idee ist), sondern beginnen einfach mit kalten Güssen in der Dusche. Es gibt eine ganze Reihe von verschiedenen Güssen: Arme, Beine, Gesicht … Finden Sie das Passende für sich. Denn das regt nicht nur den Stoffwechsel an, sondern pimpt auch extrem das Immunsystem.

Übrigens: Es gibt Hoffnung für uns Frauen. Offenbar werden wir nach dem Magic Midlife deutlich entspannter, was unsere *bella figura* anbelangt. An Universitäten in Australien und Neuseeland wurden 15 000 Frauen und Männer über sechs Jahre hinweg zu ihrem Körperbild befragt. Das Ergebnis überraschte auch die Forscherinnen: Während Frauen zwischen 19 und 24 Jahren mit ihrem Körper oft noch haderten, änderte sich dies mit zunehmendem Alter. Besonders zufrieden äußerten sich die Teilnehmerinnen der Studie mit über 60 Jahren. Kurz: Frauen waren mit ihrem Körper zufriedener, je älter sie wurden. Das Ergebnis steht im Gegensatz zu bisherigen Vorhersagen und Forschungsergebnissen, die bislang darauf hindeuten, dass eine vorher schon bestehende Unzufriedenheit mit dem eigenen Körper anhält.

Relax!

Natürlich war das Thema Wechseljahre und Gewichtszunahme ein regelmäßiger Begleiter bei *Hauptsache Gesund.* Kaum hatte sich der oder die eingeladene Expertin gesetzt und an seinem oder ihrem Wasser genippt, konnte man schon darauf warten, dass eine Zuschauerin anrief und fragte, was sie denn mit den fünf Kilo Übergewicht machen solle, die sie seit Eintritt in ihre Wechseljahre angesammelt habe. Und die Antwort war, egal, welcher Professor dort saß, eigentlich immer die gleiche: »Leben Sie einfach mit den fünf Kilo und sehen Sie zu, dass es nicht noch mehr werden.« Das kam mir damals komisch vor, aber heute weiß ich, was gemeint war. Denn es hört ja nicht auf mit dem Umbau von Muskeln in Fettgewebe mit zunehmendem Alter.

Letztlich liegt darin aber auch wieder eine Chance, um uns

weiterzuentwickeln. Das tun wir, indem wir uns mit dem, was wir jeden Tag essen und trinken, auseinandersetzen und Verhaltensweisen beim Kochen und Essen herausfinden, mit denen wir unsere Ernährungsweise für uns besser machen können. Dazu gehört auch, neue Lebensmittel auszuprobieren, die genauso gut wie Dickmacher oder sogar noch besser schmecken, zudem aber viel gesünder sind.

Ich habe in der Küche viel ausprobiert. Morgens gibt es bei uns jetzt Haferflocken mit Milch und frischem Obst. Ich kann super Calzone selbst machen und wunderbare Veggie-Gerichte zubereiten. So benutze ich so gut wie keine verarbeiteten Lebensmittel mehr, weil mir da einfach zu viel Zucker, Salz oder Geschmacksverstärker drin sind. Meine Ernährung und die meiner Familie hat das bereichert. Ich hatte bislang nicht das Gefühl, auf etwas verzichten zu müssen.

Allerdings gibt es das eine oder andere, ohne das ich auf keinen Fall leben möchte, wie Marzipan in der Weihnachtszeit oder Schokoküsse oder Käsefondue oder Kaiserschmarrn, oder, oder, oder … Die Liste würde vermutlich bis ans Ende des Buches reichen. Ich kann mir das einfach nicht verbieten, aber nun esse ich das eben nicht mehr jeden Tag, sondern versuche es durch Teilfasten auszugleichen.

Auch ich habe mich in gewisser Weise an die fünf Kilo mehr gewöhnt. An manchen Tagen stinkt mir das ein bisschen, weil ich merke, dass ich aus meinen Jeans »herausgewachsen« bin und eine neue Nummer größer kaufen muss. Und manchmal finde ich auch, dass ich mit fünf Kilo weniger deutlich jünger aussehen würde. Dann gibt es aber auch die anderen Tage, an denen es mir egal ist, weil es wirklich Wichtigeres gibt im Leben, als sich ständig über diese paar Kilos mehr oder weniger aufzuregen.

Was geht noch?

Schauen wir mal, was es noch an *magic messages* gibt, ganz auf dem neuesten Stand der Ernährungswissenschaft:

Fazit eins: Hungern macht nur dicker

Um wieder in die Gewichtsbalance zu kommen, ist es besser, wenn wir uns zwar nicht gehen lassen, es uns aber *gut* gehen lassen. Denn es klingt komisch, ist aber wahr: Essen ist die einfachste Sache, um den Stoffwechsel in Gang zu halten. Dazu müssen wir uns sogar regelmäßig gut satt essen, damit unser Körper nicht in den Hunger- und Energiesparmodus fällt.

Fazit zwei: Mal über den Tellerrand kochen

Auch ganz wichtig: Die Ernährungsweise muss unbedingt in unseren Alltag passen, damit wir sie gerne für immer beibehalten. Außerdem ist nichts verboten, und wir wollen ganz bestimmt nichts essen, was uns nicht schmeckt.

Lassen Sie sich inspirieren davon, wie in Italien, Frankreich, Spanien, Portugal oder in Vorderasien gekocht wird. Wenn wir so essen, vermeiden wir automatisch starke Blutzuckerschwankungen, und unser Insulinspiegel bleibt im Gleichgewicht. In diesen Länderküchen rund ums Mittelmeer gibt es Kartoffeln, Nudeln und Brot als kleine Beilagen und Süßes eigentlich nur als Dessert. Ansonsten gibt es Pflanzliches satt, gesunde Fette, dazu wenig Fisch und Fleisch. Auch asiatische Rezepte, die ich besonders liebe, passen in dieses Konzept. Ja, und auch die moderne deutsche Küche hat aufgeholt …

Fazit drei: Der kleine Snack ist der große Feind

Ideal sind zwei bis drei Hauptmahlzeiten am Tag (nicht zwischendurch essen!), dann fährt die Insulinproduktion runter, und wir haben nicht ständig Hunger. Das Essen schmeckt so auch besser, außerdem: langsam genießen!

Wenn Sie zwischendurch aber mal Hunger bekommen sollten, was ja vorkommt, nehmen Sie sich eine Handvoll Nüsse, die sind reich an gesunden Fetten und Eiweiß. Eiweiß macht satt und regt den Stoffwechsel an. Um diesen Nahrungsbaustein im Stoffwechsel zu verwerten, benötigt der Körper viel Energie: Ungefähr 20 bis 30 Prozent der Kalorien, die wir mit Hülsenfrüchten, Tofu, Eiern, Milchprodukten oder Fleisch und Fisch zu uns nehmen, verbrennen wir wieder. Für die Verarbeitung von Zucker in Form von Süßem, aber auch hochverarbeiteten Lebensmitteln braucht der Körper kaum Energie. Das geht fast direkt auf die Hüften oder in den Bauch.

Fazit vier: Die Tellermischung macht's

Empfohlen werden pro Tag mindestens 400 Gramm Gemüse, maximal 200 Gramm Obst. Statt Früchten können wir auch noch mehr »Grünes« essen, aber nicht andersherum, weil Obst – je nach Süße – oft sehr viel Fruchtzucker enthält. Blatt- und Fruchtgemüse sind ein Muss, Wurzel- und Knollengemüse (also alles, was aus der Erde kommt und sehr stärkereich ist: Möhren, Kartoffeln, Pastinaken etc.) ein Kann, weil das gegart ziemlich reich an Stärke (= Zucker) ist.

Essen Sie täglich ca. 1 Gramm Protein pro Kilogramm Körpergewicht. Bei 60 Kilogramm sind das knapp 60 Gramm Eiweiß. Das steckt grob gesagt in 300 Gramm Fisch oder Fleisch. Oder in 200 Gramm Käse. Wenn Sie über 65 sind oder sich vegetarisch ernähren, sollten Sie eher auf mindestens 1 Gramm Eiweiß gehen. Vegetarier und Veganer setzen dabei auf Hülsenfrüchte (z. B. Bohnen, Linsen, Kichererbsen, Lupinen und Tofu, Tempeh oder Sojajoghurt), Getreide, Nüsse, Samen und Saaten sowie Algen.

Sättigungsbeilagen wie Brot, Kartoffeln, Pasta und Reis sollten nur in kleineren Mengen auf dem Teller landen. Bei Getreideprodukten sollte man möglichst die ballaststoffreichen Vollkornvarianten wählen.

Trick 17: Wenn Sie Kartoffeln, Reis oder Nudeln kochen und erkalten lassen und dann wieder erwärmen, ist die Stärke darin kristallisiert und gesünder, weil sie den Blutzuckerspiegel weniger ansteigen lässt und supersatt macht.

In Kürze: Morgens, mittags und abends reservieren wir auf unserem Tellerchen:

- immer knapp die Hälfte für magenfüllendes Gemüse und Salate,
- etwa ein Drittel für eiweißreiche Zutaten
- und die restlichen 20 bis 30 Prozent für Kohlenhydrate aus Brot, Vollkornnudeln, Naturreis und Kartoffeln.

Fazit fünf: Wein oder Wasser? – die biblische Frage

Alkoholische Getränke wie Wein oder Bier sollten wir entweder ganz streichen oder nur 10 Gramm (= 100 ml Wein) pro Tag genießen. Alkohol ist ein zuverlässiger Dickmacher, weil er die Fettverbrennung unterbricht und Hunger auf Kalorienreiches macht. Also, gelegentlich mal ein Gläschen ist okay, mehr macht Bauch. Und: Alkohol hat nichts mit Flüssigkeit zu tun, die wir brauchen, obwohl wir ihn trinken.

Jeder Mensch braucht etwa 30 Milliliter Flüssigkeit pro Kilogramm Körpergewicht pro Tag. Bei Sport und Hitze können es auch 500 Milliliter mehr sein. Flüssigkeit füllt den Magen, sättigt und hilft dem Stoffwechsel. Mit den Jahren haben wir nicht mehr so große Speichermöglichkeiten, und auch das Durstgefühl lässt nach. Deshalb ist es wichtig, sich immer mal daran zu erinnern. Außerdem: Durst verwechselt unser Gehirn gern mit Appetit.

Am besten greifen Sie zu kalziumreichem Mineralwasser. Das

schützt auch unsere Knochen besser als Milch, die viele Menschen mit den Jahren nicht mehr so gut vertragen. Ein super Stoffwechselbooster ist auch grüner Tee, der außerdem zellschützend wirkt und noch vieles andere kann.

Fazit sechs: Her mit dem Ballast

Trick 17 plus sind Ballaststoffe. Die Deutsche Gesellschaft für Ernährung empfiehlt jeden Tag 30 Gramm Faserstoffe aus Gemüse, Getreide, Hülsenfrüchten, Nüssen, Obst und Saaten. In den Wechseljahren ist das wichtig, weil bei vielen Frauen die Verdauung träger wird, und auch zum Schutz vor Darmkrebs.

Ballaststoffe scheiden wir größtenteils unverdaut aus, trotzdem sind sie lebenswichtig: Sie füttern gesunde Darmbakterien und regen den Darm an. Außerdem halten sie unsere Blutfette und die Cholesterinwerte in Schach und lassen den Blutzuckerspiegel nur langsam ansteigen. Dadurch und weil sie im Verdauungstrakt aufquellen, sorgen sie für ein langes Sättigungsgefühl. Und mit der Verdauung klappt's dann auch besser.

Fangen Sie gleich morgens damit an: 3 Esslöffel Haferkleie und 2 Esslöffel Flohsamenschalen aufs Müsli bieten einen super Mix aus pflanzlichem Eiweiß und Ballaststoffen.

FRANZISKAS MAGIC GUTEN-MORGEN-PANCAKES AUS HAFER UND BANANEN

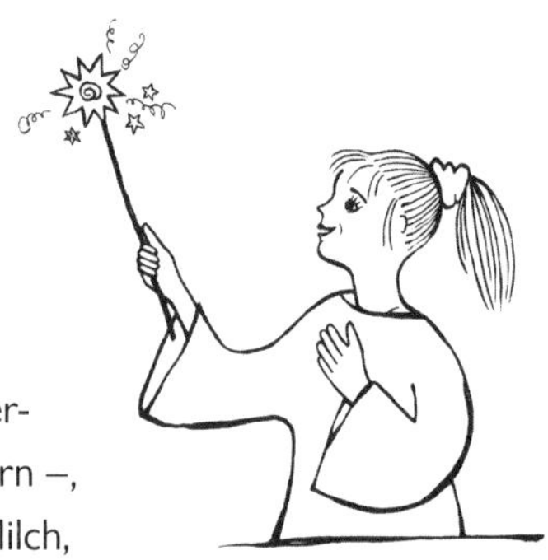

Lieblingsrezept meiner Tochter Livia

Pro Person 40 Gramm (1/3 Cup) Haferflocken – erst mal im Mixer zerkleinern –, dann maximal 30 Milliliter (1/4 Cup) Milch, 1 Banane und ein Ei dazu mixen, etwas Backpulver dazu. Daraus kleine Pfannküchlein backen. Schmeckt genial und ist gesünder als die normalen Pfannkuchen.

Fazit sieben: Mal nichts essen, macht auch nichts

Essenspausen sind eines der einfachsten Hilfsmittel, um sein Gewicht zu regulieren. Ich persönlich habe, wie ja mittlerweile auch viele andere, das Intervallfasten für mich entdeckt, um meinen Körper zu entlasten. Das Pausemachen steckt im biologischen Programm unseres Stoffwechsels und ist einfacher, als Kalorien zu zählen. Außerdem geraten wir nicht in den Hungermodus, weil wir ja trotzdem regelmäßig essen. Ich esse zum Beispiel zweimal am Tag. Wir müssen uns nur den Rhythmus aussuchen, der am besten zu uns passt, und ihn möglichst dauerhaft beibehalten!

Jeden Tag die zehn Lebensmittel des Magic Midlife

Sie tun viel für sich, Ihre gute Figur und Ihre Gesundheit, wenn Sie darauf achten, dass Sie täglich, oder so oft es eben geht, diese Lebensmittel auf dem Teller, in der Schüssel, im Glas, in der Tasse oder in der Büroschublade haben:

- *Beeren – 1 Handvoll:* Die kleinen Sommerfrüchtchen, die es in Bioqualität ganzjährig auch als TK-Ware gibt, sind Alleskönner. Himbeeren, Blaubeeren, Brombeeren und Erdbeeren sind reich an Ballaststoffen und sekundären Pflanzenstoffen sowie an zahlreichen Vitaminen und Mineralstoffen. In allen Beeren stecken zellschützende Antioxidantien.
- *Granatapfel – ½ am Tag oder ½ Glas Saft:* Er senkt die Blutfettwerte und den Blutzucker, macht das Blut flüssiger, verbessert so die Durchblutung des Herzens und verringert krank machende Oxidationsprozesse im Cholesterinstoffwechsel. Deshalb ist er sehr wichtig für die Herzgesundheit. Die Kerne dieser Frucht sind reich an Polyphenolen: Diese sekundären Pflanzenstoffe wirken entzündungshemmend, schützen Zellen vor Schädigungen und bauen sogar Gefäßablagerungen wieder ab.

- *Leinsamen oder Leinöl – 1 EL am Tag:* Schmeckt im Müsli oder in Suppen und Salaten. An Kalzium haben Leinsamen und Leinöl pro 100 Gramm 230 Milligramm zu bieten. Die gesunden Samen enthalten darüber hinaus reichlich darmgesunde Ballaststoffe und herzgesunde Omega-3-Fettsäuren. Diese werden in die Gefäßwand eingebaut, halten sie so geschmeidiger und wirken antientzündlich.
- *Trockenobst* – Der regelmäßige Genuss von Trockenpflaumen schützt die Knochensubstanz. Getrocknete Äpfel senken sogar Cholesterin. Die Wirkung ist vermutlich auf den hohen Polyphenolgehalt zurückzuführen. Polyphenole wirken außerdem entzündungshemmend und verhindern Ablagerungen in den Gefäßen. Dörrpflaumen punkten außerdem mit einem hohen Vitamin-K- und Mangan-Gehalt: Beides unterstützt den Erhalt der Knochen.
- *Dunkle Schokolade* – Ab 70 Prozent oder in echtem Kakao hat sie viele viele positive Effekte: Die Durchblutung und Sauerstoffversorgung des Gehirns wird gesteigert, was sich positiv auf das Gedächtnis und die Leistungsfähigkeit auswirkt. Die im Kakao enthaltenen Flavonoide bewirken eine Gefäßerweiterung, was den Blutdruck senkt. Außerdem sorgen sie für einen Serotoninanstieg, was die Laune bessert. 30 Gramm am Tag gibt's deshalb von mir auf Rezept.
- *Grüner Tee* – Der kalorienfreie Wachmacher ist ein guter Stoffwechselbooster. Die enthaltenen Katechine hemmen die Cholesterinproduktion in der Leber und schützen vor Gefäßveränderungen und laut Studien bei regelmäßigem Genuss sogar vor Darmkrebs.
- *Haferkleie – 3 Esslöffel:* Wenn Sie Ihren Gefäßen und Ihrem Herzen etwas Gutes tun wollen, mischen Sie einfach jeden

Morgen 3 Esslöffel Haferkleie in Ihr Frühstücksmüsli. Diese Menge ist optimal, um durch das darin enthaltene Beta-Glucan nach drei bis sechs Wochen nachweislich den Cholesterinspiegel um bis zu 15 Prozent zu senken.

- *Apfel* – Der berühmte Apfel am Tag hat durchaus seine Berechtigung, denn er hilft nicht nur gegen Darmträgheit und enthält unglaublich viele Ballaststoffe, sondern er senkt auch den Cholesterinspiegel. Deshalb ist einer pro Tag tatsächlich wie die tägliche Medizin.
- *Ingwer oder Kurkuma* – Alle Entzündungshemmer sind gut für Sie, am besten jedoch schneiden diese beiden ab. Die entzündungs- und schmerzhemmende Wirkung der beiden Wurzeln ist sehr gut belegt. Sie regen außerdem den Stoffwechsel an und helfen bei der Verdauung. Wählen Sie jeden Tag eines von beidem. Empfohlene Dosis: 2 Teelöffel pro Tag.
- *Walnüsse – täglich 9 Stück:* Sie sehen aus wie ein kleines Gehirn und sind echte Nervenretter und Gehirnschützer. Täglich 9 Stück senken den Blutdruck und verbessern die Blutfettwerte. Außerdem enthalten sie gesundes Pflanzeneiweiß, reichlich Omega-3-Fettsäuren, die Vitamine B_1 und C sowie Zink und Kalium. Der Nervenbotenstoff Cholin in den Nüssen fördert die Konzentration und geistige Stabilität.

Den größten Teil der Lebensmittel bringen Sie schon im Frühstücksmüsli unter, die dunkle Schokolade, Nüsse oder Trockenobst machen einen guten Nachtisch. Da die meisten dieser Lebensmittel auch süß sind, werden Sie feststellen, dass Ihr Süßhunger besänftigt ist und Sie sonst zu den Mahlzeiten gern etwas Deftiges essen.

I do it my way

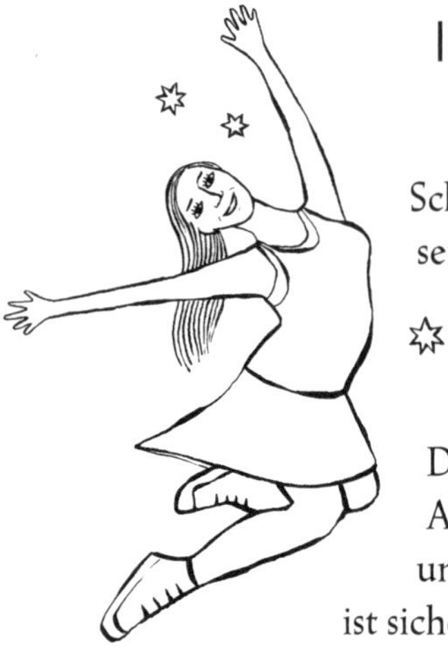

Schlank sein bedeutet nicht gleich glücklich sein. Gucken wir uns doch Frauen in unserem Alter an, die sehr dünn sind – da habe ich oft das Gefühl, dass diese sich ganz schön dafür anstrengen müssen. Die schlanke Figur ist offenbar für manche Altersgenossin das Topthema ihres Lebens, und um so drahtig und schmal auszusehen, ist sicher auch eine ordentliche Leidensfähigkeit nötig. Da wird beim Familienessen vermutlich nur zugeschaut, im Urlaub ums Hotelbüfett ein weiter Bogen gemacht, essen gehen ins Restaurant geht womöglich gar nicht, ein leckeres Dessert – oh, nein! Vielleicht stattdessen die Appetitbremsen-Zigarette danach. In der Küche hängt zur Motivation möglicherweise noch ein Schild mit dem berühmten Zitat von Supermodel Kate Moss: »Nichts schmeckt so gut, wie sich dünn sein anfühlt.«

Wow, die ist ja mittlerweile auch schon 50, aber: Supermodel eben. Da ist eh alles anders. Essen ist dann der Feind und der perfekte Körper ein Kampf, den man jeden Tag ausfechten muss. Ich finde es nicht nur schöner, mein Leben jeden Tag zu genießen, sondern auch, mir nicht so einen Stress zu machen. Außerdem können wir genießen, dass wir es leichter haben als viele Menschen in den Generationen vor uns. Wir haben keine zehn, 15 Geburten hinter uns, müssen körperlich nicht so ackern wie unsere Urväter, uns stehen erstklassige Lebensmittel zur Verfügung und das Wissen aus der Medizin und aus der Naturheilkunde, wie man einen gesunden Lebensstil pflegt, der auch den Stoffwechsel ankurbelt.

Und ganz ehrlich, wenn es sich tatsächlich nur um die besagten fünf Kilo mehr handelt und Sie sich trotzdem so mögen und schön finden, dann belassen Sie es doch dabei und freuen Sie sich daran, was alles sonst noch so richtig gut läuft in Ihrem Leben.

Sollte es allerdings immer mehr werden mit dem Gewicht oder es Sie wirklich so beeinträchtigen, dass Sie sich eben nicht mehr gerne nackt im Spiegel angucken, oder Sie nicht nur das Gefühl haben, sondern von Ihrem Arzt wissen, dass Ihre Gesundheit darunter leidet, dann heißt es, jetzt einen Weg zu finden, nämlich Ihren. Wie können Sie in Ihrer zweiten Lebenshälfte wunderbar Ihr Essen und Trinken genießen, ohne immer mehr auseinanderzugehen oder, im Gegenteil, dabei sogar ein bisschen abzunehmen, wenn es das braucht? Das Ganze, ohne groß zu leiden und sich die Laune zu verhageln?

Die für mich persönlich beste Lösung ist das Teilfasten. Richtig fasten kann ich leider nicht. Wenn ich nichts essen darf, denke ich nur noch an eines: Essen. Und werde megafrustriert. Vielleicht ist das eine Nachwirkung meiner fulminanten Erfahrung mit Diäten. Ich kann mich zum kompletten Fasten einfach nicht motivieren, sooft ich es auch versucht habe. Ich weiß ja, dass Heilfasten viele gesundheitliche Vorteile hat: In der Fastenphase nutzt der Körper seine Fettreserven und die Zuckerspeicher in Leber und Muskeln, um Energie zu gewinnen. Glücklicherweise hat auch das kurzzeitige Fasten in Intervallen diese positiven Wirkungen. Es schützt vor Diabetes, Herz-Kreislauf-Erkrankungen, Alzheimer und sogar vor einigen Krebserkrankungen. Sogar lebensverlängernd soll es wirken.

Beim Teilfasten isst man nicht mehrere Tage am Stück nichts, sondern nur zu bestimmten Zeiten am Tag. Dazu kann ich mich motivieren, es dauert ja nie wirklich lange bis zum nächsten Essen.

Wenn Sie es mal probieren möchten, suchen Sie sich einen Zeitabstand innerhalb eines Tages aus, in dem Sie gut auf Essen verzichten können. Legen Sie täglich Fastenperioden von 16, 18 oder auch 20 Stunden ein – somit können Sie am Tag acht, sechs oder vier Stunden essen. In der übrigen Zeit gibt es weder kalorienhaltige Getränke noch feste Nahrung, also am besten Wasser und ungesüßte Tees. Und wichtig: In den acht, sechs oder vier Essstunden sollten wir natürlich nicht *ständig* essen oder snacken, besser sind eine oder zwei richtige Mahlzeiten.

Meine und auch Annas Offenbarung ist ein Rhythmus, an den ich mich lange nicht herangetraut habe: nämlich, 24 Stunden zu essen und dann (fast) 24 Stunden nicht. Das geht einfacher als gedacht, weil die nächste tolle Mahlzeit dann nie wirklich weit weg ist, wenn der Hunger kommt.

Bei mir geht das so: Um 17:00 Uhr, wenn die Kinder aus der Schule kommen, essen wir zusammen. An diesem Tag (1) esse ich danach nichts mehr, bis möglichst 17:00 Uhr am folgenden Tag. An diesem Tag (2) esse ich ab 17:00 Uhr ganz normal, bis zum gemeinsamen Abendessen an Tag 3. Danach kommt wieder ein Abend und ein Tag ohne Frühstück und Mittagessen. Wenn ich es nicht aushalte, esse ich schon ein bisschen was vor 17:00 Uhr. Im Prinzip fällt an dem einen Tag also das Abendessen aus und an dem anderen Tag Mittagessen und Frühstück. In gewisser Weise ist das sogar ganz praktisch: Ich muss nicht ständig ans Essen, sondern nur noch ans Abendessenmachen für die Kinder denken. Probieren Sie es mal – man braucht etwas Geduld, denn das Gewicht sinkt schleichend, aber beständig. Und die Blutwerte verbessern sich auch.

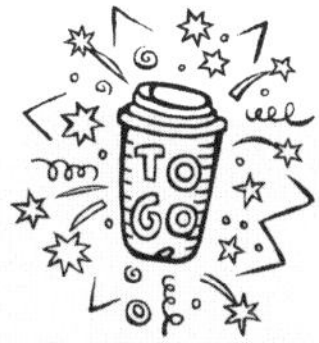

Magic to go

- **Entspannt macht happy:** Es gibt Wichtigeres, als sich ständig über drei bis fünf Kilo mehr oder weniger aufzuregen, wenn wir dabei gesund sind, denn notorische Unzufriedenheit mit dem Gewicht fördert sogar Depressionen.
- **Fettbremse:** Schon ab 30 (!) baut unser Körper heimlich und beständig Muskeln in Fett um. Da heißt es: Wehret den Anfängen, und wer das verpasst hat: gegenhalten. Wenn sich die Folgen von Bauchfett durch veränderte Blutfette oder -hochdruck bemerkbar machen, heißt es, handeln.
- **Gretchenfrage:** Mit welcher Ernährungsstrategie kann ich nicht nur abnehmen, sondern glücklich alt werden? Essen oder nicht essen, das ist hier die Frage.
- **Körperzufriedenheit:** Ab dem Magic Midlife werden wir nicht nur (wieder) glücklicher, sondern sind auch einverstandener mit unserem Gewicht.

5. WARUM NUR IMMER DIESE ACTION?

Bewegung ist wichtig, das weiß jede von uns, weil sie so gesund ist, weil sie dafür sorgt, dass wir genügend Puste haben, wenn etwas anstrengend wird. Weil sie uns wieder froh machen kann, wenn es uns nicht so gut geht und wir in einer Krise stecken. Und weil sie ein prima Mittel ist, um alt machenden Stress abzubauen, und damit wir besser aussehen. So weit, so klar. Aber Bewegung ist auch anstrengend, und das Schwierigste daran: Wie komme ich in die Gänge, und wie bleib ich dran? Denn Action, so viel ist sicher, brauchen wir ab dem Magic Midlife regelmäßig, am besten jeden Tag. Ich hab mich mal umgehört, wie wir das am besten hinkriegen, und auch den Selbstversuch nicht gescheut …

Was ich Ihnen jetzt anvertraue, fällt mir nicht ganz so leicht. Ich gebe einfach ungern zu, dass ich nicht so cool bin, wie ich es gerne wäre (zumindest nicht immer ;-)). Na ja, vermutlich bin ich damit nicht allein … Aber ich kann sagen: Hier geht es um eine echte Schlappe, um einen Moment bitterer Selbsterkenntnis, der in mein Leben plumpste, obwohl ich ihn gar nicht dazu eingeladen hatte.

Es begann alles damit, dass meine Freundin Gunilla und ich beschlossen, mehr Spaß und Freude in unseren Alltag zu holen. Außerdem fanden wir, es sei eine gute Idee, das gleichzeitig mit einer Portion Bewegung zu kombinieren. Bewegung ist, wie wir wissen, immer gut. Man kann gar nicht genug davon haben. Es soll nur Spaß machen, dann bleibt man auch dran. Und weil wir beide unseren bewegten Lebensstil wirklich mögen wollten, dachten wir uns etwas besonders Schönes aus, was wir im Alltag nicht so oft machen. Uns fiel dazu gleich Tanzen ein: Musik in Kombination mit schönen Bewegungen, alles im Rhythmus und mit Körperspannung, wunderbar. Wir würden unsere Ausdauer stärken und gleichzeitig unsere Beweglichkeit verbessern, von unserer Koordinationsfähigkeit ganz zu schweigen. In Zukunft würden wir noch anmutiger durch die Welt wandeln.

Der Versuch, unsere Männer für dieses Experiment zu gewinnen – auch Männern schadet diese Form der Bewegung nicht, gleichzeitig hätten wir noch sinnvoll gemeinsame Paarzeit miteinander verbracht –, scheiterte im Ansatz. Mein Mann mistet lieber eine Woche lang Pferdeställe aus, als einmal mit mir tanzen zu gehen. Gunillas Ehegatte hatte auch andere, wichtigere Sachen zu tun.

Also beschlossen wir, es zu zweit im lokalen Tanzstudio zu versuchen – meine Töchter sind dort ebenfalls angemeldet und gehen sehr gerne hin –, und buchten einen Schnupperkurs: Ballett. Auf den ersten Blick eine gute Entscheidung: Der Tanzlehrer war australischer Herkunft und hätte das Zeug zu einem richtigen Hottie gehabt. Dem stand allerdings ein relativ fieser

Trainingsbekleidungsstil entgegen, wie ich bei näherer Betrachtung feststellen musste. Beim Anblick von Stirnband und wolkiger Fußballerhose wollte sich bei mir dann doch keine rechte Begeisterung einstellen. Egal, wir wollten uns ja tänzerisch bewegen, also Konzentration auf die Sache.

Wir stellten uns brav erst mal in die letzte Reihe und versuchten, den Bewegungsabläufen des Lehrers und der anderen Teilnehmerinnen zu folgen. Was *wir* allerdings boten, wie ich beim Blick in die riesengroßen Spiegel weiter vorn feststellte, war ein Bild des Jammers und der unfreiwilligen Ironie. Wir waren offenbar genauso oll gekleidet wie der australische Teacher mit seiner Bollerhose und wirkten wie Muttis in ihrer ersten Turnstunde nach fünfzig Jahren in der Küche, inmitten lauter dynamischer, farblich in sich perfekt abgestimmter Grazien. Suchen Sie den Fehler im Bild! Irgendwie schien sich die Sportmode in den letzten Monaten oder Jahren schon wieder verändert zu haben, ohne dass meine Freundin und ich davon etwas mitbekommen hatten. Vor allem passten die paar Extraröllchen um Bauch, Hüften und sonst wo, mit denen wir hier knallhart konfrontiert wurden, so gar nicht in unser Selbstbild. Sahen wir wirklich so aus? Gunilla hat ja grundsätzlich eine bessere Figur als ich, dafür guckte ihr Hörgerät manchmal hervor. Sie muss eines tragen, weil sie unter einer ererbten Schwerhörigkeit leidet.

Trotz alledem machten wir unverdrossen weiter mit und versuchten, der Choreo zu folgen.

Zusammenfassend bin ich froh, dass wir keine ernsteren Unfälle mit den anderen Teilnehmerinnen verursacht haben. Offenbar tanze ich in meinem Leben nur noch nach der Pfeife meiner Kinder, daher kann ich vermutlich nicht mehr so gut anderen Anweisungen folgen. Festplatte voll.

Aber es sollte noch härter kommen …

Tapfer trafen wir uns zum nächsten Tanztermin. Ballett war vielleicht nicht ganz das Richtige. Diesmal war Modern Jazz angesagt bei einer sehr netten Lehrerin, zu unserer Erleichterung auch deutlich über 40. Aber auch das sollte nichts helfen. Bei den Dehnübungen wunderte ich mich, dass ich noch nicht einmal in die Nähe der ersehnten Eckpunkte meines Körpers kam. Und wieder dieses Bild in dem blöden Spiegel: Wir hatten Arme und Beine nicht unter Kontrolle, sahen einfach nur unbeholfen aus. Ehrlicherweise muss ich auch noch hinzufügen, dass es sich hier keineswegs um einen Kurs für angehende Tanzprofis handelte, sondern um einen für ganz »normale«, vom Jazztanz begeisterte Menschen. Zugegeben, waren die meisten Damen viel jünger (und beweglicher), also versuchte ich beharrlich, deren nachsichtig-mitleidige Blicke zu übersehen, und stolperte im Duett mit Gunilla hinterher.

Das Ganze gipfelte dann in einer Szene, von der die anderen wahrscheinlich abends ihren Freundinnen erzählten und sich dabei die Lachtränen aus den Augen wischten: Wir saßen auf dem knallharten Boden im Studio und schwangen unsere Beine von der einen zur anderen Seite – das soll ja so gut für die Bauchmuskeln sein –, als plötzlich ein unglaublicher Schmerz in meine Hüfte schoss. Beim Versuch, Luft zu holen und mich anschließend aufzurappeln, stellte ich fest, dass ich kaum noch hochkam. Da stand ich also wie ein buckliges Weiblein und griff mir an den schmerzenden Rücken. Und in diesem Moment meines Scheiterns sah ich aus dem Augenwinkel, wie sich bei Gunilla, die immer noch am Boden beherzt ihre Beine herumschwang, das Hörgerät löste und mit Schwung durch den Raum segelte. Umgehend warf sich Gunilla ihrer Hörhilfe hinterher, während ich ihr, meine schmerzende Hüfte haltend, bedauernd hinterherblickte. Jetzt hatten es wohl alle mitbekommen – wir zwei passten einfach nicht mehr hier hin.

Was war nur aus uns geworden? Ich war gefühlt mein Leben lang als jüngere Frau Dauergast im Fitnessstudio gewesen – bis meine Kinder kamen und ich es einfach nicht mehr schaffte, diese Trainingseinheiten in meinen Tagesplan zu quetschen.

Trotzdem hielt ich mich weiterhin für sportlich, mit immer mal wieder Besuchen im Fittie oder beim Yoga, außerdem gehe ich jeden Tag sehr viele Schritte mit unserem Hund. Aber offenbar hatten meine Beweglichkeit und Fitness im Laufe der Jahre viel mehr gelitten, als ich je geahnt hätte. Was war passiert mit meinem Körper, wieso habe ich das nicht mitbekommen? Gunilla ging es ähnlich.

Als wir das Studio verließen, wussten wir nicht, ob wir lachen oder weinen sollten. Draußen, fernab der mitleidigen Blicke, bekamen wir einen unglaublichen Lachanfall. Wahrscheinlich aus purer Erleichterung. Trotzdem: Selten habe ich mich in meinem Leben so fehl am Platz gefühlt – aber ich betrachtete die ganze Geschichte auch als Wake-up-Call. Irgendetwas musste anders werden.

Ist Sport wirklich Mord?

Aus dieser leidvollen Situation ergab sich für mich eine drängende Frage, mit der Sie sich vielleicht auch schon mal auseinandersetzen mussten. Sollte ich es nun ganz lassen und mich nun der »Sport ist Mord«-Fraktion anschließen? Also denjenigen unter uns, die auch gerne genüsslich den ehemaligen britischen Groß-Premierminister Winston Churchill zitieren, während sie ihr Bäuchlein kraulen. Er soll einem Journalisten auf die Frage, wie er sein hohes Alter – er wurde 91 und rauchte gerne Zigarre – erreicht habe, geantwortet haben: »*No Sports!*«. Nun ist es so, dass dieses Zitat auf kaum einer englischsprachigen Website zu finden ist, genauso wenig wie in dem berühmten Nachschlagewerk *Oxford Dictionary of Quotations* (DAS Zitatwörterbuch). Es gibt es also eigentlich nicht, auch wenn es im Netz kursiert. Das ist nicht ungewöhnlich, denn im Internet kursiert so manches Halb- oder Garnichtwissen. Man geht im Fall dieses Churchill nachgesagten flotten Spruchs davon aus, dass (witzige?) deutsche Sportmuffel ihn erfunden haben. (Das waren womöglich dieselben Leute, auf die *»No risk, no fun«* zurückgeht, das ebenfalls keiner englischsprachigen Quelle zuzuordnen ist.) Tatsächlich ist verbürgt, dass der junge Winston sich nicht nur viele Jahre lang eines schlanken und ranken Körperbaus erfreute, sondern bis ins höhere Alter auch ein passionierter Reiter war. Dies wiederum hat er mit einem nachweisbaren Zitat aus seiner Biografie unterlegt, das so nur von einem waschechten Reitsportler stammen kann: *»No hour of life is lost that is spent in the saddle«*, zu Deutsch: Keine Stunde des Lebens ist verloren, die man im Sattel verbringt.

Nun könnte man sagen: Ach, Reiten, da macht das Pferd ja alles. So, das kann ich aus eigener langjähriger Erfahrung bestätigen, verhält es sich nun nicht, ich könnte von unzähligen Tagen berichten, in denen ich nach einer einzigen Stunde Reitunterricht nicht mehr laufen konnte.

Die Sport-ist-was-für-Dummies-Hypothese

Außerdem: Finden Sie nicht auch, dass Sportmuffel (m/w/d) intelligenter wirken als Sportler? Dabei haben Sie vielleicht das Bild von 22 Menschen vor Augen, die alle hinter einem Ball herrennen. Oder einen Menschen im Besonderen, der sich abends freiwillig und nebenberuflich vor dem Fernseher als Nationaltrainer verausgabt. Sie lächeln also ein bisschen zufrieden, so habe ich auch reagiert, als ich diese Behauptung das erste Mal las. Der Gedanke hat durchaus etwas Reizvolles, dass einen die eigene überlegene Intelligenz davon abhält, sich körperlich anzustrengen.

Möglicherweise sitzen wir hier aber einem gewaltigen Trugschluss auf, obwohl ich im *Journal of Health Psychology* tatsächlich auf eine Studie gestoßen bin, die den Zusammenhang von IQ und Sporttreiben bestätigt. Sollten Sie jetzt denken, dass Sie damit eine prima Ausrede haben, um weiter zu chillen, lesen Sie bitte noch etwas weiter.

Die Wissenschaftlerinnen von der Florida Gulf Coast University stellten zunächst fest, dass Menschen, die viel lesen und geistig arbeiten, weniger Interesse an körperlichen Aktivitäten haben. Außerdem langweilen sie sich offenbar nicht so schnell und finden immer etwas, um sich geistig zu beschäftigen. Menschen mit einer normaleren Intelligenz bräuchten dagegen, so die Forscher, mehr Impulse von außen, um ihr Gehirn auf Trab zu bringen. Das funktioniert gut durch körperliche Aktivitäten. Gemeint ist damit: Sport. Was die Forscher allerdings auch festgestellt haben, ist, dass die intelligenten Sportmuffel zwar eine gute Ausrede haben, nicht ihren Lesesessel zu verlassen, aber dafür auch *deutlich* ungesünder leben. Insofern wären wir also schön blöd, wenn wir auf Bewegung verzichten.

Warum kein Sport auch keine Lösung ist

Und damit sind wir bei den Sportmuffelinnen. Ja, natürlich, mir ist klar, dass die Vorstellung von Frauen über 50 Jahre, die nicht gerne Sport treiben, eine grobe Verallgemeinerung ist. Es gibt viele von uns jenseits der 50, die regelmäßig Sport treiben und sogar Marathons laufen, halbe und ganze. Sie haben sogar das Zeug dazu, als Spätberufene erfolgreiche Triathletinnen und Fitnessköniginnen werden. Auch solche Frauen gehören zu einem Teil meiner Freundinnen. Trotzdem können bestimmte Umstände dazu beitragen, dass einige Frauen in unserer Altersgruppe möglicherweise weniger geneigt sind, regelmäßig Sport zu treiben. Vielleicht erkennen auch Sie sich hie und da wieder?

Schauen wir uns diese Gründe einmal an: Die Knie oder etwas anderes (siehe oben) tun weh, die Motivation ist schwach und klein, es fehlt die Zeit und die Energie (auch siehe oben) oder – ganz neu: Wir verzichten auf ein aufwendiges Sportprogramm im Jetzt, weil wir uns auf die Zukunft als fitte, mobile Senioren freuen. Klingt paradox? Zu diesem seltsam erscheinenden Zusammenhang habe ich wieder eine schöne Untersuchung gefunden, diesmal von der britischen University of East Anglia. Hier haben die Wissenschaftlerinnen festgestellt, dass sich viele der mehr als 1000 Befragten etwa nach ihrem 55. Geburtstag innerlich bereits auf ihren wohlverdienten Ruhestand einstellen. Der liegt zwar noch ein paar Jahre voraus, aber daran ist grundsätzlich nichts verkehrt. Unsere Zeit als Silver Ager leuchtet in warmen Farben, wir möchten sie natürlich gerne fit und aktiv verbringen, beispielsweise mit Radtouren um die Masurische Seenplatte, Bergwandern in den Ammergauer Alpen, Helikopterskiing in Kanada und Reisen – ich fantasiere hier ein bisschen vor mich hin –, also auf jeden Fall mit viel Bewegung. So blicken wir mit viel Zuversicht nach vorn. Gleichzeitig geschieht dabei etwas sehr Bemerkenswertes: Die an der Studie Teilnehmenden hatten einerseits viele gute Ideen für ihren aktiven Ruhestand, gleichzeitig ließen sie mit diesen konstruktiven Gedanken für das Morgen im Hier und Jetzt sämtliche Aktivitäten schleifen.

Das Dumme daran ist nur: Wenn wir uns eine fitte und gesunde Zukunft wünschen, kommt die uns nicht einfach so entgegengeeilt, nimmt uns liebevoll in den Arm und macht einen Fitnesstest mit uns. Nein, das heißt – knallhart, meine Damen und auch Herren –, dass wir, wenn wir uns Gesund-und-fit-im-Alter wirklich wünschen, ab Mitte 50 eher *mehr* Zeit in körperliche Aktivitäten, die auch etwas mit Sport zu tun haben dürfen, investieren sollten als weniger. Nur dann bleiben wir so lange wie möglich beweglich und mobil, erhalten unsere Selbstständigkeit und können uns unseres aktiven Lebens freuen.

Falls Sie nun ein bisschen deprimiert sein sollten, dass Sie sich bei so vielen anstrengenden Neuigkeiten gar nicht mehr gemütlich mit Ihrem schnuckeligen inneren Schweinehund (oder einer kleinen süßen Schweinehündin) auf der Couch einkuscheln können, kommen die guten Nachrichten. Und trösten Sie sich, ich muss hier ja auch durch, und das immer wieder!

MAGIC WORDS

»Ideale Übungen sind diejenigen, die sowohl den Körper als auch den Geist einbeziehen und stärken. Nur solche Übungen können den Menschen gesund erhalten.«
Mahatma Gandhi (Yogameister des 20. Jahrhunderts, 1869–1948)

Wer sich weniger bewegt, ist schneller tot

Wie Sie womöglich wissen, bin ich Ärztin, und Sie haben vielleicht auch im Vertrauen auf meine medizinische Kompetenz dieses Buch gekauft. Vielleicht erhoffen Sie sich die eine oder andere wertvolle Erkenntnis für Ihren gesunden Lebensstil, und dass er Ihnen noch viele fröhliche, gesunde Jahre schenken möge. Das ist richtig und mir auch ein wichtiges Anliegen. Ich habe mein Leben zu weiten Teilen – zumindest in beruflicher Hinsicht – dem Ratgeben gewidmet. Und ich freue mich darüber, vielen Menschen bei der Bewältigung der einen oder anderen Beschwerde oder Krankheit geholfen oder sie inspiriert zu haben, für sich heilsame Maßnahmen zu ergreifen. Ich bin aber auch ein ganz normaler Mensch mit familieneigenem Schweinehund, und als der verstehe ich auch, dass es gar nicht so einfach ist, ins Tun zu kommen, wenn es darum geht, aktiv in eigener Sache zu werden. Sich also regelmäßig ein bisschen anzustrengen. Damit bin ich definitiv nicht allein. Ich kenne zum Beispiel nicht wenige Frauen in meinem Alter, die problemlos verschiedenste Diäten und Formen des täglichen Hungerns über unterschiedlich lange Zeiträume durchexerziert und sich hier als wirklich hart im Nehmen gezeigt haben. Gleichzeitig zeigten diese Künstlerinnen in Sachen Selbstkasteiung aber wenig Lust auf Sport. Wenn ich einwandte, dass sie dadurch doch ihrem Stoffwechsel Flügel verliehen und – einfache Rechnung – durch mehr Bewegung mehr Kalorien verbrauchten und sich deshalb beim Hungern nicht so quälen müssten, lautete das Totschlagargument in aller Regel: »Von Sport nimmt man nicht ab«. Stimmt aber nicht, denn regelmäßiger Ausdauer- oder Kraftsport sorgt dafür, dass der Stoffwechsel rundläuft und wir mehr Kalorien verbrennen als im Sitzen. Den meisten von uns ist es vielleicht aber nicht möglich, so viel Sport zu treiben, dass sie mehr Pfunde verlieren, als sie durch Essen wieder drauflegen. Doch: Sport kann gut dabei helfen, dass wir unsere gute Figur erhalten.

Denn wir können Fett gegen Muskeln eintauschen. Die wachsen nämlich nur, wenn wir uns rühren. Muskeln bringen zwar mehr auf die Waage, weil sie schwerer sind, sie sehen aber deutlich besser aus. Und: Wir brauchen sie, vor allem, wenn wir älter werden. Weil sie uns schützen und stützen und weil sie, wie neuere Forschung zeigt, auf Zellebene die verschiedensten Heilprozesse anschieben. Das stärkt unser Immunsystem und baut ungesundes Fettgewebe ab, stärkt außerdem Herz und Kreislauf und hält das Gehirn fit.

Nun haben wir Frauen hier gewisse Nachteile: Erstens starten wir rein muskulär gesehen mit etwas schwächerem Ausgangsmaterial wie beispielsweise (auch untrainierte!) Männer. Unser Körper besteht in jung und auch in mittelalt aus weniger Muskeln und mehr Fett, das macht die Biologie. Etwa ab dem 30. Lebensjahr beginnt zudem ein stetiger Umbau von Muskulatur in Fettgewebe, wie ich bereits sehr tapfer, wie ich finde, am eigenen Beispiel ausgeführt habe. Unser unbarmherziger Körper baut also heimlich Muskeln ab und dafür Fettgewebe auf. Auch wenn das Gewicht erst mal gleich bleibt, werden wir schlicht schwabbeliger. Und die weniger werdenden Muskeln in unserem Körper senken auch noch unseren Kalorienbedarf, wir bauen also immer noch mehr Fett auf. Dagegen hilft dann eben nicht nur, weniger zu essen, sondern wir müssen gleichzeitig auch wieder Muskeln aufbauen. Wenn wir das nicht tun, haben wir mit 80 gerade mal noch gut die Hälfte unserer Muckis. Gut, da sind wir jetzt noch nicht, aber da will ich auch gar nicht hin.

Ein eher unbewegtes Leben hat noch ein paar Schadenspunkte mehr im Gefolge: Es mag uns vielleicht überraschen, aber Rücken- oder andere Muskel- oder Gelenkbeschwerden, etwa im Knie, sind meistens die Folge von Schonhaltungen. Wenn es wehtut, neigen wir leider oft dazu, Bewegung zu vermeiden, mit der Folge, dass die Muskeln sich weiter verspannen, die Faszien verkleben und die Gelenke versteifen. All das ist sehr unschön und führt zu, ja, noch mehr Schmerzen.

Auch Verdauungsprobleme, zum Beispiel Darmträgheit – im Volksmund bekannt als »Verstopfung« und von nicht wenigen Frauen mittleren Alters beklagt –, sind oft die Folge von zu wenig Bewegung und schlappen Bauchmuskeln.

Zudem machen Nichtstun und Sitzen einfach nur müde. Unsere Körperzellen bekommen zu wenig Sauerstoff und Nährstoffe ab, das macht uns insgesamt schlapp. Im Gegenzug können wir nachts trotzdem nicht gut schlafen und laufen als dauermüde Zombies durch die Welt.

Daneben geht uns noch die Puste aus, und wir kommen schon nach ein paar kleinen Treppenstufen stark ins Schnaufen. Kein Wunder, unsere Ausdauer braucht regelmäßige Übung. Da reicht es nicht, einmal dem Bus hinterherzurennen.

Nicht zuletzt geht der Bewegungsmangel auch psychisch an

die Nieren. Sind wir körperlich aktiv, pusht das unser Hormonsystem. Botenstoffe und vermutlich Wachstumsfaktoren, die für Ausgeglichenheit und ein stabiles Nervenkostüm sorgen, werden nämlich nur hergestellt, wenn wir uns regen. Sind wir dagegen im Dauerruhe- oder Sitzmodus, erhöht sich unser Risiko für Depressionen oder sogar Ängste. Diese Zusammenhänge haben wir oft nicht auf dem Schirm, wenn wir gemeinsam mit unserem inneren Schweinehund gemütlich auf dem Sofa sitzen.

Dann mal los! Ein paar gute Gründe

Als ich damals mit meiner – glücklicherweise langsam nachlassenden – Hüftblockade im Tanzstudio stand, fragte ich mich außerdem: Soll ich vielleicht ab sofort lieber *mehr* Sport machen? Oder eher an Sportgruppen mit Therapiecharakter teilnehmen? Hüftarthrose und Oberschenkelhalsbruch sind schließlich kein Spaß. Das weiß man auch ohne zehnjähriges Medizinstudium mit Facharztausbildung in Orthopädie. Ist jetzt Schluss mit schönen, eleganten, aber auch riskanteren Sportarten, also Ballett, Modern Jazz *(quod erat demonstrandum)* und Bouldern (Herumklettern an Steilwänden)? Reicht nicht auch spazieren gehen mit oder ohne Hund? Und warum sind die Antworten auf diese Fragen jetzt so wichtig, wo ich mich aufgrund der Folgen meiner Schnuppertanzstunden kaum mehr rühren kann?

Ich selbst bin sonst meistens, aber auch nicht immer fit. Vor bereits zehn Jahren habe ich erfahren, dass ich aufgrund einer erblichen Vorbelastung – ich habe einen Meniskus im Knie, der sich aufgrund seiner besonderen Form schneller abnutzt – nie mehr joggen darf. Beim Skifahren hatte ich mein Knie überlastet. Daraufhin konnte ich monatelang nicht richtig laufen und hatte Angst vor jeder Drehung oder unerwarteten Belastung.

Die Oberärztin einer renommierten orthopädischen Klinik riet mir zur Operation. Sie meinte, mein Meniskus sehe auf dem Röntgenbild aus wie ein Kopfsteinpflaster, dem zu viele Steine fehlen würden. Da war ich gerade mal Anfang 40. Ich war also einigermaßen geknickt. Doch dann passierte etwas, was ich heute in der Nachschau als einen der besten Momente meines Lebens betrachte. Der Chefarzt der Abteilung kam ins Behandlungszimmer und warf auch noch einen Blick auf die Aufnahmen und mein Knie. Dann drehte er sich um, blickte mir tief in die Augen und sagte: »Lassen Sie das mal lieber mit der OP, bewegen Sie sich lieber mehr.« Der Erfolg einer OP würde nicht lange anhalten, und dann ginge es womöglich so weiter. Ich war so erleichtert. Gekrönt wurde das Gefühl von einem Satz, der heute noch in mir nachhallt wie ein Zauberspruch: »Und: Sie dürfen nie mehr joggen.«

Ich muss dazu sagen: Etwas so Schönes ist selten an mein Ohr geklungen. Denn obwohl ich jahrelang gerannt bin, Tag für Tag, Kilometer für Kilometer, habe ich es – wenn ich ehrlich bin – gehasst. Mein Leben lang habe ich geglaubt, ich müsse das tun, um straff und schlank zu bleiben oder endlich zu werden. Das hat natürlich auch einigermaßen funktioniert. Aber Spaß gemacht hat es nie. Und eines Tages erklärt mir ein gestandener Orthopäde, dass jetzt Schluss damit sei. Was für ein wunderbarer Tag das war! Und ich weiß, was jetzt dran ist für mich: Einfach losgehen, den Wind in den Haaren – aber bloß nicht joggen. Was ein Glück.

Wenn ich morgens nach einer vielleicht nicht so guten Nacht aufwache, schnappe ich mir meinen Hund, setze mir eine Mütze auf, und ab geht's in den Wald oder rauf in die Hügel. Mit jedem Schritt und jedem Atemzug frischer Luft spüre ich, wie ich langsam ruhiger und zugleich wacher werde und sich mein Bewusstsein für das Schöne um mich herum öffnet. Ich spüre den Regen oder – noch schöner – die Sonne und blinzle in den Himmel. Das war eine Sache, die mir in unseren vier Jahren in Australien tatsächlich gefehlt hat: der Rhythmus der Jahreszeiten. Es ist so schön, wenn die Natur sich immer wieder um einen herum verändert. Auch wenn es sooft regnet bei uns und der Himmel viele Wochen im Jahr grau ist. Aber es tut sich ständig etwas, und das ist lebendig.

Für den Körper ist es immer eine Herausforderung, denn er muss mit den Temperaturschwankungen mitschwingen, und wenn wir älter werden, spüren wir das deutlicher als in jungen Jahren, auch im Knie. Mir geht es zumindest mittlerweile so.

Wenn es so richtig kalt und feucht wird, dann fühlt sich mein ganzer Körper viel steifer an, und ich denke: *Oje, jetzt geht's los mit den Freuden des Altwerdens.* Dabei ist es gar nicht so. Ich hatte schon als Jugendliche häufig Probleme mit dem Ischias und kann mich erinnern, dass ich mich oft wie eine (unfitte) 100-Jährige fortbewegte. Tief gebeugt und ganz langsam, damit die böse Hexe bloß nicht wieder hinten ins Kreuz schießt. Da habe ich auch gemerkt, wie sehr die Wahrnehmung vom Altern mit Beweglichkeit zusammenhängt. Wenn man sich nicht rühren kann oder jede Bewegung wehtut oder auch nur einzelne Körperteile, dann fühlt man sich einfach alt, nicht funktionstüchtig und auch nicht so lustig. Kein Platz mehr für Wind unter den Flügeln. Ständiger Schmerz ist ein unglaublicher Stress, der auch schlechte Laune macht.

Umso wichtiger ist es, auch und gerade, wenn es zwickt und wehtut, in Bewegung zu bleiben. Gerade chronische Erkrankungen können uns ganz schön ausbremsen. Es sind ja nicht nur die Knie. Anderen macht vielleicht Luftnot zu schaffen oder Diabetes oder auch eine Herzerkrankung. Das führt ganz oft dazu, dass wir uns dann nach dem Aufstehen gleich wieder in den Sessel zurückziehen. Es könnte ja durch die Bewegung alles noch schlechter werden.

Dazu gibt es ein ganz klares Zeichen. Wissenschaftler von der Harvard-Universität in Boston/USA haben über 30 Jahre hinweg Erwachsene und ihre Bewegungsgewohnheiten beobachtet und auch Todesfälle gezählt. Das Ergebnis: Bewegung nützt langfristig etwas, wenn man sie sich regelmäßig verschafft, und zwar egal, wie viel man trainiert. Dazu zählen der hier schon öfter erwähnte flotte Spaziergang, Yoga, Tanzen (Vorsicht!) oder vier Sätze eines dreiminütigen Work-outs mit dem eigenen Körpergewicht, also zum Beispiel Sit-ups, Planks, Kniebeugen oder Liegestütze. Im Internet gibt es dazu unzählige Anleitungen. Wer dann pro Woche auf 150 bis 300 Minuten Action kommt, ist gut dabei und verringert das Risiko, vorzeitig zu versterben, um 23 Prozent.

Übrigens: Nach zwei bis drei Monaten haben Sie sich dran gewöhnt. Dann ist es wie beim Zähneputzen. Wenn Sie morgens ohne Ihre Bewegungseinheit das Haus verlassen oder abends ohne ins Bett gehen, fühlt sich irgendetwas nicht in Ordnung an.

Aber bloß nicht so!, oder: Was wir von Männern nicht lernen sollten!

Bei vielen Frauen in meinem Alter stelle ich fest, dass sie meinen, genug für sich zu tun, wenn sie es so halten wie ich: also ein bisschen nach dem Lustprinzip verfahren, aber durchaus etwas Selbstdisziplin aufbringen und regelmäßig mal etwas Anstrengendes unternehmen (Muskeltraining, puh!). Es gibt natürlich auch ein paar Supersportlerinnen, die jedes Jahr auf einen Marathon trainieren und dreimal die Woche im Fittie ihre Muskeln spielen lassen. Im Großen und Ganzen also alles relativ vernünftig, mit ein bisschen Luft nach oben – gibt es ja immer.

Bei Männern habe ich ganz andere Beobachtungen gemacht: Die eine Variante betrifft den Gelegenheitssportler, der eher untrainiert ist, aber hin und wieder ordentlich auf die Tube drückt.

Das ist ein Verhaltensmix, der bei Sportmedizinern kurzzeitig den Blutdruck nach oben treibt, weil er eher gesundheitsschädlich ist. Diese Art des »Sportlers« verfügt in aller Regel über ein sensationell positives Selbstbild bezüglich seines Fitnesszustands.

Ohne genaue Zahlen nennen zu können, bin ich mir relativ sicher, dass dieser Typus bei Männern in unserem Alter (also 40plusplus) relativ häufig vertreten ist. Sie kennen womöglich auch einen.

Ein typischer Spontansportler ist Tobias. Er würde sich, da bin ich mir ziemlich sicher, als einigermaßen sportlich bezeichnen. Das schließe ich daraus, dass er ein sehr positives Bild von seinem Körper hat, obwohl ihm seine Ärztin letzthin Fettleibigkeit diagnostiziert hat. Im Medizinerjargon heißt das Adipositas und hört sich gleich eleganter an. Tobias fand, dass die Ärztin sich wirklich etwas trauen würde. Dabei ist es nicht so, dass man ihm seine schlappen 20 bis 30 Kilo Normalgewichtplus nicht ansehen würde. Besonders plastisch ist dieser Anblick, wenn wir unsere besagte Fahrradrunde mit Freunden um den See drehen. Dabei handelt es sich um 40 Kilometer bergauf und bergab, also fast Marathonformat – nur eben auf dem E-Bike. Zum Termin erscheint Tobias immer in ebenfalls besagtem Lycra-Outfit. Sie kennen vermutlich die körpernahe Kleidung von Rennradfahrern, die auch dem Freizeitsportler Windschnittigkeit verleihen soll. Die leuchtenden Farben und auch Muster dieser Textilien sind vermutlich von den Herstellern weniger aus ästhetischen Gründen so gewählt, sondern vielmehr, damit sie eine gewisse Sicherheit bieten. Jeder Autofahrer macht um eine in Kreischfarben leuchtende, sich mehr oder wenig zügig fortbewegende Textilpelle einen weiten Bogen und überfährt sie nicht. Interessant ist, dass man in diesen hautengen Outfits bis zu 30 Kilo Übergewicht verstauen kann, ohne dass eine Naht reißt. Wunder der Technik! Dadurch wird aber wahrscheinlich auch die Erkenntnis behindert, dass man tatsächlich zu viele Kilos auf die Waage bringt. Nach dem Motto: *Wieso, ich pass da doch rein.*

Wahrscheinlich bin ich nur neidisch. Es ist ja toll, dass sich ein Mensch immer noch so fühlen kann wie mit jugendlichen 80 Kilo, obwohl er mittlerweile 110 davon auf die Waage bringt.

Der Gegenpol zu Tobias ist mein Mann, Pete. Dieser Typus ist nicht ganz so häufig wie der Spontansportler, weil er in der Regel schon über viele Jahre Trainingserfahrung verfügt. Außerdem ist mein Mann Australier und stammt – um ein gängiges, aber stimmiges Klischee zu bedienen – aus der sportbegeistertsten Nation überhaupt. Während viele Männer in seinem Alter zu Typ 1 neigen, also das Regelmäßige beim Körperlich-aktiv-Sein eher vernachlässigen, dafür aber mit großer Autorität die sportlichen Leistungen von Profis im Fernsehen verfolgen (»Sag mal, kann der überhaupt was?!«), würde ich meinen Mann eher als etwas »Sport-auffällig« bezeichnen. Das ist kein gängiger Begriff aus der Sportpsychologie, aber vielleicht wird daraus noch einer. Pete fährt jeden Tag mit dem Mountainbike zur Arbeit, das sind schlappe 20 Kilometer one way. Früher ist er auch schon mal 50 Kilometer jeden Morgen gefahren und dieselbe Strecke abends wieder zurück. So weit, so gut. Wenn er aber heute abends bei uns zu Hause eintrifft, scheint er noch über Restenergien zu verfügen. Dann joggt er gerne noch zum Pferdestall (ja, an dieser Stelle: Wir sind eine Pferdefamilie) und mistet da aus.

Echt jetzt? Da fühle ich mich natürlich gleich komplett unsportlich. Es ist so: Wenn mein Mann morgens die Augen aufschlägt, ist er im Bewegungsmodus und scheut keine Belastung. Ob das so gesund ist, ist fraglich, aber er sagt, dass seine ganze Kraft und Ausdauer aus dem Sport kämen. Und ihm geht es gut damit. Vielleicht ist es bei ihm so wie bei den Leuten, die sich auf einen Marathon vorbereiten. Unter Sportmedizinern gilt Letzterer als wenig gesundheitsförderlich. Die Vorbereitung darauf ist es aber schon, weil das Training so viele positive Effekte für das Herz, das Immunsystem und die Bänder hat.

Bewegung/Action – Ihr persönliches Bonusheft

In Bewegung zu kommen, ist wirklich eine der schlauesten Entscheidungen, die wir für uns treffen können, wenn wir uns ein langes, gesundes Leben wünschen (neben einem Sack voll Geld natürlich, aber das ist ein anderes Thema). Sie ist womöglich sogar die schlaueste, auch wenn es gerade im Hinblick auf ein gesundes langes Leben noch ein paar Weichenstellungen mehr gibt. Wir werden im Laufe dieses Buches noch darauf kommen, versprochen.

Heute empfehlen die allermeisten Ärzte ihren Patientinnen Sport jedenfalls als rezeptfreies Heil- und Hausmittel zur Vorbeugung verschiedener Gebrechen. Weil sie dieses aber nicht bequem in der Apotheke kaufen können, sondern selbst in die Gänge kommen müssen, kommen hier acht Supergründe und Aufrafftipps. Da haben selbst das Wetter, Termine und der Schweinehund nichts mehr mitzureden.

1 Kurz reicht auch

Ist das nicht schön? Vor noch nicht allzu langer Zeit umfassten die Empfehlungen für Sport so viele Minuten oder gar Stunden, dass wir schon beim Lesen dachten: *Ach ne, die Zeit hab ich nun wirklich nicht. Wie stellen die sich das eigentlich vor? Ich hab ja auch noch etwas anderes zu tun, als mich um meinen Sport zu kümmern.*

Lange galt für die meisten Fitnessanleitungen beispielsweise, dass eine Bewegungseinheit, die etwas bringen soll, mindestens 30 Minuten täglich dauern müsse. Und in den Leitlinien der WHO von 2010 hieß es etwa, dass vor allem Ausdauerbelastungen – also alles, wobei wir aus der Puste kommen – mindestens zehn Minuten dauern müssten, damit sie überhaupt eine Wirkung auf die Gesundheit entfalten könnten.

Am Deutschen Zentrum für Herz-Kreislauf-Forschung (DZHK) wird seit einigen Jahren intensiv dazu geforscht, dass sich auch mit kürzeren Trainingszeiten viel Gutes bewirken lässt. Und so weiß man heute, dass jede Minute zählt. Mittlerweile wurden die Zeiten also deutlich entschlackt: Acht (in Zahlen: 8!) Minuten Ausdauertraining pro Tag sind beispielsweise für Menschen mit Übergewicht hundertmal besser als 8 Minuten auf der Couch. 8 Minuten zügiges Spazierengehen, flottes Nordic Walking oder Radeln reichen aus, um das Risiko für Herz-Kreislauf-Erkrankungen um bis zu 20 Prozent zu verringern. Da ich mittlerweile Expertin für gesunde Kurzzeitmaßnahmen bin, mit denen wir mehr Schwung, Energie, Gesundheit und Spaß in unser Leben bringen können (gerne können Sie im Anhang nachgucken, was ich dazu alles in Buchform verewigt habe ;-)), weiß ich: Nicht nur in 7, nein, auch in 8 Minuten etwas für sich zu tun, ist wirklich machbar, auch bei einem sehr gut gefüllten Terminplan.

Dabei sollten wir allerdings schon mal kurz aus der Puste und am besten ins Schwitzen kommen. Vor allem unserem Herz tun (auch kurze) Anstrengungen gut, es wird besser durchblutet, es kommt nicht so schnell zu Verkalkungen in den Arterien, und damit sinkt auch das Risiko für einen späteren Herzinfarkt. Das liegt daran, dass sich durch regelmäßige Bewegung, bei der wir uns etwas anstrengen, die Blutzucker- und Blutfettwerte ausbalancieren. Da sieht man doch plötzlich das bisher nervige Dem-Bus-Hinterherrennen in einem ganz anderen Licht. Ein besonderes Plus bei Ausdauerbewegung ist übrigens die Langzeitwirkung auf den Blutdruck. Das funktioniert so: Wenn Sie zügig spazieren gehen oder Rad fahren oder schwimmen, dann steigt Ihr Blutdruck. Die Blutgefäße werden weit gestellt, damit das Herz das Blut und den Sauerstoff, den wir für die Anstrengung benötigen, gegen einen kleineren Widerstand durch den Körper pumpen kann. Diese blutdrucksenkende Wirkung kann nach der Bewegungseinheit Stunden oder sogar bis zu einem

Tag lang anhalten. Wenn Sie also unter leichtem Bluthochdruck leiden sollten, ist tägliche Bewegung, die Sie etwas aus der Puste bringt, ideal, um wieder in den Normbereich zu kommen.

Natürlich werden dabei immer auch Muskeln, Knochen, Sehnen, Gelenke und Bänder gestärkt, eine prima Vorbeugung vor schlimmeren Folgen wie Unfällen, Zerrungen oder gar Knochenbrüchen – sollten Sie beispielsweise bei einer Modern-Jazz-Schnupperstunde mal Hüft- oder andere Schmerzen ereilen.

2 Wir können gleich anfangen

Falls eine Ihrer Lieblingsausreden lautet, dass Ihnen etwas wehtue oder dass Sie ja keine 25 mehr seien, dann ist die Geschichte der Triathlon-Oma vielleicht etwas für Sie. Sagt Ihnen diese Sportart etwas? Beim Triathlon bringen Menschen oft bei großer Hitze – die Wettkämpfe finden im Sommer und Frühherbst oder an ziemlich warmen Austragungsorten statt – Höchstleistungen, die alle eine Gemeinsamkeit haben: Bis man sie vollbracht hat, dauert es sehr lange. Triathletinnen schwimmen sich über 3,8 Kilometer lang warm, radeln dann 180 Kilometer und laufen anschließend noch mal 42,2 Kilometer.

Die deutsche Triathlon-Oma kam zu ihrem Namen, weil sie mit 47 Jahren ihre erste Langdistanz absolvierte, danach wurde sie zweifache Europameisterin und nahm auch am Ironman auf Hawaii teil. Hier rannte sie zwischen Lavafeldern und schwamm mit Delfinen um die Wette. Inspiriert wurde die langjährige Hausfrau und Vierfach-Mama von ihrem jüngsten Sohn, der damals schon erwachsen war. Interessanterweise verabschieden sich Triathlon-Profis mit Ende 30 in der Regel aus diesem Sport. Heidi Fleischhauer dagegen hörte nach einem Wettkampf ihres Sohnes mit dem Rauchen auf und verbrachte von da an 20 Stunden pro Woche auf dem Rennrad (dieses Sohnes), im Wasser oder in ihren Laufschuhen. Alles ohne Trainingslager und Trainingsplan, bei gutem Wetter radelte sie, bei schlechtem lief sie. Ihre Begründung: Nur eine der drei Sportarten zu machen, wäre ihr zu langweilig gewesen. Aufgeschrieben hat diese tolle Geschichte ihr Enkel für die *Süddeutsche Zeitung.* Wenn er seine Oma anruft, sprechen sie als Erstes über ihr gemeinsames Hobby: Triathlon. Heute macht sie außerdem noch Pilates und Yoga. Ein Satz ist mir aus der Geschichte besonders hängen geblieben: »Außerdem hat sie [meine Oma] mir gezeigt, dass es nie zu spät ist, neue Dinge auszuprobieren.«

3 Bewegung steht uns

Jede Art der Bewegung, bei der wir unsere Muskeln spielen lassen, bringt uns besser in Form. Das liegt daran, dass die Muskeln einerseits wachsen und uns erhalten bleiben, wenn wir sie benutzen. Andererseits sinkt dadurch der Körperfettanteil. Sie erinnern sich? Das hatten wir oben schon mal zum Thema Sport und Abnehmen. Unsere Silhouette wird fester und straffer, und wir verbrauchen mithilfe unserer Muskeln auch mehr Kalorien, und das sogar, wenn wir sitzen und schlafen. Doch, wie gesagt, dazu müssen diese Muskeln regelmäßig (!) bewegt werden. Sobald Sie sich nicht mehr rühren, weil Sie denken, Ihnen reicht Ihre Muskelmasse, verdünnisiert sich diese ganz schnell wieder. Ohne Bewegung keine Muskeln, ganz einfach zu merken. Bewegung ist deshalb eine prima Abnehmhelferin und unterstützt Sie dabei, ein gesundes Gewicht zu halten (!).

Granfluencerin Erika Rischko ist hier ein echtes Vorbild. Der Instagram- und TikTok-Star ist in seinen flotten Achtzigern und mit seinen zwei künstlichen Knien fitter als viele deutlich jüngere Frauen. Wenn sich das für Sie alles etwas neudeutsch anhört, hier die Übersetzung: Frau Rischko zeigt auf Facebook, Instagram oder TikTok, wie aktiv sie ist, wie viel Spaß sie am Leben hat und dass sie fit wie mehrere Paare Turnschuhe ist. Dabei hat sie erst mit 55 Jahren angefangen, in einem Fitnessstudio zu trainieren. Im Lockdown radelte die Mutmacherin auf ihrem Bike zu Hause. Sie trainierte auf der Matte, mal mit Hanteln oder Faszienrollen, mal nur mit Eigengewicht, und stellte

Tanzvideos von sich und ihrem Mann ins Netz. Das hat ihr allein auf TikTok mehr als 1,7 Millionen Follower (Stand: Januar 2024) eingebracht, und diese Zielgruppe (64 Prozent sind zwischen 16 und 24) ist normalerweise unverdächtig, sich übermäßig für Senioren und ihre Freizeitbeschäftigungen zu interessieren. Außerdem fanden amerikanische TV-Programmplaner die aktive deutsche Seniorin offenbar so toll, dass sie sie als Gast in die Sendung *Good Morning America* im US-Fernsehen einluden. Das Motto der rheinischen Frohnatur, die sich immer von ihrem Mann Dieter – wenn er nicht gerade mit ihr tanzt – oder ihrer Tochter filmen lässt: »Je öller, je döller« (auch nochmal auf Hochdeutsch: »Je älter, umso verrückter«).

4 Bewegung kann mehr als jedes Medikament

Der Vollständigkeit halber kann ich als Ärztin natürlich nicht auf die Aufzählung der vielen weiteren gesundheitlich wertvollen Vorteile von Bewegung verzichten. Die wichtigsten hier im Telegrammstil. Sie dürfen Sie sich trotzdem merken, und vielleicht motiviert der eine oder andere Bonus Sie dann noch ein Stückchen mehr, auf dass Sie in Bewegung bleiben oder (wieder) kommen. Jeder einzelne Bewegungsvorteil ist ein Grund dafür, dass Sie nach dem Lesen dieses Kapitels eine Pause einlegen, sich die Schuhe anziehen und sich draußen bei einer Runde flottem Gehen den Wind um die Nase wehen lassen:

Wenn wir uns jeden Tag bewegen, am besten immer auch an der frischen Luft, stärkt das nachweislich unser Abwehrsystem. Wir fangen uns nicht mehr so schnell einen Virus ein, weil sich durch die körperliche Aktivität die Anzahl und Aktivität der sogenannten Killerzellen erhöht. Diese bekämpfen Viren und Tumorzellen. Auch körpereigene Abwehrstoffe werden vermehrt produziert.

Sind wir tagsüber viel aktiv und machen immer wieder bewegte Pausen vom Herumsitzen, fühlen wir uns körperlich ausgelastet und sind abends müde. Schlafmediziner sprechen hier von einem »gesunden Schlafdruck«, dadurch verbessert sich auch die Qualität unserer Nachtruhe. Weil Schlafstörungen oft die Folge von zu viel Stress sind und der durch die Bewegung besser abgebaut wird, haben wir so die Chance auf mehr Schlaf am Stück.

Noch ein Vorteil: Für unser Gehirn bringt es nicht nur etwas, wenn wir einen »aktiven kognitiven Lebensstil« pflegen, also Radio hören, puzzeln oder ins Museum gehen. Die Kontrollzentrale im Kopf liebt neben lebenslangen geistigen Herausforderungen auch körperliche Bewegung. Das hilft, eine Art neuronales Polster oder, wie Wissenschaftler es nennen, eine »kognitive Reserve« aufzubauen. Seriöse Gehirnforscher verweisen dabei gerne auf das ganz normale Leben als Trainingsfeld. Krankheiten wie Demenz lassen sich so zwar nicht heilen, aber Spaziergänge, genauso wie Treppensteigen, Gartenarbeit, Radfahren und natürlich auch Sport, können einen alterungsbedingten Abbau der Hirnleistung verlangsamen. Das sind doch alles wunderbare Argumente, oder? Hier habe ich noch zwei:

5 Sport schenkt uns Jahre

Sie können sich ein paar – und mit »ein paar« meine ich eventuell sogar ganz schön viele – Lebensjahre zusätzlich schenken, wenn Sie regelmäßig aktiv sind. Die vermehren sich sogar noch, wenn Sie auch sonst auf einen gesunden Lebensstil achten. Dazu gibt es beeindruckende aktuelle Zahlen. (Sehr fleißige) Forschende aus Illinois in den USA haben zu diesem Zweck über acht Jahre hinweg die Daten von 700 000 ehemaligen Angehörigen des Militärs ausgewertet. Diese Gruppe eignete sich besonders für die Untersuchung, da regelmäßig ihre Gesundheit gecheckt wurde. Die jüngsten der Teilnehmenden waren 40, die ältesten 99 Jahre alt. Logischerweise kam da einiges an Zahlenmaterial zusammen.

Hier das Positive: 40-jährige Männer mit einem sehr gesunden Lebensstil konnten demnach im Schnitt 24 Jahre aufsatteln, Frauen im gleichen Alter 23 Jahre.

Wie sind die Forscher darauf gekommen? Berechnet wird bei solchen groß angelegten Studien, in denen es ums Altern geht, immer das Sterberisiko durch bestimmte Begleitumstände. Zwei Risikofaktoren haben sich dabei als besonders lebenszeitverkürzend herausgestellt. An Platz eins steht tatsächlich zu wenig körperliche Bewegung, das sogenannte neue Rauchen. Gleich danach auf Platz zwei ist das echte, also das Tabakrauchen an der Reihe. Jeder Risikofaktor verkürzt die Lebenszeit um 30 bis 45 Prozent. Wer unter den Befragten dann noch abhängig von Schmerzmitteln war und ständig gestresst, zu viel und zu regelmäßig Alkohol trank, sich ungesund ernährte und schlecht schlief, schadete sich noch mehr. 20 Prozent der Lebenszeit gingen hierbei zusätzlich über den Jordan.

Was vielen Menschen hierzulande, also in Deutschland, offenbar nicht klar ist – auch das wurde auf dem Kongress im Sommer 2023 diskutiert, als diese sogenannte Veteranenstudie vorgestellt wurde –, ist, wie stark Übergewicht, zu wenig Bewegung, Tabakkonsum und ungesunde Ernährung das Risiko für Krebserkrankungen erhöhen.

Ich fand nun nicht die Negativ-News besonders spannend, sondern, dass die Forscher sich nach der ganzen Rechnerei auf ein positives Fazit festlegten. Das lautet so: Wir können *jederzeit* unsere Lebenserwartung wieder erhöhen, sobald wir einen oder zwei dieser lebensverkürzenden Faktoren verändern. Logischerweise funktioniert das natürlich besser, je früher wir damit loslegen. Aber auch Menschen, die mit 50 oder 60 anfangen, Sport zu treiben und beispielsweise mit dem Rauchen aufhören, können sehr viel Gutes für sich und ein Leben tun, das sich besser anfühlt. Außerdem können sie ihr Krebsrisiko um bis zu 40 Prozent senken. Das ist doch etwas!

6 Sport ist der beste Lebensverlängerer

Ja, diese Sportarten gibt es. Genauso, wie es welche gibt, die besonders gut für die Psyche und die Stimmung sind. Demnach machen besonders Mannschaftssportarten glücklich. Eigentlich logisch: Wir kommen mit anderen Menschen zusammen, die die gleichen Interessen haben wie wir. Und weil wir im Grunde alle soziale Wesen sind, tut uns das gut. Natürlich, das muss ich an dieser Stelle betonen, sollte es sich um einen Sport handeln, den man einigermaßen beherrscht, und nicht um einen, wo man hinterher schmerzverzerrt und sein Hörgerät in der Hand statt im Ohr raushumpelt. Aber es ist doch eine spannende Erkenntnis, dass bestimmte Sportarten, die man mindestens zu zweit ausüben muss, unsere Lebenserwartung in besonderem Maße erhöhen.

Im Rahmen der sogenannten *Copenhagen City Heart Study* haben Forschende 25 Jahre lang die Lebensdauer von Tausenden gesunden Erwachsenen untersucht, die regelmäßig bestimmte Sportarten betrieben. Spitzenreiter in Sachen »mehr Lebensjahre« war hier weder Joggen noch Nordic Walking, was ja von Ärzten gerne empfohlen wird. Nein, tatsächlich brachte Tennis 9,7 Jahre mehr, und auch Badminton punktete mit 6,2 Jahren.

Wieso das denn? Jetzt könnte man einwenden, dass diese Sportarten doch auch verletzungsintensiv seien. Was ist, wenn man auf einen Ball tritt oder einen Schläger gegen den Kopf bekommt? Tja, das läuft dann wohl eher unter »Pech gehabt«.

Sogar Fußball bringt 4,7 Jahre, im Gegensatz zum Joggen, das trotz ärztlichem Lieblingsstatus nur mit 3,2 Jahren mehr zu Buche schlägt.

Der erfolgreichste Tennisspieler Deutschlands – wohlgemerkt, in der Gruppe der über 85-Jährigen – war im Sommer 2023 Herbert Althaus aus Brühl. Er ist Weltmeister, Europameister und Weltranglistenerster, spielt schon eine ganze Weile Tennis und ist offenbar fit wie ein Flummi. Nächstes Jahr wird er 90 und spielt dann in einer Altersgruppe, in der die Teilnehmer naturgemäß immer weniger werden.

Wenn ich solche Geschichten lese, begeistert mich das. Wie cool sind die Triathlon-Oma, die fitnessbegeisterte Frau Rischko und dieser Herr in Tennisweiß? Und wie lebendig!

7 Sport macht glücklicher als Geld

Es gibt Hunderte von Studien, die zeigen, wie gut Bewegung gegen Stress hilft. Aber das wissen Sie vielleicht aus eigener Erfahrung. Sollten Sie noch über eine klitzekleine Sporterinnerung verfügen, wie es sich angefühlt hat nach einer Runde an der Luft und auf dem Rad oder einem längeren Spaziergang, dann kennen Sie das gute Gefühl, das sich dabei einstellt. Selbst Menschen mit behandlungsbedürftigen Depressionen oder Angststörungen können sich deshalb selbst gut begleitend mit Bewegung behandeln und sollten das eigentlich alle von ihren Ärzten auf Rezept bekommen. Außerdem sind Menschen, die sich fit und wohl in ihrer Haut fühlen, oft selbstbewusster und trauen sich mehr zu. Gucken Sie sich ruhig mal an, was Erika Rischko mit ihrem Dieter da auf Instagram treibt, und lassen Sie sich inspirieren. Wer regelmäßig Sport macht und am Tag viel steht und geht, sieht sich selbst oft in einem freundlicheren Licht. Und das unabhängig vom Alter.

Forscher von den Universitäten in Yale und Oxford haben zu dem Thema über 1,2 Millionen US-Amerikaner befragt und kamen zu dem Schluss, dass die körperlich Aktiven unter den Teilnehmenden sich selbst als deutlich besser drauf einschätzten als die, die sich weniger Bewegung gönnten. Dabei zählten alle körperlichen Aktivitäten, bei denen wir manchmal außer Atem kommen, von Rasen mähen über Kinder hüten und Hausarbeiten erledigen bis hin zu Kniebeugen und Liegestützen, Rad fahren oder laufen.

Die zentralen Fragen drehten sich darum, wie oft sich die Befragten im Laufe des vergangenen Monats unwohl gefühlt hatten, zum Beispiel wegen Stress, Niedergeschlagenheit oder emotionaler Probleme. Dann, wie viel sie im Jahr verdienten und wie viel sie sich bewegten. So kamen die Forscher auf eine Formel, wie sich persönliches Glück finanziell messen lässt: Wer regelmäßig sportelte, war ähnlich mit sich zufrieden wie eine Couch-Potato, die aber im Schnitt 23 000 Euro (25 000 US-

Dollar) im Jahr mehr verdienen musste, um zum gleichen Glücksergebnis zu gelangen.

Allerdings heißt das im Umkehrschluss nicht, dass wir immer glücklicher werden, je mehr Sport wir machen. Das kann sogar das Gegenteil bewirken. So zeigten Teilnehmende, die mehr als drei Stunden pro Tag Sport trieben, sogar eine schlechtere mentale Verfassung als diejenigen, die eine ruhigere Kugel schoben.

Ich habe die Erfahrung gemacht, dass ich mich schon wohler fühle in meinem Körper, wenn oder weil ich Sport treibe. Und ich höre auf, mich schlecht zu fühlen, weil ich zum Beispiel genervt bin wegen der kaputten Spülmaschine oder weil der Elektriker mir schon wieder abgesagt hat oder weil ich viel zu viele Stunden im Aufnahmestudio, in der Bahn oder vor dem Computer gesessen habe. Für mich ist allein das immer eine Motivation, Bewegung in den Tag einzubauen. Und wenn ich nicht reiten oder schwimmen kann, dann mache ich eben so viel wie möglich zu Fuß. Das Immer-mal-ins-Schwitzen kommen und Acht-Minuten-Gas-Geben geht da ganz einfach, wenn ich Strecken wähle, wo es auch mal ordentlich bergauf geht.

Kurzer Werbebreak für ein bewegtes Leben …

… (ja, und auch für Sport)

- Wir gewinnen an Coolness (der »Triathlon-Oma-Effekt«).
- Wir sehen mit mehr Muskeln und weniger Fett einfach gesünder und frischer aus (der »Erika-Rischko-Effekt«).
- Sport macht uns auch wirklich gesünder, schützt Gefäße, Immunsystem und Gehirn und schenkt uns besseren Schlaf (und noch viel mehr).
- Sport schenkt uns zusätzliche Lebensjahre.
- Sport macht uns zufriedener als ein höheres Jahresgehalt.

I do it my way

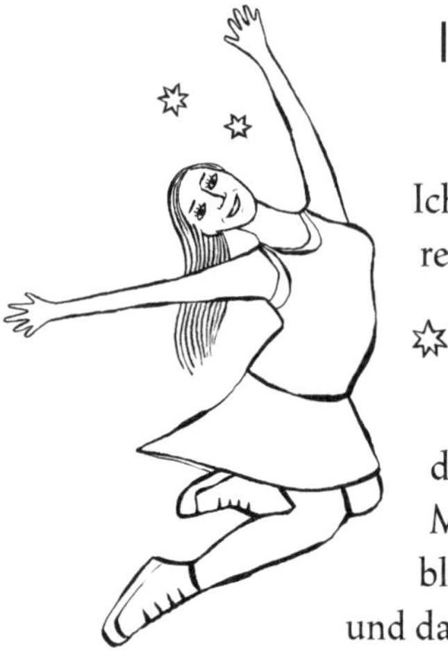

Ich glaube, dass jede und jeder für sich ihren/seinen Dreh herausfinden muss, um in Bewegung zu bleiben. Extreme sind für mich eher nichts, ich möchte mich gerne wohlfühlen. Für mich ist Bewegung deshalb ein bisschen wie Zähneputzen: Man soll es tun, damit die Zähne gesund bleiben. Es ist quasi eine tägliche Pflicht, und das schon, seit ich ein kleines Mädchen war. Ich denke gar nicht mehr darüber nach und mache es einfach. Es bringt nicht immer Spaß, aber ich suche weiter nach dem richtigen, süchtig machenden Sport-Burner für mein Alter, und ich habe ein gutes Gefühl, wenn ich es erledigt habe. So halte ich es mit Bewegung und Sport im Grunde auch. Ich schaue, dass ich mir täglich Beine mache, und jede Woche gönne ich mir zwei Extraeinheiten mit Krafttraining auf meiner Rüttelplatte im Keller oder Yoga, oder ich gehe reiten oder schwimmen. Das mit dem Ballett verschiebe ich aufs nächste Leben, zu risikobehaftet. Gunilla hat ihren Mann im Anschluss an unsere Schnupperkurse übrigens tatsächlich zu einem gemeinsamen Tanzkurs überreden können.

Ich glaube, dass jeder Mensch seinen Weg finden kann, um sich gerne und gut in Bewegung zu bringen. Manchmal muss man dies auch an die aktuellen Gegebenheiten anpassen.

Ich denke, der erste wichtige Schritt ist, sich zu erlauben, nicht sportlich sein zu müssen, sondern vor allen Dingen ein bewegter Mensch. Egal, ob Sie ab jetzt konsequent die Treppen nehmen, jeden Tag wie ich mit oder ohne Hund gehend oder auf dem Rad die Landschaft genießen oder Ihre Einkäufe zu Fuß mit einem kleinen Trolley erledigen – alles zählt. Jeden Tag raus an die frische Luft und mindestens 30 Minuten zügig gehen – gern auch mal bergauf –, das ist ein guter Lebensbegleiter.

Apropos Begleiter: Sport mit anderen macht noch glücklicher! Das Tanzen geht mir natürlich nicht aus dem Kopf, es ist eine Leidenschaft, ich liebe Musik und das Dabei-durch-die-Gegend-Schwingen. Dafür gehe ich jetzt Salsa tanzen. Das ist nicht nur lustig und auch ein bisschen aufregend. Man kommt dabei sogar richtig ins Schwitzen und hat stundenlang getanzt, ohne es zu merken.

Am Ende ist es völlig egal, was Sie für sich finden. Wichtig ist, dass Sie Spaß dabei haben und dranbleiben.

Magic to go

- **Sport auf Rezept:** Das sollte es wirklich geben, keine Therapie oder Tablette hat so viele positive Wirkungen und dazu kaum unerwünschte Nebenwirkungen.
- **Lieber früh als nie:** Den Sport aufs Rentnerinnendasein zu verschieben, ist eine riskante Einstellung.
- **High-Intensity-Training:** 8 Minuten aus der Puste kommen ist hundertmal besser als 8 Minuten auf dem Sofa zu verbringen.
- **Noch mehr Geburtstage:** Tennis und Badminton schenken Ihnen mehr Lebenszeit als Fußball oder das von Ärzten stets empfohlene Joggen.
- **Glücksfaktor:** Wenn Sie eine Couch-Potato sind, müssen Sie 23 000 Euro im Jahr mehr verdienen, um genauso glücklich zu sein wie jemand, der regelmäßig Sport treibt.
- **Sitzstreik:** Sitzen ist das »neue Rauchen« und vertreibt das echte Rauchen von Platz eins der Hitliste der Risikofaktoren für viele Erkrankungen.

6. CONNECTIONS – MIT WEM BIN ICH VERBUNDEN?

Kennen Sie den Song *All You Need Is Love* von Paul McCartney und John Lennon? Die Beatles haben diese unsterbliche Hymne über die Liebe komponiert. Und in dem Refrain steckt eine der größten Weisheiten, die je besungen wurden: Alles, was du brauchst, ist Liebe. Liebe zu den Eltern, den Kindern, der Partnerin, dem Partner, den Großeltern, den Freundinnen, den Nachbarn, den Kollegen … Sie lächeln milde? Fest steht: Gute und tiefe, liebevolle Verbindungen zu anderen Menschen sind die wichtigste Zutat für Glück und Gesundheit bis ins hohe Alter. Sie machen uns, so bestätigt eine der berühmtesten Langzeitstudien zum Glück im Erwachsenenalter, glücklicher und gesünder. Und dabei kommt es keineswegs auf die Anzahl der Menschen an, mit denen wir uns verbunden fühlen, sondern in erster Linie auf die Qualität dieser Beziehungen. Also, klar: Seien wir lieb zueinander – aber wie soll das denn gehen?!

»Stell dir vor, es gab doch noch einen!«, scherzt Christina am Telefon. Ich stutze zuerst. Dann fällt mir ein, dass Christina, eine meiner (Yoga-)Freundinnen, mittlerweile eine fundierte Doktorarbeit schreiben könnte über alle gängigen Partnerschaftsvermittlungsagenturen, auf Neudeutsch: Dating-Portale. Sie hat also »einen Neuen«. Sie kennt gefühlt jede Flirt-App, Single-Börse und Partnervermittlung und ist im Laufe der fortschreitenden Jahre ihres Magic Midlifes ein echter Dating-Profi geworden. Dabei lässt sie sich auch von gelegentlichen Fehlgriffen nicht die gute Laune und den Optimismus nehmen. Irgendwo da draußen steht also wieder ein Mr. Right parat. Und den findet man heute bekanntermaßen nicht mehr in seinem Stadtteil oder Dorf, auf der Arbeit, im Tennisklub oder bei Freunden. Man sucht und findet sich heute im Netz und kann – je nachdem, worauf der Anbieter spezialisiert ist – eine Millionärin treffen (sofern man selbst ein paar Mios auf der Kante hat), einen Hundefreund, einen Sixpack- oder Plauzenträger, eine Vegetarierin oder einen Grillmeister, einen Nichtbindungsfähigen oder eine Wanderfreundin. Man kann auch einen Partner für eine Nacht finden oder eben die letzte oder vorletzte große Liebe.

Christina ist eine Träumerin in Sachen Beziehungen. Das finde ich einerseits erfrischend, weil ich im Laufe des Lebens gelernt habe, eine eher realistische Weltsicht zu pflegen. So erspart man sich unter anderem Enttäuschungen, die beim Aufwachen aus schönen Träumen mit grau melierten Rittern oder erfolgreichen, charismatischen Unternehmern mit locker sitzender Kreditkarte unweigerlich der Fall sind. Realismus finde ich grundsätzlich nicht schlecht – vor allem gepaart mit Humor –, wenn zwei Menschen sich dahin gehend einig sind, dass sie sich im Laufe von gut 20 Jahren Karriere, Kinder, Küche – also, im Bootcamp Familie – gut kennengelernt haben, immer noch schätzen und auf Augenhöhe miteinander verkehren. Klar hauen wir uns an mancher Ecke oder Kante des jeweils anderen auch schon mal an, wir wissen aber auch, was wir aneinander haben. Deshalb gehören mein Mann und ich zu der *einen* Hälfte aller Menschen im Magic Midlife. Wir sind nämlich immer noch verheiratet. Dass das noch so ist, hat natürlich nicht nur mit Realismus, sondern auch mit Glück zu tun.

Christina ist damals ausgestiegen aus ihrem Bootcamp, als sie das Gefühl hatte, sie langweile sich 24/7, ihr Liebesleben fühle sich schal und leer an, und sie das unbestimmte Gefühl hatte, dass da draußen noch etwas, also jemand, Besseres auf sie wartete. Dabei hatte sie nicht gerade das, was man ein langweiliges Leben nennt. Sie war eben ins Magic Midlife Anfang 40 gerutscht, die Tochter kam in die Schule, und sie selbst startete beruflich wieder durch an einem Gymnasium, wo sie Deutsch und Kunsterziehung unterrichtete. Ihr damaliger Ehemann, ein etwas stillerer Dozent für Geschichte an der Uni mit Spezialgebiet »Revolutionen im westeuropäischen Raum«, klassischer Cordhosen- und Brillenträger, netter Typ, dabei vielleicht ein bisschen verpeilt, hatte seiner Familie ein etwas in die Jahre gekommenes Haus gekauft, an dem sie nun herumwerkelten. Und obwohl eigentlich alles gut zu laufen schien mit Karriere, Wunschkind, Mann und Haus, wurde Christina diese Sehnsucht einfach nicht los. Da draußen musste es doch noch mehr als das alles geben. Wobei, was ist schon *alles?*

Auftritt: Ein Zimmerermeister, der das Dach neu machen sollte. Ich kenne ihn nur aus Erzählungen, anfangs begeisterte, später eher dem Realismuscheck zum Opfer gefallene. Aber: Definitiv kein Cordhosen-, sondern Lederjackenträger, mit Pferdeschwanz und Tattoos, sehr muskulös (Typ Handwerkerkalender, wenn es so etwas gibt) und – klar – Motorradbesitzer mit eigenem Bauernhof auf zehn Hektar Grund irgendwo Richtung Berge. Christina macht gerne Nägel mit Köpfen und nahm die Sache sehr ernst. Aus einer Affäre, die vielleicht bei anderen Menschen unter dem Motto »unverbindlicher Handwerkersex« hätte laufen können – liebe Handwerker und Handwerkerinnen, gibt es das eigentlich wirklich, oder ist das so ein superblödes Klischee, bei dem nur jeder theoretisch weiß, was damit gemeint ist? –, wurde für sie die große Romanze, das Abenteuer ihres Lebens, nach dem sie sich so gesehnt hatte. Sie machte sich also schon mal schlau, wo in der Nähe besagten abgelegenen Bauernhofs die nächste Grundschule für ihr Kind lag, wo das nächste Gymnasium, an dem sie arbeiten könnte, und reichte die Scheidung vom stillen Historiker ein. Danach nahm die Geschichte eine überraschende Wendung: Der Zimmerermeister besann sich darauf, dass er noch nicht bereit für eine Beziehung mit einem Kind sei oder einer Lehrerin. Vielleicht ging ihm auch alles zu schnell? Vielleicht war er mehr der Typ für ein- oder dreimal. Man weiß es nicht. Auf jeden Fall verschwand er zügig von der Bildfläche, was Christina veranlasste zu überlegen, zurückzukehren zu dem stillen Dozenten. Allerdings wollte der in der Zwischenzeit auch nicht mehr, blieb in dem ältlichen Haus, werkelte dort weiter und baute seiner Tochter ein Feenhäuschen für die Papa-Wochenenden.

Für Christina begann nun also die Zeit der großen Freiheit. Sie machte erst mal alles, was vorher in ihrer Ehe nicht drin gewesen war. Als Erstes ließ sie sich die Brüste straffen und hie und da nachbessern. Jedes Mal freute sie sich, wenn etwas neu an ihr war, und war sich sicher, dass sie dadurch an Anziehungskraft gewann. Dabei verlor sie nie ihren Optimismus, dass da draußen irgendwo der Richtige auf sie wartete.

Als sie also anruft, um mir zu sagen, dass es »noch einen gab«, weiß ich Bescheid. Ein neuer Mr. Right ist im Anmarsch, hoffentlich findet sie ihr Glück. Denn Liebe hält ja bekanntlich jung.

I love to love

Nun wissen wir aus Hunderten von psychologischen Studien, dass Liebe nicht nur jung hält, sondern auch stark und schön macht. Außerdem gibt es viele Formen von Liebe, die wir Menschen zukommen lassen können. Also nicht nur die zu unserem Partner oder unserer Partnerin, sondern auch zu unseren Eltern und Kindern und auch die zu unseren sogenannten Wahlverwandten, unseren Freundinnen und Freunden.

Wissenschaftler erklären das Gefühl der Liebe mit biochemischen Vorgängen in unserem Körper und neurobiologischen Mustern in der Steuerzentrale in unserem Kopf, also insgesamt ziemlich unromantisch. Trotzdem ist Liebe nachgewiesenermaßen unser stärkstes Gefühl. Wenn Sie ein Kind geboren haben und alles gut dabei ging, können Sie sich vielleicht noch an dieses Durchströmtsein von Glück und das Gefühl von Ich-pass-mein-Leben-lang-auf-dich-auf-du-Superschatz erinnern. Das ist reine Biochemie. Die macht, dass wir gut auf unseren Nachwuchs aufpassen und für ihn sorgen, bis er groß ist, auch wenn das lange dauert, viel kostet und uns öfter mal alt aussehen lässt.

Aber richtig verliebt sein verursacht auch eine – zwar nicht so langlebige – überragende Hormonschwemme. Ich bin neulich aufgewacht und hatte den Traum, fürchterlich verliebt gewesen zu sein. Den Typ kannte ich gar nicht. Es war so ein schönes Gefühl, dass ich davon tatsächlich meinem Mann erzählt habe. Und sagte: »Mist, wenn einem so was in echt passiert, da hat man ganz schön Probleme, überhaupt noch auf sein eigenes rationales Gehirn zu hören. Bei dem Gefühl, das macht einfach süchtig.«

Aber gewiss haben Sie selbst auch schon die Erfahrung gemacht, wie irre gut es sich anfühlt, wenn man frisch verliebt ist. Man wird automatisch (!!) dünner, hat dieses sagenhafte

Strahlen in und um sich und kann sich vor lauter Angeboten kaum retten, weil einen plötzlich alle umschwärmen wie die Fruchtfliegen den Honigtopf. Und das, obwohl man sich bis auf die zwei, drei Pfunde weniger optisch null Komma null verändert hat, dieselbe Frisur trägt und die gleichen Klamotten.

Doch warum macht uns Liebe so stark? Und warum lieben wir eigentlich?

Ein ganz bestimmter Hormoncocktail mit den Zutaten Gute-Stimmungs-Hormone, Entspannungs-Endorphine, Belohnungs-Dopamin und Treue-Bindungs-Oxytocin – die durch das Gefühlshoch, Knutschen und Sex zustande kommen – macht es möglich, dass wir für alle unwiderstehlich sind, auch wenn wir nur in *den* einen oder *die* eine verknallt sind. Wir verströmen gewissermaßen ein körpereigenes Liebesparfum. Logisch, dass so viel Liebe glücklich macht, und das wirkt wie ein natürliches Anti-Aging-Mittel, genauso wie Ernährung oder Bewegung.

Liebe bringt uns zusammen und unterstützt uns – aus biologischer Sicht – dabei, uns fortzupflanzen und Nachwuchs großzuziehen. So sorgen wir dafür, dass unsere Art überlebt. Außerdem hilft Liebe dabei, dass unsere Kinder sicher aufwachsen. Im besten Fall schenkt uns eine liebevolle Beziehung Geborgenheit und Vertrauen und beeinflusst damit unser Wohlbefinden enorm.

Nur verändert sich Liebe im Laufe des Lebens ein bisschen so wie die U-Kurve des Glücks (siehe Seite 10). Am Anfang himmelhoch jauchzend, dann noch romantisch und irgendwann im Ernst des Lebens angekommen, um sich später wieder aufzuschwingen zu einer tiefen, vertrauensvollen Bindung – das alles, sofern man sich vorher nicht getrennt hat oder einer von beiden verstorben ist.

Auf jeden Fall ist Liebe ein extremes Gefühl, kann uns sagenhaft glücklich machen, aber auch zu Tode betrübt. Beziehungstaten und Morden liegt nicht selten eine krankhafte Form von Liebe zugrunde, bei der jede ethische Grundlage über Bord geworfen wurde. Für Wissenschaftlerinnen hat gerade die erste Phase des Verliebtseins auch eher etwas Krankhaftes, tatsächlich ähnlich wie bei einer Sucht. Mit der Zeit normalisiert sich das Rauschhafte der ersten Phase, und die Euphorie lässt nach. Forscher nennen das den »Honeymoon-is-over-Effekt«. Jetzt tickt unser Gehirn auch wieder anders, der Liebes-Hormoncocktail wird neu gemixt im Körper: Unsere Gefühle werden nicht mehr in erster Linie im Lustzentrum im Gehirn verarbeitet, sondern über die Regionen in unserer Steuerzentrale, in denen alle Gefühle entstehen. So kann aus blind machender Liebe eine reifere (und auch vernünftigere) Beziehung werden.

Eins scheint heutzutage jedenfalls gesichert: Wer in einer solchen liebevollen Beziehung lebt, lebt tatsächlich länger. Aber was ist, wenn eine Beziehung nicht mehr funktioniert?

Ewige Liebe?

Seit den 1970er-Jahren sind die Scheidungsraten erheblich angestiegen. Heute »müssen« wir eben nicht mehr zusammenleben, weil wir vielleicht aus wirtschaftlichen Gründen dazu gezwungen sind. Man denke an das Modell Hausfrau und Mutter auf der einen und den berufstätigen, allein verdienenden Ehemann auf der anderen Seite. Da bleiben zwei Menschen oft gezwungenermaßen zusammen, weil eine Scheidung unter Umständen viel kosten kann und womöglich einen oder gar beide Partner in die Altersarmut treibt. Das betrifft in der Regel besonders und meistens die Frau in der Beziehung, die nie oder wenig gearbeitet und in die Rentenkasse eingezahlt hat.

Heute sind wir also meistens zusammen, weil wir es wollen. Frauen sind nicht mehr so abhängig, wie sie es früher mal waren, weil sie heute besser ausgebildet sind und auch mehr verdienen – immer noch nicht so viel wie Männer, aber das ist ein anderes Thema. Und wenn wir uns trennen, werden wir auch nicht mehr so stigmatisiert wie noch in den 1960er-Jahren. Ich erinnere mich, wie eine Nachbarin die Scheidung meiner Mutter kommentierte mit den Worten, dass sie als Witwe ja besser dastände (denn als Geschiedene).

Die Psychologin Janina Bühler hat jüngst in einer Meta-(Übersichts-)Studie mit 165 000 Teilnehmenden nach Antworten gesucht auf die Frage, wie sich die Zufriedenheit mit unserer Beziehung im Laufe der Jahre entwickelt. Eine zentrale Erkenntnis: Nach zehn Jahren haben viele Paare einen Tiefpunkt erreicht. Der ist statistisch ablesbar. Im Schnitt heiraten wir nach drei bis 3,8 Jahren Beziehung, nach sieben Jahren Ehe »haben wir fertig«. Es gibt es also tatsächlich, das »verflixte siebte Jahr«. Jetzt tritt der sogenannte **Coolidge-Effekt** ein, und wir sind in einer Art hormonellem und neurobiologischem Nichts angekommen. Das Belohnungs-Dopamin im Gehirn hat sich verflüchtigt, und wir regen uns darüber auf, dass unser Partner seine Unterhosen und Socken immer auf den Boden schmeißt anstatt in den Wäschekorb oder dass die Partnerin die Spülmaschine falsch einräumt.

Gründe für das Nachlassen des magischen Liebeskitts sind verschiedene: Sex und körperliche Nähe sind nicht mehr so wichtig und aufregend, der Alltag macht sich breit.

Spannend ist bei der Analyse, dass die meisten von uns trotzdem von außen ganz zufrieden auf ihre Beziehung gucken können. Wir finden also, dass es im Grunde ganz gut läuft, was uns allerdings frustriert, ist der Beziehungsalltag. Dazu gehören auch oft Kinder und ihre Bedürfnisse. Sie können, auch wenn das manche hoffnungsvolle Bald- Eltern nicht wahrhaben wollen, der Beziehungszufriedenheit erheblich schaden. Gerade, wenn sie noch kleiner sind und nicht durchschlafen, kann das ziemlich stressig sein, und die Eltern können sich nicht ausreichend (bei mehreren Kindern genauer gesagt gar nicht) um ihre Partnerschaft kümmern.

Trotzdem können Kinder das Zusammengehörigkeitsgefühl in einer Beziehung auch verstärken, genauso wie eine gemeinsame Firma oder der Kauf einer gemeinsamen Wohnung. In der Beziehungsforschung nennt man das das »Commitment-Modell« (deutsch: »Bindung«, aber auch »Verpflichtung«). Doch auch das hat Sprengkraft in sich. Denn diese Modelle können dafür sorgen, dass wir im Alltag nicht mehr so spontan sind. Bei einigen Freundespaaren habe ich mittlerweile den Eindruck, dass sie selten wirklich glücklich miteinander sind, sondern eher in einer Art Schicksalsgemeinschaft leben. Was sie zusammenhält, sind mal die Kinder, mal das Haus. Dabei sind beides eigentlich – bei aller Freude – oft Belastungen. Beim einen die Tilgungsraten, bei denen mit Pubertierenden die Ansprüche und sich stets in neuem Gewand zeigenden Problemchen. Unser deutsches Familienmodell scheint viele von uns auf eine harte Probe zu stellen. Und wo bitte bleibt da die Leichtigkeit?

Es lohnt sich deshalb immer mal zu bedenken, dass wir, wenn es in der Beziehung hakt, immer überlegen sollten, ob das am Partner, an einem selbst oder an den Umständen liegt. Haben wir genug Zeit füreinander, um uns gut um uns zu kümmern?

Was die Analyse allerdings klar macht, auch sie entspricht der U-Kurven-Theorie: Es ist völlig normal, wenn es mit der Beziehungszufriedenheit in den ersten Jahren mal bergab geht. Rutscht die Beziehungszufriedenheit jedoch immer weiter ab, unterhalb eines bestimmten Niveaus, sodass wir uns nicht mehr für ein gutes Paar halten, gibt es oft kein Zurück mehr, und wir gehen auseinander.

Aus und vorbei

Diesen Tiefpunkt haben alle meine Freundinnen naturgemäß erreicht, die sich von ihren ehemaligen Männern getrennt haben. Sie konnten sie allerdings erst verlassen, fällt mir auf, nachdem quasi alles zerstört und am Boden war. Obwohl sie vorher schon so eine Ahnung hatten, dass es vermutlich nicht mehr lange gut gehen würde, hielten sie es teilweise noch Jahre aus, »der Kinder wegen«. Meine Wahrnehmung allerdings ist, dass die Kinder unter belastenden Beziehungssituationen viel mehr leiden als unter einer Trennung. Vorausgesetzt, sie läuft respektvoll ab.

Meine Eltern haben sich getrennt, als ich 19 Jahre war, und sich fortan in einem üblen Rosenkrieg um die Kohle gefetzt. Dass wir Kinder und vor allem mein Bruder damals noch relativ jung waren, hat sie nicht davon abgehalten, sich wüst zu beleidigen und zu keilen.

Meine Schwester war klug und setzte sich nach Italien ab. Ich zog in eine andere Stadt, um dort zu studieren. Trotzdem war die ganze Sache für uns unerträglich. Was besonders schmerzte, war, dass mein Vater in seiner Midlife-Crisis nur Augen für seine neue Frau hatte und wir ihm lästig und unerwünscht schienen. Meine Mutter war überfordert und beschloss auch, sich erst mal vor allem um sich zu kümmern.

Ähnliche Geschichten höre ich auch im Freundinnenkreis immer wieder. Es scheint so, als ob die Mütter von uns »Babyboomern«, die ja in ihren ersten Beziehungsjahrzehnten ausschließlich damit beschäftigt waren, sich um Kinder und Küche zu kümmern und dem Gatten den Rücken freizuhalten (meine Mutter bezeichnete sich immer als »Steigbügelhalterin«), mit der Scheidung endlich Luft bekommen hatten, um dann etwas »über die Stränge« zu schlagen.

Auch das zu beobachten, war schmerzhaft für uns, denn wir

bleiben Kinder, solange wir Eltern haben, und meistens lieben wir unsere Mutter oder unseren Vater, auch wenn Kindheit und Jugend nicht immer super miteinander gelaufen sind.

Auch ich bin davon überzeugt, dass eine Beziehung dynamisch ist. Einer der größten Fehler, den wir machen können, ist, zu viel von unserem Partner oder unserer Partnerin oder uns zu erwarten. Es muss und kann nicht immer alles gut laufen und es muss und kann auch nicht immer alles perfekt sein. Und noch eine schmerzhafte Wahrheit: Niemand kann Gedanken lesen, wir müssen schon den Mund aufmachen, leider. Wenn wir so hohe Ansprüche haben, belastet uns das extrem, und die Enttäuschung und der Frust sind groß, wenn sie nicht erfüllt werden, sodass wir vielleicht gar nicht mehr miteinander sprechen können. Sie kennen das möglicherweise von einigen getrennten Paaren? Manchmal klappt die Kommunikation mit dem Ex noch einigermaßen, meistens ist sie aber eine Katastrophe. Die Kinder werden an den Papa-Wochenenden wortkarg und mit genervten Blicken im Vorgarten übergeben. Das bittere Gefühl bleibt, von seinem Gegenüber um etwas betrogen worden zu sein.

Wenn eine Freundin rüberkommt und mir ihr Herz ausschüttet über den »Blödian, ich kann ihn kaum mehr ertragen!«, pflege ich in aller Regel zu sagen: »Den hast du dir aber ausgesucht.« Es sind ja nicht nur Glücks- und Bindungshormone, die bewirken, dass wir uns zu einem Partner hingezogen fühlen. Es sind auch Erinnerungen und Gelerntes – Psychologinnen sprechen von »unbewussten Mustern«. Oft machen wir es unseren Eltern nach und wählen Altbekanntes, den »Vater« oder die »Mutter« in unseren Partnern und Partnerinnen. Dabei können im Laufe der Beziehung Mechanismen in Gang kommen, die uns gut bekannt sind, uns aber selten guttun.

Hätte ich nicht zehn Jahre Therapie gemacht, wäre ich vermutlich schon dreimal geschieden und wäre – wie Christina –

immer noch davon überzeugt, der Richtige sei nur noch nicht vorbeigekommen. Und ich würde weiterhin als einsame Prinzessin nach einem Mann wie meinem Vater suchen. Glücklicherweise hat es damals bei der Trennung meiner Eltern auch zwischen mir und ihnen ziemlich geknallt, und ich nahm daraus die Erkenntnis mit, dass ich mir durchaus einen jüngeren Prinzen suchen durfte als meinen alten glorifizierten Königs-Vater, außerdem aber auch, dass Männer und Frauen eigentlich nicht so wahnsinnig gut zusammenpassen. Das war sehr erleichternd, ich suchte fortan nämlich nicht mehr nach einem Partner, mit dem ich in perfekter Symbiose leben, sondern nach einem, mit dem es sich leicht und glücklich anfühlen könnte, ohne perfekt zu sein. Als ich das akzeptiert hatte, konnte ich mich auf den Weg machen, mir einen Cowboy suchen und ihn heiraten. Der macht meistens, was er will, und alles auf seine Art, aber trotzdem sind wir ein gutes Team. Dafür muss ich heute halt immer Socken aufsammeln. Es gibt Schlimmeres.

Wenn wir uns klarmachen, dass eine Beziehung sich immer wieder verändert und dynamisch ist, kann uns das sehr entlasten. Trotzdem bleibt es ab und zu interessant, sich auch Gedanken darüber zu machen, wie es wirklich um unsere Beziehungszufriedenheit steht. Dabei hilft es, mal einen Blick auf die sogenannte *Relationship Assessment Scale* (RAS) zu werfen. Das ist eine relativ simple Skala, anhand derer wir unsere Beziehungszufriedenheit überprüfen können. Achtung: Die folgenden sieben Fragen aus RAS können Sie für sich allein beantworten oder, für Fortgeschrittene, auch gemeinsam mit Ihrem Partner. Das ist ganz hilfreich, finde ich, wenn man für sich selbst Klarheit bekommen will, was man sich wünscht, was einem fehlt, wie man es vielleicht »besser machen« oder »besser haben« kann. Jede Frage können Sie mit einer bestimmten Punktzahl »beantworten«. Diese entspricht Ihrem Gefühl, wie Sie Ihre Beziehungssituation wahrnehmen. Und das kann eine hilfreiche Gesprächsgrundlage sein oder auch eine, um sich selbst Gedanken über den Istzustand zu machen und darüber, was jetzt dran sein könnte.

1. Wie gut kommt Ihr Partner Ihren Bedürfnissen entgegen? (1 = überhaupt nicht / 5 = vollkommen)
2. Wie zufrieden sind Sie insgesamt mit Ihrer Beziehung? (1 = sehr unzufrieden / 5 = sehr zufrieden)
3. Wie gut ist Ihre Beziehung, verglichen mit anderen? (1 = sehr schlecht / 5 = sehr gut)
4. Wie oft wünschen Sie sich, diese Beziehung nicht eingegangen zu sein? (1 = niemals / 5 = sehr oft)
5. In welchem Maß hat Ihre Beziehung Ihre ursprünglichen Erwartungen erfüllt? (1 = überhaupt nicht / 5 = vollkommen)
6. Wie sehr lieben Sie Ihren Partner? (1 = überhaupt nicht / 5 = vollkommen)
7. Wie viele Probleme gibt es in Ihrer Beziehung? (1 = sehr wenige / 5 = sehr viele)*

Überlegen Sie bei jeder Frage, was Ihre Antwort darauf beziehungsweise die entsprechende Punktzahl tatsächlich bedeutet. Und was könnten Sie gegebenenfalls (beide) dafür tun, dass die Antworten zufriedenstellender ausfallen? Auf welche Gedanken bringt Sie das?

Jede Frage für sich ist wichtig und lohnt, besprochen zu werden.

* vgl. Hendrick, S. S. (1988). A generic measure of relationship satisfaction. *Journal of Marriage and Family*, 50, 93–98.

Beziehungskillerinnen

Sie erinnern sich an Christina und ihre andauernde Suche nach Mr. Right? Mir ist schon klar, dass ihre Geschichte das Zeug zur Situationskomik hat. Genauso wie viele Geschichten von Frauen im Magic Midlife, die sich auf Partnersuche machen. Das ist nur manchmal genauso witzig (oder unwitzig) wie lustig erzählte Geschichten über Menstruation und Wechseljahrssymptome. Oder über Männer, die plötzlich Rennradfahren anfangen und in Textilpellen herumflitzen, und Frauen, die sich fragen, wie sie an Off-Label-Testosteron kommen, damit alles wieder gut wird.

Aber was stört uns eigentlich? Dass Christina noch immer nicht den Richtigen gefunden hat? Dass sie so lebt, wie sie es will? Dass sie überhaupt an das Konzept »vom richtigen Partner im Leben« glaubt?

Kein Geschlecht muss wohl mehr Witze aushalten als wir Frauen. Dabei sind es genau wir, die häufiger die Scheidung einreichen. Und es sind viele Scheidungen, immerhin geht etwa jede dritte Ehe in die Brüche.

Was für einen Großteil dieser Trennungen verantwortlich zu sein scheint, hat eine Untersuchung an der Stanford-Universität in San Francisco gezeigt, bei der im Zeitraum von sechs Jahren 2500 heterosexuelle Paare befragt wurden. Natürlich spielt die Qualität der Ehe dabei eine wesentliche Rolle. Während frühere Untersuchungen zu dem Ergebnis kamen, dass Männer in ihren Ehen zufriedener sind als ihre Frauen, die das eher nicht sind, gilt dies übrigens nicht für unverheiratete Paare. Hier gibt es offenbar bei beiden mehr Zufriedenheit bezüglich der Beziehungsqualität.

Der Soziologe Dr. Michael Rosenfeld hat im Zuge der oben genannten Studie drei Gründe identifiziert, warum Frauen eher eine (heterosexuelle) Beziehung beenden als Männer.

Grund 1: Unser Gespür für Beziehungsprobleme

Verheiratete Frauen reagieren deutlich empfindsamer auf Beziehungsprobleme als Männer. Eine Begründung dafür, mutmaßt eine andere, ganz frische Untersuchung von der Carnegie Mellon University, könnte sein, dass Frauen zu Beginn einer Beziehung intensivere Liebesgefühle mitbringen, sodass sie enttäuschter reagieren, wenn sie ein Nachlassen dieser Gefühle empfinden. Die Forscher führen das darauf zurück, dass die befragten Männer immer noch so sozialisiert seien, dass sie (Liebes-)Gefühle nicht so gut ausdrücken oder empfinden könnten.

Dass bei Frauen der Liebesschmelz im Laufe einer Beziehung dann schneller dahingeht als bei den Männern, liegt daran, dass sie einfach mehr für die Familie tun (Kinder, Küche – ja, noch immer), während Männer ihr »Privatleben«, also Familienleben verstärkt zum Ausruhen nutzen. Kein Wunder, dass viele verheiratete Männer dann gar nicht verstehen können, was los ist, wenn die Frau »auf einmal« ihre Taschen packt oder ihnen den Koffer vor die Tür stellt. Schließlich haben sie das gemeinsame Leben ja immer als durchweg angenehm empfunden.

Noch ein interessantes Fazit, das die Wissenschaftlerinnen ziehen konnten: Männer wie Frauen fühlen mehr Zuneigung zueinander, wenn sie mal einen Tag »frei« voneinander haben oder sogar länger voneinander getrennt sind. Distanz und persönlicher Freiraum lassen uns einander auch mal wieder wertschätzen, was wir am anderen haben, und mehr füreinander empfinden.

Grund 2: Die Ehe tut vor allem dem Mann gut

In unserem Kulturkreis ist die Ehe auf die Bedürfnisse des Mannes zugeschnitten und verstärkt auch die traditionellen Geschlechterrollen von Männern und Frauen. So sind es immer noch eher Frauen, die ihre Karrieren opfern oder einer Teilzeitarbeit nachgehen, um eine Familie zu gründen und dafür zu sorgen, dass hier alles läuft. Das lässt sich sogar noch bei den progressiven »Millennials« (geboren 1980 bis in die späten Neunziger) beobachten, wo Kinder und Haushalt ebenfalls noch meist im Verantwortungsbereich der Frauen liegt.

Ich denke, jeder hat das gute Recht, nicht nur seinen Partner zu wählen, sondern seine Beziehung so lange zu führen, wie er oder sie es aushält. Aber wirklich so lange, bis gar nichts mehr geht? Im Leben zählt einfach jeder Tag. Und jeder Tag, den ich unglücklich bin, insbesondere wegen meiner Beziehung, ist ein verlorener Tag. Davon darf es im Laufe des Lebens schon mal einige geben, aber wenn es fast nur noch solche Tage sind, ist es vielleicht doch Zeit zu gehen …? Gerade als Frau. Denn gerade notorischer, chronischer Beziehungsstress macht uns kaputt und langsam, aber sicher krank.

Männer haben gesundheitlich betrachtet Vorteile, egal, ob es um ihre Beziehung gerade gut oder schlecht steht. Ein Mann, der beispielsweise nach einem Herzinfarkt in eine häusliche Beziehung zurückkehrt, hat bessere Chancen zu überleben. Er wird ja in der Regel gut umsorgt. Bei Frauen ist das nicht so. Sie verzichten oft auf die Rehabilitation, um schneller zu ihrer Familie zurückkehren zu können und ihren Pflichten nachzukommen. Das kostet Leben.

Also aufgepasst, überlegen wir uns lieber rechtzeitig, ob er (oder sie) es wirklich wert ist.

Grund 3: Machtunterschiede

Macht spielt nicht nur im Geschäftsleben oder in einer Ellbogengesellschaft eine Rolle, sondern auch in Liebesbeziehungen: Wenn wir das Gefühl haben, in unserer Ehe Entscheidungen mitbestimmen und frei handeln zu können, dann wirkt sich das positiv auf die Beziehungsqualität aus. Wichtig scheint dabei zu sein, dass beide Partner bei wichtigen Entscheidungen ihre Bedürfnisse abdecken können. Dann entscheidet die Frau vielleicht darüber, wohin es im nächsten Urlaub geht, und der

Mann, welches Auto angeschafft wird, je nach Interessenslage. Super wichtig sind dabei natürlich Entscheidungen wie, an welchem Ort man den Lebensmittelpunkt wählt und ob beide Partner ihren Beruf voll ausleben können.

Nun könnte man annehmen, dass *der* Partner die Beziehung aufkündigt, der hinterher bessere Chancen hat, wieder eine neue Beziehung anzufangen. Das stimmt aber nicht, denn obwohl sich Männer nach der Lebensmitte leichter damit tun, eine neue Partnerin zu finden, als andersherum, sind es trotzdem die Frauen, die häufiger die Scheidung einreichen. Die Forschenden gehen davon aus, dass die Motivation der Frauen die Unzufriedenheit mit den Machtunterschieden in ihrer Ehe ist und sie deshalb gehen. Egal, wie es hinterher für sie aussieht, Hauptsache: frei.

Rosenfeld kam wie viele andere Forschenden auf dem Gebiet übrigens zu dem Schluss, dass das Konzept der Ehe Frauen einfach weniger zu bieten hat als Männern. Sie sind oft stärker in der Verpflichtung, aber leiden mehr, wenn es nicht gut läuft.

Meine Freundin Natalie folgte mit den gemeinsamen Kindern ihrem Mann nach Brasilien, in seine Heimat. Dieser war schon immer etwas unberechenbar, aber kaum im sicheren Heimathafen gelandet, mutierte er so richtig zum machtbesessenen Despoten. Nachdem ein gemeinsames Haus gekauft war, Natalie sich aber nicht eingewöhnen konnte und äußerte, vielleicht wieder nach Deutschland zurückzuwollen, ging es ab wie in einem Psychokrimi: Eines Tages stand die Polizei vor der Tür und nahm Natalie in Haft. Ihr Mann hatte sie der häuslichen Gewalt beschuldigt. Zwar durfte sie am nächsten Tag wieder gehen, jedoch nicht mehr ins Haus und zu ihren Kindern zurück. Sie jobbte, wie in einem Roadmovie, in einem Café und wohnte in einem billigen Hotel in der Nähe der Schule der Kinder, um diese überhaupt sehen zu können. Eine Kreditkarte besaß dort nur ihr Mann. Freundinnen halfen ihr finanziell aus, damit sie sich eine Anwältin leisten konnte, aber auch die machte ihr keine großen Hoffnungen. Würde sie nach Deutschland zurückgehen, sähe sie ihre Kinder erst mal nicht wieder. Es kam zum Prozess. Und hier fand das Drama ein ebenso bizarres Ende, wie es begonnen hatte. Als Natalies Mann vom Richter aufgefordert wurde, auf die Bibel zu schwören, dass er nichts als die Wahrheit gesagt habe, lenkte dieser als gläubiger Christ ein. Die Angst war wohl zu groß, es sich wegen seiner Lügen mit dem lieben Gott zu verscherzen. Im Anschluss willigte er in die Scheidung ein. Happy End, aber kaum vorstellbar, was sie auf dem Weg dahin durchlitten hat, wie auch ihre Kinder.

Patricia trennte sich von ihrem Mann, als gar nichts mehr ging und sie fast todkrank darniederlag, ausgezehrt von jahrelangen Streitereien und Enttäuschungen. Unerwartet zügig trat ein neuer Partner in ihr Leben, der ihr auch sichtlich guttat. Nur leider stellte sich der so überaus fürsorgliche und engagierte Mann nach einer gewissen Zeit als Klammeraffe heraus, der ihr schier die Luft zum Atmen nahm. Also der Typ, der einen zwar auf Händen trägt, aber einfach nicht mehr runterlässt. Patricia schickte ihn also in die Walachei. Trotzdem schwärmt sie immer mal wieder von ihm, erinnert sich gut an all das Schöne und hadert, ob es wohl die richtige Entscheidung war. Ich kenne das sehr gut, denn eigentlich war ich immer erst über einen Ex-Freund hinweg, wenn ein neuerer, besser zu mir passender Mann in meinem Leben war. Dazwischen gingen die Gefühle immer rauf und runter. Sehr anstrengend.

Tja, da sind wir wieder bei dem Punkt, den folgender (blöder) Witz gut beschreibt: Eine Frau heiratet einen Mann mit der Zuversicht, dass er sich schon ändern wird, während ein Mann eine Frau heiratet in der Hoffnung, dass sie sich nicht ändert. Pointe verstanden? Der Mann ändert sich natürlich nicht, die Frau aber schon, weil sie ihre jugendfrische Taille im Laufe der Jahre verliert … Ja, ein bisschen plump, ich weiß. Trotzdem steckt hierin eine tiefe Beziehungswahrheit: Wenn wir uns einen Partner aussuchen, ist es vorteilhafter, ihn mit offenen Augen zu sehen, so wie er wirklich ist, und uns bewusst zu machen, dass es genau *das* ist, was wir bekommen. Nicht mehr und nicht weniger. Abgesehen von Entwicklungen, die sich in die eine oder andere Richtung bewegen können.

Und seien wir doch mal ehrlich, ewig an den Männern herumverändern zu wollen, ist ja auch nicht fair. Trotzdem wünsche ich mir weiterhin Socken im Wäschekorb und nicht daneben und weiß genau: Es gibt keine Garantie auf ewiges Zusammenbleiben. Und manchmal erwische ich mich bei dem Gedanken, dass doch eigentlich auch ganz spannend sein könnte, was noch folgt, wenn man den Partner wechselte …

Ist da jemand?

Nun sind wir Menschen meistens so gestrickt, dass wir gerne in einer Paarbeziehung leben. Vielleicht ist es aber auch die Gesellschaft, die das vorgibt. Ganz sicher bin ich mir nicht. Aber ich kenne doch sehr viele Getrennte, die sich wieder auf die Suche begeben, wenn sie ihre Trennungswunden geleckt haben und sich bereit für eine neue Partnerschaft fühlen.

Wer sich mit 50 auf den Dating-Markt begibt, muss im Übrigen keine Sorge haben, dass dort Mangelware herrscht. Im Jahr 2021 hat Statista gezählt, dass fast die Hälfte der 50-Jährigen in Deutschland Singles sind, und wiederum die Hälfte von ihnen sucht im Netz nach der neuen Liebe. Im Magic Midlife tummeln sich deshalb fast genauso viele Männer bei den Agenturen wie Frauen. Die Sache hat allerdings einen Haken: Männer im Magic Midlife werden auch öfter von jüngeren Frauen angeschrieben. Und ein 50-jähriger Mann findet womöglich eine 30-Jährige attraktiver als eine Gleichaltrige. Allerdings, und das muss an dieser Stelle mal nachdrücklich betont werden, suchen die jüngeren Frauen in der Regel einen Erzeuger für künftigen Nachwuchs, für den er möglichst genauso großzügig sorgt wie für den, der jetzt bald mit der Schule fertig ist. Während also die 30-Jährige noch ihren Traumprinzen sucht und vielleicht im Bett dafür alles gibt, bis Sky du Mont (aka der grau melierte Held), der anfangs noch tapfer sagt, dass er lieber keine Kinder mehr möchte, er hat ja schon welche, doch einknickt und noch ein-, zweimal nachlegt, muss die Magic Midliferin gucken, wo sie bleibt. Da sie meist schon die Erfahrung gemacht hat, dass die Sache mit dem Prinzen Quatsch ist, und zudem weiß, was sie will und worauf sie keine Lust mehr hat, und auch mit ihrem Körper (meist) sowie mit sich selbst im Reinen ist, schrumpft die Zahl potenzieller Kandidaten weiter. Insofern lohnt es sich, sich ein Beispiel an den Männern zu nehmen und selbst bei jüngeren Semestern anzuklopfen. Man muss ja nicht Jane-Fonda-mäßig gleich bei den 20-Jährigen vorstellig werden.

Wichtig, so eine Umfrage der Online-Partnervermittlung LemonSwan bei ihren Ü-50-Mitgliedern, sei vor allem Ehrlichkeit, also keine Fake-Fotos oder Altersschummeleien oder Vorlieben heucheln, die man gar nicht hat: Als meine Freundin Ludmilla in einem Online-Portal Thomas kennenlernte, tat dieser beim ersten Treffen in einem Restaurant so, als ob er ein großer Wein- und Fischliebhaber wäre. Ludmilla hatte ihm geschrieben, dass dies eine ihrer Leidenschaften sei, und er wollte ihr offenbar gefallen. Die beiden kamen zusammen, ein Kind war unterwegs, und es stellte sich heraus, dass Thomas kaum etwas mehr verabscheute als: ja, Fisch und Alkoholisches!

Andere Freundinnen berichten, dass sie sich, kaum dass sie ihr Date live erspäht hatten, schnell wieder davongemacht hätten, bevor er sie entdecken konnte. Im Auto schrieben sie dann hektisch eine Absage ins Handy. Bloß nicht diesen Deppen!

Oder ich höre, dass anfangs hingebungsvolle Liebhaber sich

plötzlich als bindungsscheue Narzissten entpuppen. Alles nicht so einfach mit dem Online-Daten, man braucht auf jeden Fall gute Nerven. Von dem, was ich so mitbekomme, scheint Daten manchmal lustig und aufregend, manchmal aber auch desillusionierend zu sein – besonders schräg fand ich, dass drei Freundinnen dieselben beiden Männer dateten (»Ach, du auch?«). Für manche Menschen ist Dating offenbar eine Art spezielles (oder kostenloses?) Hobby oder gar Swingerklub …

Was die Umfrage von LemonSwan noch ergab, war, dass die Mitglieder sich *alle* neben Ehrlichkeit bei ihren potenziellen Partnern die Fähigkeit zu einem liebevollen Umgang (77 Prozent) wünschten, zu Zärtlichkeit (66 Prozent) und Eigenständigkeit – das galt bei Männern wie bei Frauen. Gut jede und jeder Zweite gab in der Umfrage allerdings auch an, dass Zeit für sich allein wichtiger geworden sei.

Das Gute ist: Die Singles über 50 haben heute tatsächlich die Gemeinsamkeit, dass sie meistens ziemlich offen sind und nicht mehr groß herumtricksen. Bringt ja auch nix, am Ende steht doch regelmäßig Wein und Fisch auf dem Tisch. Und sie wissen aufgrund ihrer Lebenserfahrung, dass ein Mensch auf den zweiten Blick oft einen anderen, auch durchaus besseren, Eindruck machen kann als auf den ersten. Weshalb sie bei der Partnersuche oft auch dann dranbleiben, wenn das Gegenüber beim ersten Treffen nicht unbedingt den ursprünglichen Vorstellungen entspricht.

Wurde früher nach Aussehen entschieden oder auch nach finanziellem Status, scheint im Magic Midlife die Persönlichkeit eines Menschen wichtiger. Was aber offenbar gar nicht geht für 50-jährige Männer: gleichaltrige Frauen, die nicht gut drauf sind, und Frauen, die eine große Sehnsucht nach Mr. Right hegen (sorry, Christina, vielleicht behältst du es einfach lieber für dich). 50-jährige Frauen hingegen haben null Lust auf einen Mann, der im Alter jeden Cent umdreht (oder umdrehen muss), der keinen Freundeskreis hat und keine Hobbys.

MAGIC WORDS

»Ich glaube, es gibt verschiedene Stufen der Liebe.
Am Anfang steht die leidenschaftliche Liebe.
In der Jugend ist man nur am Konsumieren.
Dann kommt eine Art von Verständnis davon, was Liebe bedeutet.
Zum Beispiel, dass man sich mit der Zeit an den geliebten
Menschen gewöhnt, dass die leidenschaftliche Liebe schwindet.
Später im Leben wird man gelegentlich an die Liebe erinnert.
Man erkennt sie manchmal nur an einem Lächeln oder
einer netten Bemerkung.«

Pattie Boyd (britische Stilikone, Fotografin,
inspirierte ihren Ex-Mann George Harrison zu Something und
Eric Clapton zu Wonderful Tonight; aus: SZ-Magazin, 08.02.2024)

Weiblich, Single, 50

Meine Freundin Astrid hat fast zwanzig Jahre mit einem Rechtsanwalt zusammengelebt, Gerhard. Heiraten war ihnen zu spießig. Es ging ihnen darum, sich jeden Tag frei füreinander zu entscheiden. Das hat auf alle Fälle etwas für sich, finde ich. Gerhard war sehr sozial engagiert und hat viele Pflichtverteidigungen übernommen für Menschen, die sich keinen Anwalt leisten konnten. Astrid machte Karriere als Personalchefin in einem Unternehmen. Mit Kindern klappte es leider nicht, wie sich herausstellte, lag dies an ihm, Grund war eine frühere Erkrankung. Auch zog er sich im Laufe der Zeit sexuell zurück. Trotzdem führten sie eine lebendige, gute Beziehung. Sie kauften ein Häuschen in Südfrankreich und verbrachten Monate damit, es als Ferienhaus herzurichten. Wenn sie heimkamen, zeigten sie Bilder vom Haus, so wie ich früher von den verschiedenen Entwicklungsstadien unserer Töchter.

Irgendwann lernte Astrid bei einer Fortbildung einen anderen Mann kennen, und sie pflegten eine jahrelange Affäre neben ihren festen Beziehungen. Die Jahre gingen ins Land, Gerhard trank mehr, als es ihm guttat, und zog sich immer häufiger nach Frankreich zurück. Astrid wurde mit 40 plötzlich unvermutet schwanger von ihrem Liebhaber, und dann änderte sich alles. Sie wollte das Kind behalten, er nicht, worauf sie sich trennten. Gerhard war schwer krank geworden und verstarb bald darauf. Heute ist Astrid 55 Jahre, hat ihre Tochter Lena allein großgezogen und war kurz versucht, noch einmal einzusteigen in die Suche nach einem passenden Gefährten. Als wir darüber sprachen, sagte sie schließlich: »Weißt du, ich glaube nicht, dass ich zu alt bin, um die Liebe zu finden. Ich habe auch meine Chancen nicht vertan, schließlich hatte ich zwei gute Männer. Vielleicht gibt es da draußen auch noch einen ›Guten‹. Aber, ehrlich gesagt geht es mir so, wie es jetzt ist, prima.«

Klar, manche Frauen sind auch davon überzeugt, dass sie mit 50plus und nach der Menopause im Niemandsland gefangen seien. »Unsichtbar« ist das böse Wort. Außerdem sind da noch die bösen Wechseljahrssymptome, die wir auf lange Sicht nicht einfach wegwünschen können. Da fragt sich frau vielleicht, wie sie sich einem potenziellen Partner gegenüber am besten präsentieren kann, wenn sie doch unter Schlafstörungen leidet, müde und unkonzentriert ist oder ihr Großzehengelenk gerade wieder wehtut. Ich habe das mal meine Freundin Elisabeth gefragt, die tatsächlich recht erfolgreich, also mit Spaß, datet und auch immer mal Sex hat. Sie mache einfach das Licht aus, sagt sie. Der Rest ergebe sich.

Zum Thema »Wechseljahrsbeschwerden« komme wieder ich ins Spiel mit meiner Naturheilkunde. Erstens sind fast alle Symptome gut behandelbar, wenn wir dranbleiben und gut auf uns achten, und die Männer haben außerdem auch ihre Hänger. Außer, Sie haben sich für den 30-Jährigen entschieden. Klar, ich würde wahrscheinlich nicht gerade beim ersten Date mit allen meinen Problemchen ankommen. Und zweitens wissen wir doch jetzt, dass wir gar nicht mehr jedem um jeden Preis gefallen wollen. Und wir sind auch gerade dabei, mit unserem Körper Frieden zu schließen, ihn zu achten, zu hegen und zu pflegen und uns so zu mögen, wie wir sind, mehr oder weniger natürlich schön.

Ich glaube ja, dass Daten in den Wechseljahren und danach deutlich entspannter sein kann als vorher. Wir müssen uns zumindest keinen Stress mehr wegen einer möglichen Schwangerschaft machen, das lästige Verhütungsthema ist irgendwann passé. Endlich können wir Sex wieder unbeschwert genießen (sofern wir darauf Lust haben). Das ist definitiv eine prima Sache, schließlich gelten Sex und Zärtlichkeit als wunderbares Anti-Aging-Mittel …

Die Sache mit der schönsten Nebensache

In einer der ersten großen Studien zum Thema Sex mit über 3500 Probanden entdeckte ein Neuropsychologe vom Royal Edinburgh Hospital, David Weeks, dass uns dreimal Sex pro Woche (wohlgemerkt: guter) bis zu zehn Jahre jünger aussehen lässt. Nehmen wir mal an, das stimmt, dann wissen wir ja, wie es geht. Genug Erfahrung haben wir, und heute können wir auch offen darüber reden, was wir mögen und was gar nicht geht.

Trotzdem ist das mit dem Sex im Magic Midlife so eine Sache. Das kann gut gehen, wie bei meiner Freundin Sabine, die genau wie Christina Dating-Profi ist und auch in Sachen Sex über mehr frische Erfahrungen als beispielsweise ich verfügt. Sie hat mir anvertraut, dass sie seltenen Sex mit ihrem Parttime-Lover schlechter aushalten könne als vorher gar keinen Sex mit ihrem Ehemann. Meine Vermutung ist, dass der Sex jetzt einfach besser ist.

Ich fragte sie auch einmal, ob das nicht seltsam sei mit einem neuen Mann im Bett, es muss doch gefühlt wie beim ersten Mal sein. Außerdem hat sich unser Körper von der Oberfläche her ja eher vergrößert, und wir sind meistens nicht mehr so superknackig – Schwangerschaften und so. Wie geht man damit um?

Da lachte Sabine und neigte sich verschwörerisch zu mir: »Also, wenn du nicht gerade mit einem 20-jährigen Bodybuilder anbändelst, kann ich nur sagen, dass die Männer ja auch nicht mehr taufrisch sind. – Außerdem bin ich, solange ich angezogen bin, mittlerweile ein großer Fan von Shapewear. Mogelt locker drei bis vier Pfund weg.« Klingt einfach und definitiv machbar. Erinnert mich aber ein bisschen an die unangenehme Szene, in der Daniel Cleaver, alias Hugh Grant, als es zur Sache geht, auf die beige Unterhose von Bridget Jones trifft. Peinlich, aber auch wirklich lustig.

Die andere Sache mit Sex ist, dass so manche Frau spätestens nach der Menopause nicht mehr richtig Lust haben kann. Warum? Ganz oft liegt es daran, dass »normaler« Sex einfach wehtut. Meine Freundin Bina beispielsweise hat eine Brustkrebserkrankung überstanden und muss Anti-Östrogene nehmen, damit der Krebs sie hoffentlich in Ruhe lässt. Blöderweise gehört zu den Nebenwirkungen, dass die Scheidenhaut dünner und die Schleimhaut weniger gut befeuchtet wird, mit Folgen, die man sonst eher aus der Schwangerschaft und Stillzeit und von den älteren Ladys kennt: Reizblase, öfter Blasenentzündung und eben Schmerzen beim Sex. Das Problem lernen aber auch viele Frauen kennen, sobald sie ihre letzte Periode verabschiedet haben. Da hilft nur mit dem Partner reden und sich helfen lassen, soweit das geht, mit Zäpfchen, Hyaluron, Gleitmittel & Co. und naturheilkundlichen Ölen mit Sanddorn, Granatapfel oder Johanniskraut. Männern, bei denen es im Alter auch nicht mehr so einfach ist mit Sex und Dranbleiben, hilft der Urologe – und uns allen wie immer Ehrlichkeit und Humor.

Küssen kann man nicht alleine

Kennen sie das Lied von Max Raabe? Wunderbar, man kann auch toll dazu tanzen.

Gute, liebevolle Beziehungen sind ja wirklich viel wert. Die Wissenschaft bestätigt: Wer sich von anderen unterstützt und gut verstanden fühlt, leidet weniger unter Stress. Wir können unserem Liebsten oder unserer besten Freundin das Herz ausschütten, so verarbeiten wir Ärger und alt machende Belastungen besser, wir fühlen uns durch die Bestätigung und den Rückenwind stark, und nichts kann uns so leicht umhauen. Auch unser Immunsystem und unser Herz und Kreislauf haben etwas davon.

Besonders toll für die Gesundheit ist übrigens das Küssen. Forscher gehen davon aus, dass es sogar noch besser für die Gesundheit ist als Sex. Vor allem als Sex, der etwas in die Jahre gekommen ist oder so beschaffen, dass wir mehr Lust haben, dabei unsere Serie weiterzugucken oder in unserem Krimi zu lesen. Menschen, die keinen Sex haben, können es noch gut miteinander aushalten, solange sie liebevoll miteinander umgehen und sich küssen. Wer sich nicht mehr küsse, befände sich allerdings schon auf dem Weg zur Trennung, das sagt der Berliner Psychologe und Autor Wolfgang Krüger. Natürlich handelt es sich dabei nicht um Bruderküsse (sozialistisch), Bussi-Bussi-Küsse (bayrisch), Mafia- (tödlich!) oder Politikerküsse (verlogen oder unpassend).

In den östlichen Heilsystemen wurde das Küssen schon vor über 3000 Jahren als gesundheitsfördernde Handlung beschrieben. Fakt ist, dass bei einem leidenschaftlichen Kuss eine Vielzahl von Wohlfühlhormonen aktiviert und unsere Seele gestreichelt wird, mit einem Gefühl wie nach 25 Gramm Schokolade, nur dass Küssen eben nicht dick macht. Der Puls steigt, der Stoffwechsel wird gepusht, außerdem werden alle fünf Sinne angeregt: Sehen, Tasten, Hören, Riechen und Schmecken. Der

Speichel, den man austauscht (nun ja, bleibt nicht aus), soll auch noch gut fürs Immunsystem sein. Im Gehirn werden Neuropeptide ausgeschüttet, die uns nicht nur sehr froh machen, sondern auch körpereigene Killerzellen wecken gegen feindliche Bakterien und Viren. Gleichzeitig trainieren wir jede Menge Gesichtsmuskeln, das hält den Teint hübsch glatt.

Übrigens: Angeblich kann ein Kuss auch bei der Partnersuche helfen beziehungsweise darüber entscheiden, ob man mit dem oder der Neuen wirklich ernsthaft weitermachen will. Und in langjährigen Partnerschaften wirkt Küssen bindend. Wir schütten das »Kuschel- und Bindungshormon« Oxytocin dabei aus.

Fakt ist, ein Liebesleben und dazu gehört auch Sexualität oder eben Küssen und Kuscheln, ist ein wesentlicher Baustein fürs Wohlbefinden bis ins höhere Alter. Vielleicht nutzen wir unsere Zeit im Magic Midlife nicht mehr so viel fürs Durchturnen des Kamasutras – da macht die Bandscheibe in aller Regel nicht mehr mit –, sondern mehr fürs Zusammensein, sich Spüren und für Zärtlichkeit.

FRANZISKAS MAGIC
DER SECHS-SEKUNDEN-KUSS

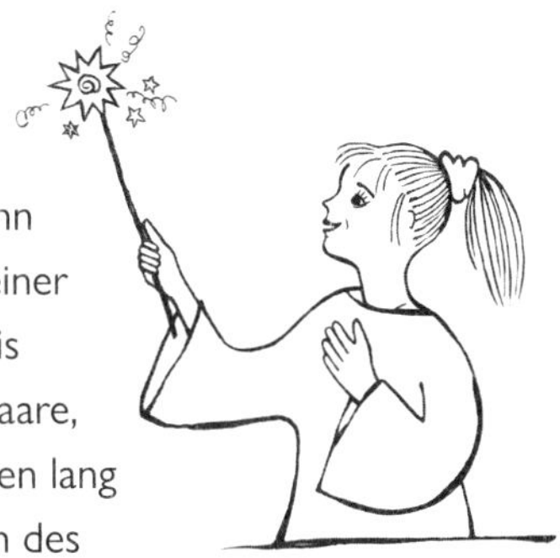

Der US-amerikanische Psychologe John Gottman erforscht gemeinsam mit seiner Frau Julie seit 30 Jahren das Geheimnis glücklicher Paare. Ein schönes Fazit: Paare, die sich zweimal täglich sechs Sekunden lang küssen, produzieren eine gute Portion des Bindungshormons Oxytocin – klingt viel weniger kompliziert als die meisten Psychoübungen, die unser Verständnis füreinander vertiefen und für ein Gefühl der Geborgenheit sorgen sollen. Das ist doch ein sehr einfacher Weg, um seine Beziehung zu pflegen, also ran an den Mann.

Gäste im Hotel Mama

Nicht nur wir werden älter, unser Nachwuchs wird es naturgemäß auch. Gar nicht so selten durchwandern unsere Kinder die Pubertät, während wir Mütter durch die Wechseljahre taumeln und die Papas durch die Midlife-Crisis. Für mich ist dies eine Zeit, in der ich als Mutter mal wieder nicht weiß, was ich kriege. Wer schreit diesmal lauter, und warum eigentlich noch mal? Es erinnert mich ein bisschen an die Phase, als meine drei Töchter so etwa zwei, drei Jahre alt waren. Mir fällt ein, wie Flora einmal geschrien hat wie am Spieß und ich Minuten gebraucht habe, um herauszubekommen, dass ihre Schwester das rosa Lätzchen umhatte und sie »nur« das blaue.

Andererseits hatte diese Zeit auch etwas für sich. Meine Töchter haben noch alles geglaubt, was ich erzählt habe. Heute muss ich eher zuhören. Denn auf eines reagieren »Pubertiere« sehr empfindlich, nämlich auf Vorschriften, Ratschläge oder gar das Einfordern von Gehorsam, eigentlich auf jede Form von Dominanz der Eltern. Also das, was eigentlich bisher meistens erforderlich war, damit wir es zum Beispiel rechtzeitig zum Kindergarten geschafft haben am Morgen und nicht in der Straf-Wartebucht (für unpünktliche Eltern) sitzen mussten, bis die Kiga-Morgenrunde vorbei war. Am besten schon im Anzug schwitzend und das eigene frühe Morgen-Meeting auf der Arbeit verpassend.

Also ab jetzt alles anders. Am Anfang der Pubertät war das eine ganz schöne Umgewöhnung. Meine Meinung war nicht mehr wichtig, sondern wurde möglichst widerlegt oder zumindest infrage gestellt. Am Anfang fand ich das sehr anstrengend und verwirrend. Zudem selbst voll in den Wechseljahren, gab es mit den Mädchen manche erhitzte Situation. Doch irgendwann ist mir klar geworden, dass meine Kinder ihren eigenen Weg finden müssen und ihre eigene Meinung. Und das dreimal. Heute finde ich das eher spannend, und ich genieße die Momente, in denen sie sich mir anvertrauen. Es entlastet mich auch, weil ich nicht mehr für alles verantwortlich bin. Ich freue mich und bin stolz auf ihre Entscheidungen (wenn sie gut sind …).

Schwierig und schmerzhaft finde ich die Phasen, in denen sie leiden. Wenn sie zum Beispiel aufhören zu essen und dauerhungern. Das beobachte ich auch bei jungen Frauen, die mit ihren Pferden zu mir zum Coaching kommen, aber genauso bei Töchtern meiner Freundinnen sowie in der eigenen Familie. Dünn zu sein scheint so wichtig zu sein, dass die Mädchen dafür alles riskieren. Das Essen wird fanatisch kontrolliert, unterbrochen von Essanfällen. Sogar das Rauchen wird als Hungerbremse in Kauf genommen. Da kann man als Mutter schon mal die eine oder andere durchwachte Nacht erleben voller Kummer.

Was hilft? Meiner Erfahrung nach vor allem professionelle Hilfe, jemand (anderes als die eigenen Eltern), dem sich die Kinder anvertrauen können und der ihnen Dinge mitgeben und Handwerkszeug vermitteln kann, das zu selbstfürsorglichem Handeln führt. Manchmal ist es sehr erleichternd, an Profis zu übergeben.

Wenn Sie diese jungen Frauen fragen würden, ob sie denn nicht wüssten, dass das Hungern vieles in ihrem Körper durcheinanderbringe, sodass sie vielleicht keine Kinder mehr bekommen oder sogar sterben könnten, würden sie Ihnen antworten, dass ihnen das alles klar sei, sie aber trotzdem nicht anders könnten, als zu hungern. Die Dynamik, die dahinter liegt, ist groß: Es gibt ein Gefühl, das wichtiger für uns alle ist, als zu sterben. Und das ist, dazuzugehören! Tief in ihrem Inneren glauben die jungen Mädels, nur zu ihrer Gruppe oder der Gesellschaft dazugehören zu können, wenn sie ganz dünn sind und gleichzeitig alles unter Kontrolle haben. Dies ist ein archaisches Gefühl, denn wenn wir in Urzeiten nicht dazugehörten, waren wir sowieso todgeweiht. Der nächste Säbelzahntiger wartete ja um die Ecke.

Also das Fazit: Wenn ich nicht dünn bin, ist mein Leben nichts wert.

Als Mutter ist verständlich, wenn man sich in solchen Situationen zurückzieht, annimmt und akzeptiert, dass die Kinder eben nicht reden oder nicht zuhören wollen oder dass wir sie sowieso am liebsten gar nicht wahrnehmen möchten in diesem großen Schmerz. Aber was es wirklich braucht, ist sehr viel Mühe und Engagement, um mitzufühlen, da zu sein und immer wieder das Gespräch anzubieten oder eben auch mal nur den Rücken zu kraulen. Auch wenn es unsere gesellschaftlichen Normen sind, die das »Hungerproblem« verursachen, wir werden unsere Gesellschaft und Ansichten nur langsam ändern können. Die Kinder, die jetzt leiden, brauchen schneller professionelle Hilfe, denn je länger ein Suchtverhalten besteht, desto schwieriger wird es zu beheben. Also ab zum Profi!

Wow, so eine Phase ist für die ganze Familie anstrengend, und alle sind froh, wenn es vorbei ist. Jetzt heißt es erst mal tief Luft holen, denn die nächste Herausforderung kommt bestimmt. Mir hilft dann oft, mich an wirklich schwierige Zeiten mit den Kindern zu erinnern und mir dann auf gut Australisch zu sagen: *Don't sweat the small stuff.* Übersetzt: »Es lohnt sich nicht, sich über Kleinigkeiten aufzuregen.«

Wenn ich so zurückschaue, brauchen Kinder wirklich vor allem eines, nämlich Liebe. Im Augenblick brauchen sie mehr Rücksichtnahme als früher und auch mal eine klare Grenze. Aber das mit den Grenzen war ja schon immer eine Herausforderung. An schlechten Tagen kann ich ihnen nichts recht machen, und wenn ich selbst zu gestresst bin, merke ich nicht, dass Kleinigkeiten plötzlich zu wichtig werden. Geschrei gibt es dann immer noch als Gratisbeigabe und nicht selten *out of the blue.* Gerne, wenn ich einen schönen Mittagstisch vorbereitet und etwas gekocht habe, was allen geschmacklichen und inhaltlichen Bedürfnissen (die sind mittlerweile sehr ausgefeilt) entspricht, und gleichzeitig (Online-Shopping ist sehr beliebt) bringt der Paketdienst heiß ersehnte Klamottenpakete. Wenn dann eines nicht schnell genug an die Schwester übergeben wird, die den Kram bestellt hat, dann fliegt die Kuh. Es kommt zu Hochtönen, bei denen unsere Fenster in Gefahr geraten zu zerspringen. Es gab eine Zeit, da hat noch ein Zwischenruf von mir geholfen, um für Ruhe und Ordnung zu sorgen, heute verziehe ich mich in solchen nervigen Blitzableiter-Situationen einfach. Manchmal merken sie tatsächlich irgendwann, dass ich nicht mehr da bin.

Wie es wohl wird, wenn sie flügge geworden sind …? Empty Nest stelle ich mir aktuell durchaus auch als etwas sehr Schönes vor. Nie mehr Wagenladungen verschiedenen Essens kaufen, nie mehr Wagenladungen Wäsche machen müssen, ich werden mich unterhalten können, wie ich will und mit wem ich will, ohne Unterbrechung. Niemand wird sich meine Mascara leihen und sie nicht mehr zurücklegen. Ich werde mir kein Gemaule mehr anhören müssen, weil ich darum bitte, dass in den Zimmern zumindest so weit aufgeräumt wird, dass ich durch eine Einflugschneise hineingehen kann, um abgegessene Teller mit Essensresten zurückzugewinnen. Keine Diskussionen um Partys, Kleiderbudgets, kein Geschrei mehr. Es werden göttliche Ruhe und Harmonie im Haus herrschen. Aber gut, wir haben bis dahin noch ein bisschen Zeit miteinander.

So richtig schlägt die Empty-Nest-Situation bei meinen Freundinnen zu, die sich in erster Linie um ihre Kinder gekümmert haben und diesen Job jetzt los sind. Da ist dann plötzlich viel freie Zeit angesagt, die es irgendwie zu füllen gilt. Manchmal kann die Traurigkeit über den Verlust und das Alleinsein sogar richtig krank machen. Wenn noch ein Partner da ist, kann man das gut zusammen wuppen und der Beziehung auch frischen Wind unter die Flügel geben. Für Alleinerziehende ist das Loslassen womöglich noch schwerer. Muss aber nicht sein. Der Wegfall der Riesenverantwortung, die man jahrelang allein gestemmt hat, kann auch erleichternd sein.

Diese Strategien können helfen, wenn die Kinder sich auf den Weg nach draußen und in ein eigenes Leben machen:

- Unterstützen Sie Ihre Kinder bei der Nestflucht. Das heißt aber nicht, dass Sie mit zur Wohnungssuche oder einmal die Woche anrücken müssen, um zu putzen. Trauen Sie ihnen zu, dass sie groß sind und Verantwortung für sich selbst tragen können.
- Lassen Sie los, dann kommen Ihre Kinder auch gerne wieder zu Besuch.
- Horchen Sie in sich hinein und fragen sich aufmerksam, was *Ihre* Bedürfnisse sind. Möchten Sie mehr Kontakte zu anderen? Wollen Sie sich um jemanden kümmern? Wollen Sie etwas Neues lernen? Entdecken Sie dabei neue Hobbys, engagieren Sie sich ehrenamtlich oder sozial.
- Nutzen Sie die freie Zeit für Kurse, zur Weiterbildung, für Kurztrips und alles, was Ihnen Spaß macht.
- Sorgen Sie gut für sich. Gehen Sie viel raus, machen Sie Sport, überlegen Sie, auf welche Kur Sie Lust haben.
- Beleben Sie Ihre Beziehung und Ihre Freundschaften. Das tut gut und hält fit und frisch.
- Werden Sie sich klar darüber, wo Sie sich und wie Sie Ihre neue Rolle sehen. Dabei kann auch der Besuch bei einer Psychotherapeutin oder einem Lifecoach helfen.
- Beeilen Sie sich, bevor die ersten Enkelkinder vor der Tür stehen.

Alt, älter, Eltern

Es tut sich einiges im Zwischenmenschlichen im Magic Midlife, nicht nur in den Beziehungen, die wir uns selbst ausgesucht haben und die in dieser Lebensphase vielleicht ihr Ablaufdatum überschritten haben. Es gibt ja nicht nur unsere Partner in unserem Leben oder unsere Kinder. Wen es noch viel länger gibt und wer sich jetzt möglicherweise stärker zu Wort meldet, weil er uns braucht, sind unsere Mütter und Väter.

Thomas' Vater liegt mit einem Oberschenkelhalsbruch im Krankenhaus und hat sich mit einem multiresistenten Keim angesteckt. Die Familie bangt um sein Überleben, zumindest die Patientenverfügung liegt vor. Der alte Herr möchte mit seinen 87 Jahren nicht gezwungen werden zu überleben.

Sabine ist ziemlich entnervt. Ihre Mutter hat sie an diesem Tag schon 17-mal angerufen, um zu fragen, wann sie bei ihr vorbeischaut. Ausgemacht war ein fester Zeitpunkt am späten Nachmittag. Das Problem: Die alte Dame kann sich das nicht mehr merken. Hinzu kommt, dass sie teilweise extrem bösartig wird und ihre Tochter, die ihr trotz alledem ständig zu Hilfe eilt, übel beschimpft. Leider hat sie keine Einsicht bei der Tatsache, dass sich bei ihr eine Demenz entwickelt hat, und sie weigert sich, zum Arzt zu gehen, um einen Test zu machen. Das, so Sabine, erschwere es aber, ihr fachgerechte Hilfe zukommen zu lassen in Form einer Tagespflege oder einer Tagesklinik. Denn dafür braucht es einen Pflegegrad und eine Diagnose.

Die Lebensjahre, die uns geschenkt werden, haben nicht nur ihr Gutes. Mehr Leben kann auch mehr Leiden bedeuten. Wie auch bei einem meiner Nachbarn, der vor wenigen Jahren noch ein Unternehmen geleitet hat. Er begegnet mir oft, wenn ich mit unserem Hund spazieren gehe, und vermisst dabei regelmäßig seinen Hund. Der steht dabei ganz brav neben ihm und wedelt mit dem Schwanz, wenn er uns sieht. Nein, das sei doch gar nicht sein Hund Maxi, sagt er dann ganz ernst zu mir. Ich antworte dann oft: »Na ja, der Maxi kennt ja den Weg nach Hause, der wird schon wiederkommen, mach dir keine Sorgen.«

So werden wir zwar einerseits in der Lebensmitte freier, können uns über ein mehr oder weniger gelungenes Leben freuen, über unsere Kinder, die wir an den Start gebracht haben, einen Job, in dem wir vielleicht einiges erreicht haben und den wir immer noch gerne machen, oder ein Netzwerk aus guten Freunden, mit denen wir gerne Zeit verbringen. Und wenn es irgendwo noch hakt und hapert, haben wir genügend Selbstvertrauen und Erfahrung, um das zu ändern.

Und nun das – in der Zeit, in der wir endlich durchatmen und uns mal nur um uns kümmern könnten, sind wir wieder aufgefordert, Verantwortung zu übernehmen. Und dies für Menschen, mit denen wir uns unter Umständen gar nicht mehr so gut vertragen und zu denen wir gelernt haben, einen gesunden Abstand zu halten, weil zu viel Nähe uns gar nicht guttut.

Meine Eltern beispielsweise haben sich nach dem großen Drama um ihre Scheidung im Alter recht unprätentiös verabschiedet. Mein Vater starb relativ früh in Südfrankreich an einer Krebserkrankung und meine Mutter nach dem ersten Schlaganfall. So traurig es war, so dankbar bin ich auch dafür, dass es kein »Sterben auf Raten« war. Denn: Werden die eigenen Verwandten pflegebedürftig, kann das extrem viel Zeit und Nerven kosten. So manche Freundin verbringt jedes zweite Wochenende bei ihren Eltern, und immer ist da wieder das Thema der Pflege, selten ist es gut gelöst. Meistens wollen die Eltern nicht, und außerdem kostet alles eine Menge Geld. Hinzu kommt, dass das Um die-Eltern-Kümmern meistens von uns Frauen erledigt wird. Auch wenn es natürlich fürsorgliche Männer gibt, die ihre Eltern versorgen. Aber meistens sind es wir, die anrufen, besuchen, aufräumen, einkaufen, irgendwann vielleicht sogar die Mutter duschen und ihr die Haare waschen und schließlich einen Heimplatz organisieren, der sich möglichst würdevoll anfühlt, sodass wir uns nicht zu schlecht fühlen müssen, weil »wir unsere Eltern einfach abgeben«. Nicht zuletzt können wir hier auch schon einmal einen beängstigenden Blick darauf werfen, wie es mit uns vielleicht einmal aussehen wird in zwanzig, dreißig Jahren.

Hier finde ich einen Gedanken sehr wichtig, den ich unter dem Begriff »Generationsschuld« kennengelernt habe. Er besagt nichts anderes, als dass wir das, was wir von unseren Eltern bekommen haben, an unsere Kinder weitergeben sollen und erst mal nicht zurück an unsere Mütter und Väter. Täten wir dies, wären wir eines schönen Tages ausgestorben. Es ist also völlig angemessen, sich weiterhin um seinen Nachwuchs zu sorgen und zu kümmern und auch unsere finanziellen Ressourcen dafür zu nutzen, dass die Kinder eine gute Ausbildung bekommen. Sie haben für uns Priorität. Natürlich wollen wir emotional und finanziell auch unseren Eltern zur Verfügung stehen, wenn wir dazu in der Lage sind, aber unsere eigentliche Aufgabe ist erst mal eine andere. Nämlich das Aufziehen der Kinder und dabei auch nicht die Selbstfürsorge zu vergessen. Das fällt uns oft schwer, weil wir uns so verpflichtet fühlen. Meine Mutter zitierte immer: »Eine Mutter kann sieben Kinder ernähren, aber sieben Kinder keine Mutter«, wenn sie gerade mal wieder enttäuscht war von uns. Eine gute Freundin, die altersmäßig auch zur Generation meiner Eltern gehört, pflegte allerdings zu sagen: »Eher springe ich aus dem Fenster, als dass mir meine Kinder den Arsch abwischen.« Nicht besonders elegant, aber gut auf den Punkt gebracht.

Hier noch ein paar Tipps, wenn Sie sich um Ihre Eltern kümmern möchten und dabei noch Mensch bleiben wollen:

- Holen Sie sich so viel Hilfe, wie Sie bekommen können, und fordern Sie dies auch bei Ihren Geschwistern – so vorhanden – inklusive Ihren Brüdern ein.
- Berichten Sie in Ihrem Freundeskreis, in welcher Situation Sie sich zurzeit befinden. Sie werden sehen, dass es viele Menschen gibt, die schon über einige wertvolle Erfahrungen verfügen. So erhalten Sie wichtige Informationen.
- Achten Sie gut auf sich, es ist immer noch jeden Tag Ihr Leben, um das es geht. Sorgen Sie für ausreichend Bewegung und Entspannung, essen Sie etwas Leckeres, treffen Sie Ihre Freundinnen, gehen Sie ins Kabarett oder schauen Sie lustige Filme und vergessen Sie nicht Ihre Hobbys.

- Langsam wird es spürbar, dass Ihre Eltern eines Tages sterben werden. Wenn Sie möchten und einen guten Draht zu Ihrer Mutter oder Ihrem Vater haben, ist jetzt vielleicht die letzte Möglichkeit, noch schöne gemeinsame Erfahrungen zu sammeln oder sich gemeinsam an sie zu erinnern. Vielleicht möchten Sie sich auch hinsetzen und Ihre Familiengeschichte aufschreiben. Biografiearbeit kann sehr spannend und erhellend sein.

Glücklichmacher Wahlverwandtschaften

Was macht uns im Leben wirklich glücklich und hält uns gesund? Sind es das Haus, der Pool und das Pferd? Eine Arbeit, die uns erfüllt? Prominent sein? Unsere Gene? Ein hoher Intelligenzquotient?

Natürlich alles falsch, die wichtigste Zutat für Lebensglück und eine gute Gesundheit sind laut verschiedener psychologischer Untersuchungen: gute Beziehungen. Wer gesund und glücklich bis ins hohe Alter leben möchte, sollte also besser auch seine Freundschaften pflegen – und das möglichst schon vor dem Magic Midlife. Das Schöne und Besondere an Freunden ist ja, dass wir sie uns im Gegensatz zu unserer Ursprungsfamilie, also unseren Eltern und Geschwistern, ganz allein aussuchen dürfen. Das ist vor allem dann tröstlich, wenn man mit seiner Herkunftsfamilie nicht so richtig Glück gehabt hat, was ja gelegentlich vorkommen soll.

Ich habe einige Freundinnen und Freunde, sehr vertraute, enge und viele gute. Die eine oder der andere begleitet mich schon seit Jahrzehnten und ich sie oder ihn. Andere sind frisch dazugekommen. Alle haben eine Besonderheit gemeinsam: Sie machen mein Leben reicher, und ich hoffe, ich ihres auch ein bisschen. Miteinander reden, tratschen und lachen, sich Geheimnisse anvertrauen und Probleme wälzen, zusammen Tanzkurse besuchen, radeln gehen – das alles kann die Stimmung heben, verkleinert die Stresswolken in unseren Köpfen und Herzen und schützt so – logisch – sehr wirksam unsere Gesundheit. Wir schütten weniger von dem Stresshormon Cortisol aus, das sehr viele Schadenspunkte im Gepäck hat, wenn zu viel davon in unserer Blutbahn unterwegs ist (die Liste der Krankheiten, die durch zu viele Stresshormone begünstigt werden, ist endlos). Gleichzeitig haben Experten beobachtet, dass Menschen mit engen sozialen Bindungen über eine stärkere körpereigene Abwehr verfügen und besser vor Depressionen geschützt sind. Genauso, wie sie seltener einen Herzinfarkt erleiden als Menschen, die unter Einsamkeit leiden, entwickeln sie im Alter weniger häufig Demenzerkrankungen.

Der Grund: Wir Menschen leben seit Urzeiten in Gruppen, damit wir überhaupt überleben können, und das wirkt sich nicht nur schützend auf unser Alltagsleben aus, sondern auch tief in unseren Körper und unsere Psyche hinein. Der australische Psychologieprofessor Alex Haslam, der sich in seiner Forschung genau damit verfasst, betont, dass das Leben in Gruppen zentral für Gehirnfunktionen, Gesundheit und Wohlergehen sei. Außerdem passten gute Freunde auch aufeinander auf und sorgten sich umeinander, ein Faktor, der ebenfalls essenziell für unser Wohlergehen sei.

Forschende aus Harvard sind ebenso auf menschliche Beziehungen als Gesundmacher und Anti-Aging-Faktor gestoßen. Sie untersuchen seit vielen Jahrzehnten in einer schon im Jahr 1938 begonnenen Langzeitstudie, der bereits erwähnten *Grant-Studie,* die Frage, was genau uns Menschen glücklich macht. Eine solch lange andauernde Studie ist äußerst selten und schenkt eine immense Menge an aufschlussreichen Daten. Ursprünglich befanden sich unter den Teilnehmenden Absolventen der Harvard-Universität, später, im Rahmen einer

Erweiterung – der sogenannten *Glück-Studie* –, wurden auch Männer (anfangs waren nur Männer bei der Studie dabei, mittlerweile auch Frauen) aus einfacheren Verhältnissen untersucht. Alle waren zu Beginn ihrer Teilnahme jung und hatten keine Ahnung, wie sie sich weiterentwickeln und wie ihre Zukunft aussehen würde. Die einen wurden Arbeiter, andere Handwerker, wieder andere Banker oder Verleger und einer, John F. Kennedy, sogar US-Präsident.

Jedes Jahr wurden die Teilnehmenden von Forschern in Interviews befragt, ihre Lebensläufe wurden teilweise bis zu ihrem Tod analysiert, genauso wie ihre medizinischen Werte. Die Teilnehmenden, die in guten zwischenmenschlichen Beziehungen lebten, also mit Familie und Freunden, zeigten sich insgesamt glücklicher und waren gesünder. Wer mit 50 Jahren sehr zufrieden mit seinen bestehenden Beziehungen gewesen war, gehörte mit 80 Jahren zu den gesündesten Studienteilnehmern. Und insgesamt lebten die mit guten zwischenmenschlichen Beziehungen länger als diejenigen, die zu Lebzeiten nicht so gute Beziehungen gepflegt hatten.

Es ist also offenbar nicht vor allem der aktuelle Cholesterinwert oder Blutdruck, der etwas über die Gesundheit als 80-Jähriger aussagt, sondern die Zufriedenheit mit den eigenen Beziehungen. Es sind weder Geld noch beruflicher Erfolg oder großes Ansehen, die unserem Leben Fülle und Wärme verleihen, sondern vor allem unser soziales Netzwerk. Und der Einfluss von Freundschaften ist wirklich erheblich! So konnten die Forscherinnen nachweisen, dass Menschen, die zeitlebens gute Freundschaften pflegen, auch im Alter länger körperlich und geistig fit bleiben.

Professor Robert Waldinger ist der vierte Leiter der *Harvard Study of Adult Development* (»Studie zur Entwicklung im Erwachsenenalter«), und er ist überzeugt, dass es eine ebenso wichtige Form der Selbstfürsorge sei, sich um die Pflege seiner Beziehungen zu kümmern wie um die des eigenen Körpers.

Zu den sozialen Kontakten gehören neben Familie und Freunden auch Kolleginnen oder Nachbarn. Und sogar, wenn wir mal kurz freundlich mit der Verkäuferin an der Kasse im Supermarkt quatschen, wirkt sich das positiv auf unser (und ihr) Wohlbefinden aus.

Es ist übrigens nicht wichtig, wie groß das eigene Netzwerk ist. Auch ein kleiner, gut gepflegter Freundeskreis aus Menschen, die uns zugewandt sind, tut rundum gut.

Doch was macht unsere Freundschaften neben den körperlich nachweisbaren Faktoren eigentlich so gesund?

Professor Waldinger hebt diese Punkte hervor:

Dass wir uns gemeinsam freuen können: Wenn wir mit Freundinnen gute Gefühle teilen, macht uns das zufrieden. Gemeinsame positive Erlebnisse schaffen stärkende Erinnerungen und vertiefen unsere Bindung.

Dass wir uns gegenseitig helfen können: Freunde unterstützen sich und schenken sich Trost, wenn sie ihn brauchen. Es tut gut und schenkt uns Sicherheit, wenn wir wissen, dass wir von zuverlässigen Menschen umgeben sind, die für uns da sind, wenn es uns nicht so gut geht.

Dass wir zusammen sind: Jeder Mensch wünscht sich, zu einer Gruppe dazuzugehören und etwas zu ihr beizutragen, weil uns das guttut (siehe oben). Einsamkeit ist genauso zerstörerisch und schädlich wie Nikotin- oder Alkoholmissbrauch.

MAGIC WORDS

»Ein gutes Leben besteht aus guten Beziehungen.«
Robert Waldinger (US-amerikanischer Psychiater und Forscher in einem millionenfach gestreamten TED-Talk)

Beziehungen machen reich

Und nun, Dagobert-Duck-Freunde, aufgepasst: Freundschaften können noch weit mehr, als uns zufrieden machen und uns eine stabilere Gesundheit bescheren. Die Harvard-Forscher fanden auch heraus, dass Menschen in guten, warmherzigen Beziehungen oft finanziell erfolgreicher sind. Dies spielt offenbar sogar eine größere Rolle als die kognitive Intelligenz, also unser Verstand.

Insgesamt hat die Studie zu vielen Erkenntnissen geführt, die bestätigen, wie sehr ein gelingendes und erfülltes Leben von den guten Beziehungen in Familie, mit Freunden und in der Gemeinschaft, in der man lebt, abhängt und von diesen sogar bedingt wird. Schließlich lernen wir in diesen Beziehungen Mitgefühl, wir stärken unser Selbstbewusstsein und auch unsere Impulskontrolle.

Professor Waldinger selbst sagte in einem Interview mit der *Süddeutschen Zeitung* vom 19. Januar 2023, dass diese Erkenntnisse auch ihm dabei geholfen hätten, sein Verhalten zu ändern. Es sei erst einmal einfach, einsam und isoliert zu sein, sich von der Arbeit auffressen zu lassen und sich nicht daran zu erinnern, dass man diese oder jene Freunde schon ewig nicht gesehen hätte. Seit der intensiven Beschäftigung mit der Studie steuere er aktiv dagegen und versuche, seinen Beziehungen mehr Aufmerksamkeit zu schenken als früher.

Es ist also sinnvoll, seine Beziehungen zu hegen und zu pflegen und sie jederzeit noch auszubauen. Wie das geht? Auch dazu liefert die Untersuchung jede Menge guter Ideen:

Beziehungstipps

Probieren Sie's doch mal so. Dann klappt's auch mit dem Nachbarn.

Wir könnten …

… alte Kontakte wieder aufnehmen, vielleicht zu Schulfreunden oder Menschen, die wir in der Ausbildung oder im Studium kennengelernt und aus den Augen verloren haben. Das Internet und auch die sozialen Medien machen es möglich, auch lang Verschollene wiederzufinden.

… im Alltag zugewandt und freundlich sein zu Kolleginnen und Menschen, die uns auf der Straße begegnen, ein Lächeln schenken, Nachbarn freundlich grüßen und in einem Schwätzchen über den Zahn oder über den Flur mal nachfragen, wie es denn so geht.

… überlegen, welche Beziehungen uns guttun und welche uns anstrengen. Letztere dürfen wir gerne von der Liste streichen und die gewonnene Zeit dafür mit den angenehmeren Menschen verbringen.

… großzügig gegenüber anderen sein und ihnen das geben, was wir selbst auch gerne bekommen würden: ein Lächeln, ein freundliches Wort, einen Strauß Blumen, die Einkäufe zur Haustür schleppen …

… den Menschen, die wir gernhaben, zeigen, warum. Es tut gut, zu hören: »Du bist eine echte Bereicherung und bringst mich immer auf so gute Ideen«, »Wenn du nicht wärst, hätten wir niemals diese schöne Wanderung gemacht«, »Du hast recht, wenn du mich manchmal bremst. Das Tempo ist einfach nicht gut für mich«.

… frischen Wind in eine Beziehung bringen, indem wir uns melden und fragen, ob wir etwas Schönes gemeinsam unternehmen wollen, in ein Spa gehen, eine Kajak-Tour machen, in einen Escape-Room gehen, Billard spielen, ein Krimi-Dinner organisieren …

… der Ursache auf den Grund gehen, warum Beziehungen, die lange gut und tief waren, nachgelassen haben. Warum fühlen wir uns plötzlich unbehaglich zusammen? Lässt sich das ausräumen? Können wir darüber reden? Es tut gut, bereit zu sein, neue positive Erfahrungen mit Menschen zu machen, selbst wenn diese dazu geführt haben, dass wir uns mal enttäuscht gefühlt haben. Manchmal lässt sich die Kraft, die in einer solchen Beziehung gesteckt hat, wiederbeleben.

I do it my way

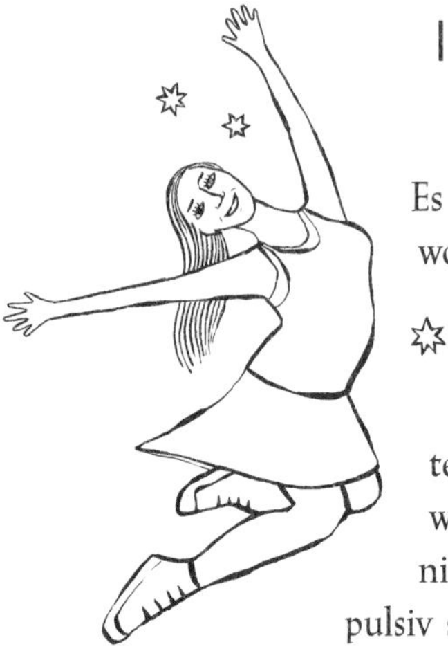

Es gibt immer wieder so Zeiten im Leben, wo man sich emotional stark regulieren muss. Das bedeutet, dass nicht unsere Impulse und Gefühle, sondern unser Kopf entscheidet, wie wir uns verhalten, obwohl uns durchaus nach anderem wäre. Zum Beispiel, weil sich die Kinder nicht regulieren können, also einfach impulsiv sind, oder alte Eltern sich wieder benehmen wie Kleinkinder, weil sie es einfach nicht (mehr) besser können. Oder weil der Mann so viel Stress im Job hat und notorisch mit schlechter Laune oder verstummt nach Hause kommt. Dann heißt es, angemessen zu reagieren. Und nicht selbst verzweifelt rumzubrüllen, sondern seine Impulse im Griff zu haben und sich eben emotional zu beruhigen.

Woher nehmen wir aber diese Kraft, vor allen Dingen, wenn wir uns immer mal wieder in der »Sandwichposition« befinden zwischen allen unregulierten Wesen der Familie? – Das Einzige, was hier wirklich hilft, ist Selbstfürsorge, also sich Zeit für sich zu nehmen, wo keine ist, und etwas für sich, mit sich zu tun, das unsere Batterien auflädt. Das ist aber oft nicht so einfach und erscheint mir manchmal fast lästig – ich muss mich doch schon um die anderen kümmern, sonst macht's ja keiner! Oder?

Kann sein, dass es so ist, kann aber auch nicht sein. Fakt ist, nur auf dem Pfad der Selbstfürsorge geht's lang. Ich schnappe mir in solchen Fällen immer den Hund und laufe durch den Wald, striegele ein Pferd oder verabrede mich mit Freundinnen zum Mädelsabend, und wir heulen uns mal wieder richtig zusammen aus. Ich setze mich ans Klavier und spiele alte Songs, manchmal kommen mir dabei die Tränen. Am nachhaltigsten aber reguliere ich mich natürlich, wenn ich mit Freundinnen in den Urlaub oder auf ein Wochenende hinaus in die Berge fahre. Dann geht es nur um uns. Wir lachen uns kaputt, wenn wir uns unsere Geschichten erzählen. Wir spüren, dass wir alle die gleichen, oft dämlichen, manchmal erdrückenden Probleme haben und es uns trotz allem eigentlich ganz gut geht. Danach komme ich meistens relativ sortiert wieder nach Hause, muss aber darauf achten, dass mich hier nicht gleich alles wieder überrennt und ich nicht den Unmut abbekomme von der Zeit, in der eben niemand aufgeräumt, gekocht und sich gesorgt hat, sodass es allen gut geht.

Magic to go

- **Singleparadies:** Ab 50 ist fast jede(r) zweite Deutsche Single, ungefähr gleich viele Männer wie Frauen.
- **Gesundheitsfaktor:** Eine stabile Beziehung wirkt sich positiver auf unsere Langlebigkeit aus als gute Cholesterin- oder Blutdruckwerte.
- **Wohlstandsfaktor:** Gute Beziehungen machen uns sogar wohlhabender als Intelligenz.
- **Einseitiges Vergnügen**: Männer leben sogar in schlechten Ehen länger als allein, Frauen allerdings kürzer.
- **Bussi:** Küsse sind für die Beziehung ein besserer Kitt als Sex, am besten zweimal am Tag.

7.
COURAGE – AB DURCH DIE MITTE!

Es gibt eine Sache, die können und dürfen wir jeden Tag üben, besonders jetzt im Magic Midlife. Sie macht Spaß, kann uns tiefe Freude schenken und unser Leben sowie das anderer Menschen echt bereichern. Die Rede ist von: emotionaler Intelligenz. Diese wächst mit unserem Älterwerden ganz natürlich, doch wir können diese Superkraft, die uns dabei hilft, klüger und zugewandter durchs Leben zu gehen, noch verstärken – indem wir lernen, unseren Gefühlen zu lauschen, die anderer Menschen zu erkennen und durch unser Verhalten möglichst Positives zu bewirken. So kann die Welt ein kleines Stück weit auch durch unser Hinzutun ein besserer Ort werden. Viel dazu gelernt habe ich von einigen spirituellen Wesen, die plötzlich in meinem Leben auftauchten, und vor allem den Ureinwohnern Australiens, den Aborigines. Was eher ein Zufall war, weil, gesucht hatte ich eigentlich etwas anderes …

Als ich Australien verließ, nach vier Jahren mit der ganzen Familie inklusive Familienhund, fühlte sich das streckenweise wie ein Versagen an. Ich haderte mit der Situation, dass ich dort in der Ferne und im Heimatland meines Mannes nicht mein Glück gefunden hatte. Und es machte mir zu schaffen, dass die ganze Aktion unglaublich aufwendig war, viel gekostet und ich keinen festen Job mehr hatte (meine Sendung *Hauptsache Gesund* beim MDR hatte ich für den Umzug nach Australien aufgegeben). Außerdem kehrten wir nach Deutschland zurück, ohne erst mal zu wissen, wohin. Denn unser schönes Haus hatten wir für den Neustart in Down Under auch verkauft. Ich stand im Niemandsland.

Immer wieder musste ich mich ermahnen, nicht auf das zu schauen, was ich (scheinbar) verloren hatte. Es war beide Male eine Bauchentscheidung gewesen. Einmal, Deutschland zu verlassen für einen Neuanfang, und dann, aus Australien wegzugehen für einen Neustart hier. Man könne niemals in denselben Fluss steigen, heißt es. Klar, das geht auch gar nicht, denn Wasser fließt, der Fluss mäandert mit seinen Schleifen, Untiefen und Strudeln – genauso wie das Leben.

Kurz vor unserer Abreise war ich noch einmal unterwegs auf dem alternativen Markt in Byron Bay, wo wallende Gewänder aller Couleur und Federn im Haar zur Grundausstattung gehören, und ein unbestimmtes Gefühl, vielleicht auch der Wunsch nach einem Rat aus einer anderen Dimension als dem Hier und Jetzt, zog mich in das Zelt einer Kartenlegerin. Ohne dass ich auch nur ein Wort verlieren konnte, fing sie beim Blick in die Karten gleich an mit: »Ich sehe ein großes Flugzeug abheben, Sie werden das Land verlassen.« Da staunte ich nicht schlecht. Eine spannende Sitzung begann. Besonders in Erinnerung geblieben sind mir jedoch diese Worte: »Sie wissen noch nicht, was Ihnen diese Zeit hier alles Wertvolles gebracht hat. Dies werden Sie erst mit Abstand verstehen.«

Das war erst mal spooky, aber heute, mit ein paar Jahren dazwischen, in denen viel passiert und neu entstanden ist, bin ich tatsächlich unglaublich dankbar für meine vier Jahre in diesem anderen Land, auf einem anderen Kontinent. Vieles in unserem Leben hier habe ich erst in Australien schätzen gelernt, weil es mir dort gefehlt hat. Neue Erfahrungen und Begegnungen haben mein Leben unglaublich bereichert.

So waren der Abschied von und der Neuanfang in Deutschland letztlich gut und wichtig für mich und vor allem die Familie. Durch die vielen Entscheidungen entlang des Weges habe ich an innerer Stärke gewonnen, obwohl sie sich manchmal richtig mies angefühlt haben. Intuitiv, das weiß ich heute mit ein paar Jahren Abstand, war alles genau richtig so, und ich weiß, dass ich mich auf meinen inneren Kompass und mich verlassen kann.

Es ist wie immer, wenn wir nach einer guten Weile auf das, was war, zurückschauen: Wir bekommen – und das nicht nur, wenn wir unsere Komfortzone verlassen und uns in ein neues Abenteuer aufmachen (müssen) – immer von beidem etwas. Hell und Dunkel, Yin und Yang, Gutes wie nicht so Gutes. Egal, ob bei einem neuen Job oder an einem neuen Wohnort, durch eine Trennung oder eine Krankheitsdiagnose, eine schon länger ausstehende Aussprache mit den Eltern oder Kindern, auch wenn wir den inneren Schweinehund überwinden und etwas Neues lernen (Hindi, Bienenzüchten, Badminton, den Umgang mit KI). Wichtig ist, so scheint mir, einerseits dankbar zu sein für alles, was gelingt, und andererseits darauf zu vertrauen, dass uns blöde Situationen oder Entscheidungen irgendwo hinbringen, zum nächsten Schritt, uns wachsen lassen. Im besten Fall machen sie uns klüger, reifer und cooler. Eben nicht ängstlicher. Und danach ist es mindestens genauso wichtig, mit offenen Augen und der Neugier eines Kindes nach vorn zu schauen. Das Leben will ja vorwärts gelebt werden.

Aber wie geht das? Wie kann es gelingen, dass ich mich von meinem inneren Kompass, meiner inneren Stimme, meinen Gefühlen leiten lasse? Sodass es mir nicht schadet, sondern dorthin bringt, wo ich sein will? Zu mir selbst.

Hier kommt, das weiß die Wissenschaft, unsere emotionale Intelligenz ins Spiel. Und die bekommt im Magic Midlife einen ordentlichen Schub. Dafür müssen wir nicht viel tun, unsere Erfahrungen und unser Lebensstil tragen dazu schon viel bei. Trainieren können wir sie aber auch …

Kraftquelle emotionale Intelligenz

In der *Grant-Studie* werden die großen Themen unseres Lebens herausgearbeitet und auseinandergenommen. Die Forschenden haben sich über mehr als 70 Jahre Höhen und Tiefen, Karrieren und Geburten, Firmengründungen und glückliche Ehen, sexuelle und Ernährungsgewohnheiten, Trennungen und Todesfälle angeschaut. Dabei fanden sie nicht nur heraus, welchen immensen Einfluss Bindungen auf ein gelungenes Leben haben. Es ist auch eine der zentralen Erkenntnisse, dass zugewandte und einfühlsame Beziehungen mit Abstand noch wichtiger sind als Sport, maßvoll zum Glas zu greifen, das Rauchen sein zu lassen und gesunde Körpermaße. Das wissen wir auch schon aus den *blue zones.* In Okinawa gibt es sogar ein Wort für die lebenslangen Freundinnen und Freunde: *»Moai«*. Diese rituellen Freundeszirkel treffen sich immer in einem anderen Wohnzimmer zum Tee, man isst gemeinsam, klatscht und tratscht und tauscht die täglichen News aus. Langlebigkeitsforscher gehen davon aus, dass dieser Zusammenhalt und die Nähe die Lebensfreude das Erreichen eines gesunden, hohen Alters deutlich fördern.

Damit wir unsere Beziehungen aber so gestalten können, dass sie wirklich fruchtbar und Halt gebend sind, brauchen wir ein gutes Stück emotionale Intelligenz. Diese sichert unsere emotionale und damit psychische Gesundheit.

Doch was verstehen wir unter dieser Art von innerer Kraftquelle?

Im Wesentlichen besteht emotionale Intelligenz aus der Fähigkeit, unsere Gefühle angemessen zu handhaben und auszudrücken, während wir gleichzeitig versuchen, mit den Herausforderungen des Lebens fertigzuwerden. Eine gute emotionale Gesundheit heißt also keinesfalls, dass wir immer zufrieden und glücklich sind und dass sich alle Probleme in Wohlgefallen auflösen oder wir sie ignorieren. Es heißt vielmehr, dass wir mit alltäglichen Widrigkeiten, Verletzungen oder auch Erlebnissen des Scheiterns klarkommen, dass wir uns gut davon erholen und im besten Fall danach ein ganzes Stück schlauer sind als davor.

Wenn Sie jetzt denken, dass Sie dann ja eigentlich immer »nur« versuchen müssen, alles richtig zu machen und gute, kluge Entscheidungen zu treffen, dann liegen Sie (leider) falsch. Für »Bravsein« gibt es im Leben kein Lobkärtchen und auch keine Gummibärchen, und alles richtig machen zu wollen, führt bloß zu Verspannungen und lähmt unseren Geist zudem ungemein. Jeder Mensch, auch der intelligenteste auf der Welt, ist nicht vor negativen Erlebnissen, Fehlern oder Rückschlägen geschützt. Jeder von uns kennt und erlebt sie irgendwann, das bringt das Leben mit sich. Die U-Kurve des Glücks saust nicht ohne Grund mit Karacho nach unten (bevor sie sich wieder in luftige Höhen aufschwingt). Dafür ist gerade um den 40. Geburtstag viel zu viel los im Leben.

Es geht also eher darum, wie wir uns *emotional intelligent* verhalten können. Und das heißt, wie wir mit unangenehmen Gefühlslagen wie Angst vor dem Neuen, vor Peinlichkeit oder Konflikten, aber auch mit Ohnmacht, Wut oder Trauer umgehen lernen.

George Vaillant, ein Leiter der *Grant-Glück-Studie,* konnte anhand der Daten der Langzeituntersuchung zur Erwachsenenentwicklung zeigen, dass diejenigen Menschen auf ein besonders erfolgreiches Leben zurückblicken dürfen, die »adaptieren« können. Das heißt, sie können sich an neue Erfahrungen anpassen. Sie reagieren dann beispielsweise in kritischen Situationen mitfühlend und flippen nicht aus, sondern stellen ihr Ego zurück. Sie bemühen sich, positiv zu bleiben, und haben ihre Emotionen im Griff.

Mit jeder Adaption, mit jedem erfolgreichen Versuch, uns an – schwierige – Situationen anzupassen, verändert sich unser Gehirn und lernt ein Stück dazu. Das verleiht uns, wenn wir mit etwas Abstand auf die Situation zurückblicken, das Gefühl, dass wir etwas gelernt haben, was uns auch fürs Hier und Jetzt und die Zukunft nützt. Und bei jedem Versuch klappt es dann ein bisschen besser, werden Sie also erklärte Adaptiererin, falls es so was gibt.

Ich bin mein Leben

Wenn Sie Glück haben, sind Sie ein Naturtalent und besitzen von Haus aus viele Anpassungsmechanismen. Die meisten von uns müssen sie sich mühsam erarbeiten, in schweren Situationen des Lebens. Aber es lohnt sich, sie immer weiter zu trainieren, weil sie uns Krisen überstehen helfen, eine schwere Krankheit, einen Todesfall, finanzielle Probleme. Wir lernen mit der Zeit, was uns in Zeiten von Trauer oder Wut hilft: uns Unterstützung suchen, uns um andere kümmern, uns in die Natur zurückziehen, uns aufs Rennrad setzen, 10000 Schritte gehen oder einen Boxsack verkloppen, meditieren, darüber sprechen, Lach-Yoga machen oder kreative Lösungen finden.

Deshalb sind auch nicht die äußeren Umstände – die Eltern, der Partner, die Kinder, das Haus, der Job, das Konto – das Entscheidende für ein geglücktes Leben. Es ist immer die Art und

Weise, wie wir damit umgehen, dass wir Probleme nicht in unserem Inneren verstecken (»Alles gut«) oder nach außen verlagern (»Du bist schuld«). Das ist auch der Grund, warum unsere Kindheit und negative Erfahrungen aus dieser Zeit, die uns vielleicht noch in unser jüngeres Erwachsenenleben begleitet haben, im Älterwerden immer weniger eine Rolle spielen. Keiner, betont Vaillant, sei ein Gefangener seiner Kindheit. Genauso wenig wie es eine Rolle spielt, wie die Karten gemischt waren, als wir geboren wurden.

Was können wir daraus lernen?

MAGIC WORDS

»Es gibt nur zwei Tage im Jahr,
an denen man nichts tun kann.
Der eine ist gestern, der andere morgen.
Dies bedeutet, dass heute der richtige Tag zum Lieben,
Glauben und in erster Linie zum Leben ist.«
Tenzin Gyatso (der jetzige Dalai Lama)

Aktiv im Hier und Jetzt

Was spätestens im Magic Midlife zählt, ist, im Hier und Jetzt zu leben, einen Tag nach dem anderen, aus vollem Herzen, wenn's geht, im Reinen mit uns selbst und freundlich zu den Menschen, die wir lieben. Denn wir wissen ja nicht, was kommt. Was wir haben, ist jetzt. Ich freue mich immer, wenn mir das gelingt.

Was uns passiert oder passiert ist, ist dabei viel weniger wichtig, als wie wir damit umgehen. Und dies ist immer eine Entscheidung, die wir selbst treffen. Die fatalste Haltung – nicht nur in der Lebensmitte – ist sicherlich die Opferrolle. Meine Freundin Lotte zum Beispiel glaubt fest daran, dass ihre Familie und vor allem ihre Schwester schuld seien an ihrem fehlenden Lebensglück. Letztere war immer die »Tolle« in der Familie, sie nur die »Normale«. Mein Nachbar verflucht die Wahl seines Grundstücks, weil um ihn herum immer mehr Trampoline für kleine, vor Freude quietschende Kinder aufgestellt werden. Meine Freundin Viola glaubt, dass ihr Leben viel besser aussehen würde, wenn sie ihren Mann nicht verlassen hätte und sie zudem nicht so oft krank wäre.

Das Problem mit der Opferrolle ist, dass wir uns *entscheiden*, in einer Situation oder auch innerhalb einer Familie oder Beziehung die Rolle des Opfers zu übernehmen und nicht die der Aktiven, der Entscheiderin oder der Neinsagerin. Zunächst scheint das der bequemere Weg zu sein oder der vielleicht einzig mögliche, wir sparen Energie, gehen nicht in einen Konflikt. Wir tun so aber auch nichts für uns. Und versperren uns den Weg, so zu handeln oder die Situation so zu bewältigen, dass sich für uns etwas zum Positiven wenden kann, wir uns besser fühlen können. Stattdessen versinken wir in Passivität, Leid und Kraftlosigkeit, ärgern oder bemitleiden uns dabei aber ordentlich. Für Bravsein und Aushalten gibt es aber keine Gummibärchen, wir erinnern uns …

Wenn Sie im Drehbuch Ihres Lebens wieder die Regie übernehmen, dann ist das nicht unbedingt der angenehmste Weg. Sie haben es vielleicht mit unwilligen Schauspielern zu tun, das Licht ist schlecht, der Produzent streicht das Geld zusammen, und der zweite Hauptdarsteller hat sich kurzfristig verabschiedet. So ist das Leben. Aber denken Sie daran: Sie haben sich und Ihre innere Kraftquelle, Ihre emotionale Intelligenz. Die schenkt Ihnen im besten Fall Verbündete, Sie verlagern den Dreh dann eben für einen Tag nach draußen, wo die Sonne scheint, alle Schauspieler schlafen aus Kostengründen im Zelt, und es gibt dafür jeden Abend eine Motivationsparty. Der zweite Hauptdarsteller? Es gibt noch andere gute, vielleicht verlieben Sie sich sogar in ihn!

Und für Lotte heißt das möglicherweise, ihre für sie toxische Familiengeschichte aufzuarbeiten und ihren Kompass in eine neue Richtung auszurichten, oder aber auch, alte Familiengeschichten ruhen zu lassen und sich neu zu entdecken. Für den entnervten Nachbarn möglicherweise, dass er mit den Kindern mitlacht oder selbst mal springt, oder eben wegzieht. So, wie es am besten für ihn passt, Hauptsache, er *tut* etwas. Und für Viola vielleicht, dass sie sich einen guten Coach sucht, der mit ihr gemeinsam ihre Stärken entwickelt.

Sein Lebensziel im Auge behalten

Manchmal finde ich es auch hilfreich, Bilanz zu ziehen und mich zu fragen: Wo möchte ich in fünf oder von mir aus auch in zehn Jahren stehen? Die Harvard-Wissenschaftler haben herausgefunden, dass eine langfristige Perspektive hilfreich ist, um seinen Weg in die bessere, zu den eigenen Bedürfnissen passendere Richtung zu lenken. Wenn wir uns für einen solchen Zeitraum ein Bild oder eine Vision schaffen, kann das einen guten Halt geben, auch das verleiht neue Kraft.

Möchte ich in fünf Jahren in Südfrankreich leben? Möchte ich mich fortbilden lassen, um beispielsweise Kindern aus benachteiligten Milieus zu helfen? Möchte ich in zehn Jahren nach der Rente noch weitermachen in einem Ehrenamt?

Weil das Leben ja bekanntlich bunt ist, kann auch immer mal etwas dazwischenkommen. Aber das ersehnte Ziel zählt, und ob es sich gut und richtig für uns anfühlt.

Ich habe während unseres Australien-Abenteuers ja ein bisschen mehr Zeit gehabt als sonst und sehr in mich hineingehört und für mich und meine Familie dann ein Bild entworfen, wo ich uns gerne in fünf Jahren sehen würde. Mir war vor allem wichtig, zurück in Deutschland wieder Wurzeln schlagen zu dürfen, eine gute Schule für die Mädchen zu finden und einen schönen Platz zum Leben. Niemals allerdings hätte ich gedacht, dass mit meiner Rückreise, die sich ja erst wie ein Scheitern anfühlte, einige tolle Bestseller entstehen würden, ein Naturheilkunde-Podcast, oder dass ich anfangen würde, mit Pferden zu therapieren und so auch Menschen helfen zu können.

Das Leben hält viele Überraschungen parat, es kann sich von einem Tag auf den anderen radikal ändern. Das könnte uns Angst machen, sollte es aber nicht. Denn wir wissen jetzt, im Magic Midlife, dass wir durchaus in der Lage sind, die verrücktesten und blödesten Situationen durchzustehen. Es fühlt sich für mich an wie eine Mischung aus Weitergehen, in die Richtung, die ich mir vorstelle, und dabei locker bleiben, wenn der Weg sich ändert.

Der Hauptvorteil einer Fünf- oder auch Zehnjahresplanung ist vielleicht, dass ich Chancen nicht so schnell vorbeiziehen lasse, die ich gerne wahrnehmen möchte. Mir ist also vollkommen klar, dass in den nächsten fünf Jahren wahrscheinlich nicht alles so laufen wird, wie ich es geplant habe, aber wenn, zack, etwas vorbeikommt, was mir wirklich gefällt, dann traue ich mich, zuzugreifen. Weil ich weiß, dass es das ist, was ich will. Dazu gehört manchmal ein bisschen Mut, aber je klarer ich mir im Vorfeld darüber bin, wie sehr ich das möchte, desto mehr Kraft und Entschlossenheit habe ich in der Situation, wenn es auftaucht. Und niemals wusste ich besser als jetzt, wo ich schon locker 50 Jahre mit mir selbst verbracht habe, was ich alles kann, wenn ich meine Gefühle akzeptiere, locker und gleichzeitig bei mir bleibe. Denn dann kann ich allem mit Neugier und nicht mit Angst entgegensehen, was da noch kommt. Und Sie wissen doch, man ärgert sich selten über das, was man getan hat, sondern meistens über das, was man gelassen hat. Also, greifen wir zu!

Echt stark durch die Mitte

Die *Grant-Studie* zeigte auch, dass wir vor allem im mittleren Alter endlich fähig sind, gesündere Bewältigungsstrategien einzusetzen, während viele der Teilnehmenden vorher jahre- oder sogar jahrzehntelang »ungesunde« eingesetzt und ihre »schlechten« Gefühle weggesperrt oder unterdrückt hatten, zum Beispiel durch Alkoholkonsum oder anderes selbstzerstörerisches Verhalten wie ständige Selbstkritik etc. Wir erinnern uns.

Zwischen 50 und 75 entwickeln wir endlich auch mehr Humor, um mit unangenehmen Situationen fertigzuwerden. Wir schaffen es dann eher, eine Sache leichter zu nehmen und nicht auf uns zu beziehen.

Laut der *Grant-Studie* helfen uns fünf Bewältigungsstrategien, um gut durchs Leben zu kommen, auch wenn es uns mal hernimmt oder übel mitspielt. Alle sind fester Bestandteil unserer sogenannten emotionalen Intelligenz (EQ) und starke Helfer, damit wir auf unserem Weg bleiben:

1. Altruismus: für andere da sein: Sich für das Wohlergehen anderer Menschen engagieren, lässt unser Mitgefühl wachsen und macht glücklich.
2. Antizipation: Ich kann das Gute in dem sehen, was kommt: Wenn wir einen Sinn dafür entwickeln, dass alles gut enden möge – auch wenn es im Moment nicht so aussieht –, ist das angewandter Optimismus.
3. Selbstregulation: Ich habe meine Impulse unter Kontrolle: Ich entscheide mich, nicht auszuflippen, weil ich weiß, dass das nichts bringt, sondern atme erst mal durch und versuche eine Lösung zu finden.
4. Sublimierung: Ich mache was draus. Statt wütend wie Rumpelstilzchen durchs Haus zu hüpfen, gehe ich raus an die Luft und sammle Schritte. Versetzt mich jemand, nutze ich die Zeit zum Malen oder Klavierspielen.

5. Humor: nicht alles persönlich nehmen. *Always look on the bright side of life.* Eine humorvolle Einstellung lässt uns locker bleiben.

Das Schöne daran: Diese emotionalen Strategien können wir ab jetzt besser wahrnehmen, anwenden und verfeinern!

Kleiner EQ-Trainingsplan

1. Machen Sie einem anderen Menschen ein Kompliment. Sie können die Anzahl nach Belieben erhöhen.
2. Machen Sie sich doch mal eine »Das habe ich geschafft«-Liste, das trainiert Ihren psychischen Optimismusmuskel. Schreiben Sie auf: Führerschein, Schulabschluss, eine Katze vom Baum gerettet, ein Kind, das sie gut an den Start gebracht haben, einen geglückten Umzug … Das können Sie auch tagesaktuell machen: bei der Zahnreinigung gewesen, Nasi Goreng gekocht, ein Kapitel geschrieben …
3. So üben Sie Ihre Selbstregulation: Machen Sie eine Schmetterlingsumarmung, um sich zu beruhigen und zu stabilisieren. Das geht so: Legen Sie die Hände einfach über Kreuz auf die Oberarme, die linke Hand liegt rechts oben, die rechte links oben. Atmen Sie in Ihrem Rhythmus und genießen Sie das beruhigende Gefühl, das sich einstellt.
4. Überlegen Sie, welche Emotionsleichen Sie im Keller haben und was Ihnen helfen könnte, besser damit umzugehen. Das Erlernen einer Kampfsportart, kreative Tätigkeiten wie Malen, Töpfern, Handarbeiten, helfen, sich zu spüren und negative Emotionen sozialverträglich auszuleben.
5. Schreiben Sie jeden Abend drei witzige Sachen auf, die Sie erlebt haben. Eine Untersuchung hat gezeigt: Wer es schafft, mit mehr Humor auf sein Leben zu blicken, ist im Schnitt zufriedener und neigt weniger zu depressiven Gefühlen als Menschen, die das nicht machen.

»Werde, der du bist!«

Okay, natürlich ist nicht jeder und jede über 50 automatisch ein relaxter, emotional intelligenter, freundlicher Mitmensch. Es gibt auch genügend schlecht gelaunte, missgünstige und aggressive Mitmenschen, die mit uns älter werden. Doch wir selbst sind verantwortlich für den Unterschied: Jeder von uns hat das Zeug dazu, es besser zu machen, und das Tolle ist: Es funktioniert und tut uns selbst am besten.

Vielleicht geht es Ihnen ja ähnlich wie mir:

- Ich bin heute mitfühlender mit anderen und mit den Jahren auch weicher geworden. Ich spüre weniger Ego und dafür mehr Seele und Verbundenheit mit allem (danke, Australien!). Das hilft mir auch dabei, mit mir selbst fürsorglicher und mitfühlender zu sein.
- Ich reagiere heute weniger emotional und bin ausgeglichener. Als ich jünger war, oder auch noch zu Beginn der Wechseljahre, ging es mit meinen Emotionen teilweise ganz schön auf und ab, und ich war weit davon entfernt, sie zu umarmen. Heute ist meine Gefühlslage ausgewogener, wahrscheinlich, weil ich gelernt habe *»not to sweat the small stuff«*, also mich nicht mehr über Kleinigkeiten aufzuregen. Ich passe besser auf mich auf, das nützt auch anderen.
- Ich nehme die Dinge nicht mehr so persönlich, das schenkt mir sehr viel innere Freiheit.
- Ich weiß, dass ich viele Alltagsanforderungen stemmen kann und mein Leben einigermaßen gut im Griff habe.
- Ich wertschätze alle meine Beziehungen.
- Ich stopfe meinen Terminkalender nicht mehr so voll. Sobald ich mich konzentrieren kann auf das, was ich gerade tue, und nicht alles gleichzeitig mache, vergeht die Zeit auch langsamer, und das ist angenehm. Die Tage hören auf, so zu rasen.

Apropos Zeit

Im Magic Midlife liegt vielleicht oder vermutlich weniger Zeit vor uns als hinter uns. Erschreckt Sie das? Mich schon, denn: Wie schnell sind die Jahrzehnte doch vergangen im Rückblick. Gepaart mit der Erkenntnis, dass sich in 50 Jahren wohl kaum noch jemand an uns erinnern und das Leben einfach so weitergehen wird, ohne uns, finde ich es durchaus wert, sich mal ganz locker zu fragen: Worum geht's hier eigentlich? Was wollen wir noch alles vom Leben? Auf welche Chancen warten wir jetzt? Welcher Teil in uns ist noch nicht gelebt?

In unserem jüngeren Erwachsenenalter haben wir viel Zeit damit verbracht, nach bestimmten Konventionen zu leben, sozialen Druck auszuhalten und familiären Pflichten nachzukommen. Kein Wunder, dass wir in der Zeit unserer Vierziger womöglich eine Menge unlustiger Entscheidungen getroffen haben hinsichtlich unseres Liebeslebens, unserer Arbeit, unserer Familie und Freunde.

Aber warum sollten wir damit weitermachen? Wenn wir uns jetzt trauen, unsere Gefühle zu umarmen und unsere emotionale Intelligenz zu nutzen, hilft uns das, klar zu sehen, was wir wirklich vom Leben wollen. Lauern wir also auf die nächste Chance, die sich uns bietet, und ergreifen sie mit beiden Händen. Jetzt ist etwas anderes gefragt als all die harte Arbeit und unser Zweifeln. Jetzt können wir auf uns schauen und uns verwirklichen. Auf geht's, hoch in der U-Kurve der Zufriedenheit!

Meine Freundin Sabine hat viele Jahre ihre demenzkranke Mutter gepflegt. Sie selbst hat als gelernte Sozialpädagogin lange für die Caritas gearbeitet. Als immer mehr Leute bei Sabine anklopften, um zu fragen, wie das ginge und was es bräuchte, der Umgang mit älteren Angehörigen, die Pflege benötigen, beschloss sie kurzerhand, die Sache zu professionalisieren. Ihre Mutter war mittlerweile verstorben. Sie kündigte ihren Teilzeitjob, machte Fortbildungen, um das wirtschaftliche Hintergrundwissen zu erlernen, und leitet heute einen viel gefragten ambulanten Pflegedienst. Die Arbeit macht ihr Freude, kommt ihrem Organisationstalent entgegen und ihr als Mensch, der sich gerne kümmert, die passenden Menschen miteinander zusammenbringt und daraus viel Kraft zieht. Gleichzeitig ist sie eine tolle Kraftquelle für andere.

Lissie ist eine Kulinarikerin erster Güte. Im Freundeskreis als Einmach-Queen bekannt, waren ihre Geschenke zum Geburtstag oder zu Weihnachten heiß begehrt. Traumhaft aromatische Marmeladen, wunderbar eingemachtes Gemüse. Als Lissie gekündigt wurde, weil die Marketingabteilung ihrer Firma betriebsbedingt aufgelöst wurde, war sie 52. Sie war völlig schockiert und wollte unbedingt weiterarbeiten, um auch ihre finanzielle Versorgung fürs Alter weiter aufzustocken. Es gab eine Abfindung und eine Idee: *Die Einmacherei* war geboren. Sie ließ sich bei der Erstellung eines Businessplans helfen und – lange Rede – bietet heute in einem alten, ehemals leer stehenden Bahnhofsgebäude ihre Leckereien an. Der Run ist enorm. Mittlerweile überlegt sie, ob sie noch ein Tagescafé eröffnen soll. Sie hat ihre Energie, ihre Kreativität in der Küche, ihren Sinn für Lifestyle und auch fürs Verkaufen zu einem persönlichen Erfolgsmodell umgestrickt.

Michaela hat lange in einer Bank gearbeitet und sich dabei die letzten Jahre wohl ganz schön gelangweilt. Ihr Chef war noch vom alten Schlag und bevorzugte Menschen seines Geschlechts bei der Karriereförderung, Frauen gehörten seiner Meinung nach hinter den Schalter oder nach Hause. Als ihr Chef zum Geschäftsführer befördert wurde, kündigte Michaela, denn sie hatte einen Plan. Alle ihre Freundinnen hatte sie in den letzten Jahren beraten, wenn es ums Finanzielle ging, und dabei festgestellt, wie blank selbst gut ausgebildete Frauen sind, wenn es ums Geld geht. Sie gründete eine Finanzberatung nur für Frauen, und was soll ich sagen, der Laden läuft. Auch Michaela ist eine echte Inspiration.

Nicht zuletzt meine Freundin Agatha. Sie fiel bei Partys immer wieder auf, weil sie sturzbetrunken nach Hause gebracht werden musste. Ihre Ehe und ihr Berufsleben litten unter den kontinuierlichen Ausfällen, bis sie sich entschied, online eine Entziehungskur zu machen. Heute arbeitet sie genau für dieses Unternehmen im Marketing und sprüht vor Ideen und Energie. Alkohol ist passé.

MAGIC WORDS

»Der eigentliche Sinn unseres Lebens besteht im Streben nach Glück.«

Tenzin Gyatso (der 14. Dalai Lama)

Wie mir die Ureinwohner Australiens zur Kraftquelle wurden

Wissen Sie eigentlich, dass ich noch einen anderen Namen habe? Ich heiße »Tawar talunda wana wanadi manjalman«. Das bedeutet so viel wie »Quellwasser, das aus dem Berg entspringt«. Zugegeben, ich müsste noch etwas üben, bevor ich mich galant und ohne zu holpern vorstellen könnte. Aber ich bin dankbar, dass ich diesen Namen bekommen habe und all das erleben durfte, was mich zu ihm geführt hat. Verliehen hat ihn mir ein Nangkari, ein Heiler der Aborigines, der Ureinwohner Australiens und der »Hüter des Landes«. Mit ihm durchstreifte ich den tropischen Urwald auf der Suche nach Heilpflanzen. Den schönen Namen nehme ich mal als Kompliment. Es heißt, dass Aborigines, deren Pfade sich in den Weiten des Landes kreuzen, als Erstes bei einer Begegnung fragen, von welchem Wasser das Gegenüber kommt. Denn Wasser ist rar und sichert das Überleben.

Im Urwald staunte ich nicht schlecht darüber, wie man mit so vielen wilden Tieren und giftigen Pflanzen auch nur einen Tag überleben kann. Doch wer sich gut im Busch auskennt, kann durchaus gesund von A nach B kommen, denn viele Pflanzen sind nicht nur gut für die Wundheilung, sondern helfen gegen verschiedenste Malaisen. Ich lernte auf der Wanderung beispielsweise auch, wie man aus einem bestimmten Baum Seife macht oder dass ein Sud aus gekochtem Flughund gegen Asthma hilft …. Wohl bekomm's.

Besonders beeindruckend waren für mich allerdings die Rituale, bei denen sich die Aborigines innig mit der Natur verbinden. Im Rauschen der Wälder vernehmen die Schamanen das Raunen des großen Geistes. Für sie ist ein Wald ein Ort des Rückzugs und der Stille. Gut, das erleben wir auch, wenn wir durch einen Wald streifen. Aber wir sind dennoch weit entfernt von der engen Verbundenheit der Aborigines mit der Natur. Diese leben nach dem Grundsatz, dass alles Leben miteinander verbunden ist und dass es eine besondere Beziehung zwischen Menschen und Pflanzen gibt.

Je tiefer ich in die Gedankenwelt und die Grundsätze der Aborigines eintauchte, desto mehr wurde mir klar, was uns modernen Menschen eigentlich fehlt: Wir haben im Laufe der Zeit zu viele Seile gekappt: zur Natur, zu unseren Wurzeln, zu unserer Familie und manchmal auch zu uns selbst.

Die Aborigines hingegen sind viel verbundener mit sich, der Familie und ihrer Umwelt – auch, weil sie es müssen. Die teils schwierigen Lebensbedingungen in Australien und die gewaltige Natur erfordern die Fähigkeit, sie zu verstehen und sich ihr anzupassen. Dabei nehmen sie, im Gegensatz zu uns, nur, was sie brauchen, und wissen immer darum, dass sie auf die Natur und ihre Früchte angewiesen sind, um zu leben. Es ist ihre Aufgabe, gut auf die Natur aufzupassen, wie es ihre Entstehungsgeschichte sie lehrt. Für die Aborigines ist es völlig unverständlich, wie wir die Natur, unsere Lebensgrundlage, zerstören können. Wir vergiften die Welt und wundern uns, dass wir immer kränker werden?

Aber auch Selbstbeobachtung und Reflexion spielen eine wichtige Rolle in den Erzählungen der alten Aborigines. Dabei geht es darum, menschliche Fehler wie Neid, Furcht oder Gier nicht zu verteufeln, sondern als menschlich zu akzeptieren, sie jedoch durch Einsicht unter Kontrolle zu behalten und sich um positive Eigenschaften und Taten zu bemühen. Kurz: Die Aborigines umarmen ihre Gefühle und handeln emotional intelligent.

Genauso wichtig wie die Natur sind den Ureinwohnern ihre Mitmenschen. Denn nur gemeinsam ist das Leben möglich und wertvoll. Die Tatsache, dass in einem Stamm alle aufeinander angewiesen sind, macht Zusammengehörigkeit essenziell, also lebenswichtig. Ohne einander gibt es kein Überleben.

Spannend fand ich, dass es Rituale und Zeremonien für alle wichtigen Entscheidungen im Leben und bei Umbrüchen gibt: beim Erwachsen- oder Altwerden, wenn man ein Kind will, in einer Lebenskrise. Im Ritual können wir zu uns selbst zurückgeführt werden. So besteht ein Ritual beim Auftreten einer schweren geistigen Krise beispielsweise darin, sich ganz allein für vier Tage ohne Nahrung in die Einsamkeit der Natur zurückzuziehen. Diese Konzentration auf sich und das Wesentliche soll zur Heilung verhelfen.

Die Weisheit der Aborigines

Wie kurz vorher erwähnt, war ich ja eigentlich zu den Aborigines in den Dschungel gestartet, um mehr über ihre Heilpflanzen zu erfahren. Was ich stattdessen fand, war eine Lebenseinstellung, von der wir uns mal eine Scheibe abschneiden können. Am besten beschreibt es wohl das Wort *Connection*, also Verbundenheit:

Verbundenheit mit der Lebensaufgabe: Die Entstehungsmythen der Aborigines handeln oft von der Erkenntnis, dass materieller Reichtum nicht glücklich macht, sondern dass die Pfeiler eines erfüllten Lebens Liebe und Hilfsbereitschaft sind. Eine erstrebenswerte Lebensaufgabe ist deshalb inneres Wachstum, das der Gemeinschaft dient.

In unserer Gesellschaft scheint es völlig in Ordnung zu sein, nur auf seinen eigenen Vorteil und sein materielles Wohlbefinden bedacht zu handeln. Das ist sicher nicht gesund für den Einzelnen und hat auch wenig mit einem gelungenen, glücklichen Leben zu tun (wie wir ja auch aus der *Grant-Studie* wissen).

Verbundenheit mit der Familie: In Aborigines-Familien ist eine klare Rollenverteilung vorgesehen. Bestimmte Onkel und Tanten sind sogar berufen, die Kinder mit großzuziehen. Der Familienbund wird geachtet, im Falle von Streitigkeiten wird vermittelt, gegebenenfalls auch durch einen Heiler, der durch Gespräche, Rituale und notfalls auch durch ein Machtwort für Klärung sorgt. Die Ureinwohner Australiens glauben nicht, wie viele von uns, dass ihre Vorfahren mit dem Tod für immer verschwunden sind. Sie versuchen bewusst, in Tänzen, Traumreisen und Ritualen Verbindung zu ihnen herzustellen, und glauben daran, dass die Vorfahren sie leiten und ihnen helfen, wenn sie darum bitten. Die Vorfahren zu achten, ist selbstverständlich und wird zelebriert.

Verbundenheit mit der Nahrung: Die Aborigines nehmen sich, wie auch andere Urvölker, nur das zu Nahrungszwecken, was sie wirklich brauchen. Denn alles, was wächst, befindet sich in einem Kreislauf, und das Gleichgewicht ist die Voraussetzung dafür, dass es auch morgen noch Nahrung gibt. Oft müssen sie lange Distanzen hinter sich bringen, um genug Nahrung zu finden. Der Tod jeden Tieres, das gegessen wird, wird gewürdigt.

Verbundenheit mit Wünschen: Was wir uns sehr wünschen, lebendig vorstellen und wonach wir uns mit allen Sinnen sehen, muss nach Vorstellung der Aborigines wahr werden, denn es bekommt durch das Wünschen unsere besondere Energie.

Ressourcen/Kraftquellen sind wichtig: Heilige Zeremonien sind eine besondere Kraftquelle für jeden Ureinwohner, denn sie verbinden die Menschen mit ihrer Schöpfung und den Schöpferwesen an einem geweihten, Kraft spendenden Ort. Dies passiert unter Anleitung eines weisen Nangkari (Heilers) und in der Regel in Anwesenheit der Familie. So eingebunden und verbunden wird auch die Heilung von schwerer Erkrankung möglich.

Warum mir das alles geholfen hat? Es war plötzlich glasklar für mich: Wir sind keine Einzelkämpfer, ein freundlicher und wertschätzender Umgang mit Umwelt, Ressourcen und all unseren Mitmenschen nützt nicht nur der Welt, sondern vor allem uns. Wir sind eingebunden in unsere Vergangenheit, unser Schicksal, das Leben unserer Weggefährten, und damit nie allein. Heute erinnere ich mich immer wieder an dieses Gefühl der Verbundenheit, sogar dann, wenn es mal hektisch zugeht. Am einfachsten ist das natürlich, wenn ich rausgehen kann und mich in der Natur befinde. In solchen Momenten fühle ich mich getragen und aufgehoben. Ich kann Gefühle wie Schmerzen oder Ängste, Wut oder Traurigkeit leichter akzeptieren. Es fühlt sich gut und stimmig an. Ich bin eins mit dem Moment und fühle mich tief verbunden mit allem, was lebt, im Hier und Jetzt, und was mich an unsichtbaren Kräften umgibt. Manchmal habe ich dann den Eindruck, wenn ich besonders gut hinspüre oder hinhöre, wenn sich mein Herz weit geöffnet hat, dass ich erfahre, wie das Leben geht: dass sich vieles meinem Willen und meiner Verantwortung entzieht und eben endlich ist. Das ist traurig und tröstlich zugleich. Vereinfacht gesagt: Mein Einfluss ist nicht so groß, wie ich immer dachte, aber ich bin auch nicht schuld an allem, was nicht gut läuft.

Kraft für die zweite Lebenshälfte

Überhaupt, je älter ich werde, desto hilfreicher empfinde ich es, mich als kleinen Teil eines großen Ganzen zu betrachten, auf größere Zusammenhänge zu vertrauen und mich daran zu erfreuen, wenn's gerade gut läuft.

In schwierigen Situationen wünsche ich mir hingegen Entlastung, und dass ich sie besser bewältigen kann. Auch hier hilft der Blick aufs große Ganze, manche nennen das Spiritualität, andere Religion. Dabei kann es um den Wunsch nach Heilung von einer Krankheit gehen, nach Gelassenheit und innerem Frieden oder nach der Gewissheit, dass das Leben einen Sinn hat und wertvoll ist. In den letzten Jahren haben Gesundheitswissenschaftlerinnen und Psychologen zahlreiche spannende Untersuchungen vorgelegt, die sich mit dem Zusammenhang von Religiosität, Spiritualität und Glauben und unserer Lebenszufriedenheit oder -qualität befassen.

Doch was ist dran an der Heilkraft dieser »unsichtbaren« Helfer?

Seit Urzeiten hat der Mensch das psychologische Bedürfnis nach Religion und Spiritualität, um Antworten auf die großen Fragen des Lebens zu finden. Im Interview mit der Zeitschrift *Geo Wissen* erklärte der Religionswissenschaftler Prof. Sebastian Murken, dass dies von unserem Grundbedürfnis nach Kontrolle herrühre: Wir bräuchten die Sicherheit, dass wir nicht in einer chaotischen, unvorhersehbaren Welt leben – sondern dass wir sie verstehen können, dass die Dinge in unserer Umwelt vorhersagbar sind. Nehmen wir als eindrückliches Beispiel den Tod. Er ist eines der einschneidendsten Ereignisse in unserer Welt, das sich völlig unserer Kontrolle entzieht: Keiner von uns weiß, wann es uns trifft oder was danach kommt. In der kulturellen Evolution des Menschen war es extrem wichtig, dass unsere Sterblichkeit irgendwie erträglich gemacht wurde. In der Religion sind deshalb Erzählungen vom Jenseits entstanden, von Auferstehung oder Wiedergeburt. So wandelte sich der Tod zu etwas Kontrollierbarerem.

Auch die Spiritualität bezieht sich auf eine übergeordnete Ebene. Also auf die Annahme, dass es jenseits unserer sinnlich erfahrbaren, sichtbaren Welt (Mann, Haus, Hund, Pubertiere) noch eine darüber hinausgehende Dimension (das große Ganze) gibt. Und diese ist mit dem Hier und Jetzt verknüpft: Deshalb kann ein Ritual, aber auch ein Gebet oder ein Segen aus der einen Sphäre in die andere hineinwirken. In den großen Religionen ist die Verbindung zwischen dem Diesseits und dem Jenseits genau festgelegt durch die Bibel, den Koran oder die hinduistischen Veden. Das ist für viele scheinbar hilfreich. Mir sagt die Freiheit der Spiritualität zu, oder wie Prof. Murken sagt: »Wo die Religion sagt: ›Du sollst‹, sagt die Spiritualität: ›Du darfst, wähle selbst‹.«

Die leisen Helfer: Dankbarkeit und Demut

Ich habe die Erfahrung gemacht, dass wir uns öfter allein fühlen, wenn uns das Gefühl der Verbundenheit mit dem großen Ganzen verloren gegangen ist. Uns fehlt vielleicht auch manchmal ein Heiler wie bei den Aborigines, der mit seinem federgeschmückten Stock und klugen Worten einen Streit mit Freunden oder Familie schlichtet. Wir erleben heute nur noch selten die Freude daran, etwas selbst hergestellt oder ausgegraben zu haben. Außer wir haben uns bewusst für ein Handwerk oder die Kunst entschieden.

Das kann einsam oder sogar bitter machen. So segeln viele von uns entweder mit Arroganz oder Dogmatismus durch ihr Leben, enttäuscht und lieber ohne zu viele Mitredner. Es ist nachgewiesen, dass Menschen mit einem übertriebenen Selbstwert oft wenig sozial orientiert sind und über ein geringes emotionales Einfühlungsvermögen verfügen. Wer sich zu häufig in einem zu positiven Licht sieht, nimmt andere und die Welt nicht mehr auf eine zutreffende Weise wahr und handelt letztlich zerstörerisch: Solche »Narzissten« (man werfe nur einen Blick in die Weltpolitik) tun dann Dinge, die sich oder anderen schaden. Bedroht man ihren Selbstwert oder ihr Ego, reagieren sie aggressiv.

Dabei ist es viel gesünder, auf die großen Zusammenhänge zu vertrauen und sich daran zu freuen, demütig zu staunen über das, was wir alles erleben und sehen dürfen. Die Psychologin Pelin Kesebir widmete ihre Aufmerksamkeit verstärkt demütigen Menschen mit einem »leiseren« Ego. Demut nennt sie dabei die Bereitschaft, seine Schwächen und damit die Grenzen des eigenen Selbst anzunehmen und sich der eigenen Kleinheit bewusst zu sein angesichts der unfassbaren Größe der »Welt«. Ein demütiger Mensch kann über seine eigenen Bedürfnisse hinwegsehen, um seine Aufmerksamkeit auf »Größeres« zu lenken und dieses wertzuschätzen oder es sogar zu feiern. Auch vom ultimativen Thema, dem Tod, fühlen sich demütige Menschen weniger bedroht.

Mir macht der Tod überhaupt keine Angst mehr. Vermutlich liegt es daran, dass mich Freunde immer mal wieder in meinem Leben fast wie zufällig dazu animiert haben, zu Heilern, Wahrsagerinnen oder Schamanen zu gehen. Das habe ich dann auch getan, oft einfach aus Neugier. Eigentlich haben die meisten Besuche bei diesen besonderen Menschen mein Leben ganz ordentlich durcheinandergerüttelt. Es hat mich immer wieder bass beeindruckt, dass es für mein Leben sowie für das aller anderen um mich herum offensichtlich so etwas wie bestimmte »Pläne« gibt. Menschen, die die Kunst, diese zu deuten, verstehen, können sie sogar in Karten lesen. Insbesondere, wenn mir bei solchen Besuchen von Situationen aus meiner Vergangenheit berichtet wurde, staunte ich nicht schlecht, wie exakt die Deutung war.

Besonders beeindruckt hat mich der Besuch bei Sunny, einem australischen Medium. Er ist in der Lage, mit Verstorbenen zu kommunizieren. Bei der Session kamen nach und nach sowohl mein verstorbener Vater als auch meine Mutter herbei, um mit mir (durch Sunny) über Dinge zu sprechen, die sonst keiner wissen konnte. Sie erwähnten Geschehenes, Namen und Daten und erzählten auch ein wenig davon, was auf mich und meine Familie zukommen würde. Es war so ergreifend, meine Eltern mit im Raum zu wissen, und teilweise sogar lustig, was sie von sich verrieten.

Kann sein, dass Sie das jetzt für Humbug halten oder denken: *Jetzt fängt sie aber an zu spinnen.* Das kann ich gut verstehen. Nur, gerade diese Erlebnisse bewegen mich bis heute sehr, sie haben mein Weltbild entspannter gemacht, und diese Erkenntnis wollte ich Ihnen auf keinen Fall vorenthalten.

Seitdem kann ich jedenfalls nicht mehr an das Konzept glauben, dass wir mit dem Tod ganz gehen. Und was auch immer es ist, das in einer spirituellen, geistigen Form in unserer Nähe bleibt – ich empfinde es als sehr tröstend. Seither wende ich mich innerlich öfter mal an meine Eltern oder andere verstorbene Verwandte und spirituelle Ratgeber, wenn ich Hilfe brauche oder eine Bitte habe. Ich finde es unglaublich entlastend, zu wissen, dass ich nicht allein bin. Und auch, dass es nicht nur diese Welt gibt, sondern mehr, auch wenn ich's nicht verstehe. Ich denke – unabhängig von jeder Religion –, es ist ein schönes Gefühl zu wissen, dass dieses Hier und Jetzt nicht alles ist, sondern uns offensichtlich größere Zusammenhänge zur Seite stehen oder unseren inneren Kompass in bestimmte Richtungen lenken.

Kraftquelle Spiritualität

Gerade im Magic Midlife können spirituelle Handlungen wie Beten oder Meditieren oder ein tiefes Vertrauen in den Lauf der Natur zutiefst positiv auf uns wirken und uns ruhiger und gelassener werden lassen. Dabei ist Spiritualität leider keine Methode, die man einfach erlernen kann. Auch kein Arzt der Welt kann Spiritualität auf Rezept verordnen. Aber Wissenschaftlerinnen und spirituelle Größen wie der Dalai Lama sprechen von einer »universellen Spiritualität«, die uns unabhängig von unserem Alter, der Lebenssituation, unserem Beruf und Glauben beeinflussen und glücklich machen kann. Spirituell können wir werden durch intensive Erfahrungen, die sich bei jedem naturgemäß anders gestalten.

Gelebte Spiritualität kann vieles sein:

- Wir erleben die Natur auf Spaziergängen oder beim Wandern.
- Wir versuchen, Demut, Großzügigkeit und Dankbarkeit bewusst in unseren Alltag zu integrieren.
- Wir verankern in Ritualen, beim Yoga oder Meditieren unsere Ziele oder bestimmte Werte.

Wenn wir so »üben«, spirituell zu sein, übernehmen wir einerseits Verantwortung für uns selbst, wir denken über unsere Gedanken und unser Verhalten nach und betreiben damit andererseits aktive Selbstfürsorge. Es hilft uns, entspannt auf alles zu gucken, was da noch kommen mag, und uns gleichzeitig sicher und geleitet zu fühlen.

Vor allem Dankbarkeit tut uns und anderen gut. Dankbare Menschen sind entspannter, heiterer und glücklicher. Weil das Gefühl der Verbundenheit und des größeren Zusammenhangs uns dann trägt.

MAGIC WORDS

»Lebe, als ob du morgen sterben müsstest, und lerne, als ob du ewig leben würdest.«

Mohandas Karamchand Gandhi (Rechtsanwalt, Pazifist und Anführer der indischen Unabhängigkeitsbewegung, 1869–1948)

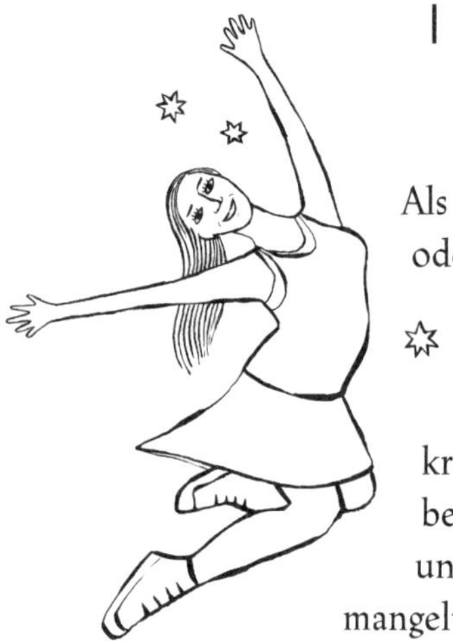

I do it my way

Als große Herausforderung dieser Wechsel- oder Wandelzeit des Magic Midlifes sehe ich, dass ich mich manchmal zerrissen fühle. Es ist wie eine Achterbahnfahrt zwischen Freunden, die ernsthaft krank werden, oder Eltern, die sogar sterben, Angehörigen, die man betreuen muss, und Kindern, die aus dem Haus gehen. Es mangelt nicht an Herausforderungen und vielen traurigen Momenten. Auf der anderen Seite ist da noch ganz viel Kraft, das Wissen darum, was ich kann und was ich nicht kann, was ich möchte. Ein bisschen Stolz auf all das, was ich bereits geleistet habe. Ich spüre eine unendliche Liebe zu meinen wunderbaren Kindern und meinem Mann und ganz viel Neugier. Ich bin gespannt, was da noch kommt. Viele Wechselbäder, nehme ich an, aber eben auch noch die eine oder andere tolle Überraschung. Und ich nehme das Ganze in einer etwas entspannteren Haltung als bisher. Ich muss mich nicht mehr beweisen, keinen Vater für meine Kinder mehr finden, kein Haus mehr bauen, Kinder großziehen oder in durchgearbeiteten Nächten eine Karriere aufbauen. Es kommt vielleicht mehr Zeit auf mich zu, in der ich mich den Dingen widmen kann, die mir wirklich guttun und Freude bereiten.

Ganz besonders erfüllend sind all die Dinge, die wir dabei auch noch für andere tun können, aber nicht müssen. Wo wir helfen können mit all unseren besonderen Fähigkeiten und in Dankbarkeit einiges zurückgeben, was wir schon Schönes vom Leben bekommen haben. Vielleicht sind es noch viele Jahre, die vor uns liegen und die auf uns warten, die gelebt werden wollen mit beiden Händen und einem ruhigen Geist. Nie war die Zeit besser, dies zu tun. Courage – und ab durch die Mitte!

Magic to go

- **Länger lebt, wer darauf vertraut,** dass alles, was geschieht, uns weiterbringt, anstatt nur mit dem Schlechten zu hadern. Vertrauen ist angesagt.
- **Das Problem mit der Opferrolle** ist, dass man eben Opfer ist, und das bedeutet, man kann nicht handeln. Werden wir zu Tätern!
- **Der Weg ist das Ziel:** Das Beste an Lebensplänen ist nicht, wenn sie vollendet sind, sondern dass wir die dazu passenden **Chancen ergreifen,** die am Wegesrand liegen.
- **Wer sich *connected* fühlt,** erlebt, dass vieles gar nicht von uns oder unserem Tun abhängt, das macht uns innerlich ruhiger und damit fokussierter.
- **Dankbarkeit macht glücklich,** und es gibt immer Gründe, um dankbar zu sein: für finanzielle Sicherheit, einen Ort zum Leben, einen Beruf, Gesundheit, Standing.
- **Sicherheit** gibt, auf die großen Zusammenhänge zu vertrauen. Dann hat Angst auch keine Chance mehr.
- **Nach fest kommt los:** Statt krampfhaft an etwas festzuhalten, das Loslassen üben und das Beste draus machen.

ZUM SCHLUSS …

… der eigentlich ein Anfang ist. Der Anfang einer wunderbaren Zeit, die mit dem Eintritt ins Magic Midlife, unsere sogenannten mittleren Jahre, beginnt. Der Beginn eines zweiten Lebens.

Ja, wir werden älter. Und ja, womöglich liegt mehr Lebenszeit hinter uns als vor uns. Vielleicht hat uns der Eintritt in diese neue Lebensphase, ins Magic Midlife, auch ordentlich gebeutelt. Aber wir sehen jetzt auch, spätestens (und hoffentlich) nach der Lektüre dieses Buches, dass es gar nicht so arg viel Gründe gibt, sich Sorgen zu machen. Das zeigt nicht nur der kleine Ausschnitt an Forschungsarbeiten, die wir dazu zusammengetragen und gesichtet haben. Das bestätigen uns auch viele unserer Freundinnen und Freunde, die diese Phase für sich genutzt haben, indem sie im Beruf oder in der Partnerschaft oder mit dem Erlernen neuer Skills zu neuen Ufern aufgebrochen sind.

Was wir auf jeden Fall wissen, ist, dass wir mit Mut und voller Optimismus auf diesen neuen Lebensabschnitt gucken können.

Und dafür gibt es viele gute Gründe:

Unser Körper wird (natürlich!) älter, aber unsere geistige Einstellung macht dafür extra viel für unser Lebensgefühl und auch für unsere Gesundheit. Es mag vielleicht sein, dass wir uns im Magic Midlife nicht mehr jede Telefonnummer oder jeden Namen merken können. Wir finden dazu aber bessere, (lebens-) schlauere Lösungen für Probleme oder auch Lebenssituationen, die nicht mehr okay für uns sind. Auch wenn wir vielleicht nicht alle Themen auf unseren Bucket-Listen abgearbeitet haben (das kann gerne auch so bleiben, kein Stress), wenn der eine oder andere Traum geplatzt ist oder wir nicht immer unser bestes Leben gelebt haben – jetzt werden wir trotzdem oder gerade deshalb insgesamt viel lässiger. Auf unsere Beziehungen und

Partnerschaften werfen wir einen tieferen Blick und überlegen uns, welche es wert sind, mit uns in die nächste Lebensphase zu wandern, oder wir finden neue Freunde.

In den Tiefen unseres Inneren erkennen wir, dass uns eine wunderbare Zeit des Wandels erwartet, und der besteht darin, dass in den allermeisten Fällen vieles endlich gut wird. Es ist so, als ob jetzt eine rundum glückliche Phase beginnen darf, in der wir selbstbewusster, reifer, cooler und gleichzeitig auch offener für Neues sind.

Ich hoffe, dass Sie in diesem Buch einen ganzen Strauß an Anregungen finden konnten, die Ihnen dabei helfen, Ihre magischen Midlife-Kräfte zu schätzen, sie gegebenenfalls (wieder) zu entdecken und zu nähren. Das wird Ihnen leider vermutlich nicht dabei helfen, für immer jung zu sein, aber vielleicht dabei, sich für immer jünger zu fühlen. Denn, das haben Sie gesehen: Unser Alter hängt sehr davon ab, wie jung (oder alt) wir uns fühlen.

Und wenn Sie zwischendurch von Zweifeln gepackt werden oder doch noch mal von der Sorge, wie es weitergeht, dann machen Sie sich einfach klar, dass Sie in der lebenslangen Kurve Ihres Wohlbefindens längst durch den tiefsten Punkt durchgesaust sind und sich jetzt definitiv auf der Bergfahrt Ihres Lebens befinden. Das liegt nicht nur an den Erfahrungen, die wir gemacht haben mit Hinfallen und Wiederaufstehen, sondern auch daran, dass es jetzt nicht mehr ums große Ganze geht, sondern um das Glück der kleinen Dinge, die uns froh machen. Ja, wir sind jetzt in einem Alter, wo die Brillengläser ganz automatisch rosa gefärbt zu sein scheinen – und Brille tragen Sie doch auch, zumindest zum Lesen, oder?

Wir sind in der Lage, lieber die guten Seiten des Lebens zu sehen als die bösen und tragischen. Wir werden positiver, können besser mit Belastungen umgehen, uns besser regulieren. Unsere jetzt endlich wieder stabiler werdenden Hormone helfen uns dabei, und dass jede Menge Glückshormone frei Haus sind – das ist sogar wissenschaftlich fundiert –, ist im Magic Midlife garantiert.

Und wir wissen, dass wir nicht mehr an einem Raumfahrtprogramm teilnehmen werden können, Bestzeiten beim Schwimmen hinlegen oder ein Superstar werden müssen. Für manche Sachen ist es jetzt definitiv zu spät, und das ist so entlastend. Es gibt tatsächlich diesen einzigartigen Magic-Midlife-Mix, den wir in den vielen Geschichten gespürt haben, die unsere Freundinnen und Freunde mit uns geteilt haben. Er besteht aus Lebensklugheit, Erfahrungen und Strategien, um auch kritische Phasen zu überwinden, und einem sicheren Urteilsvermögen. Außerdem wissen wir, dass wir nicht mehr ewig Zeit haben, weshalb wir es jetzt bewusst genießen können, im Hier und Jetzt zu sein. Wir wissen, was wir können, was wir erwarten und beiseitelassen können. Und wir wissen, was uns zufrieden macht.

Wir sind jetzt die Regisseure und Regisseurinnen unseres Lebens! Ich wünsche mir, dass Sie mit diesem Buch Ihren Weg durchs Magic Midlife finden, der Ihnen ermöglicht, ganz Sie selbst zu sein. Genießen Sie dieses Geschenk des zweiten Lebens – aus vollen Zügen!

DANKSAGUNG

Ich möchte ganz vielen tollen Frauen Danke sagen, die mit mir durch dieses Projekt gereist sind. Als Erstes meiner Freundin Mariella, die mit mir all das Wissen aus ihrer Masterarbeit geteilt hat, in der sie sich schon vor 30 Jahren mit Weichenstellungen im Magic Midlife befasst hat (ja, solche Interessen in jungen Jahren gibt es auch ;-)). Dann meiner Programmleiterin bei Knaur MensSana, Sabine Jaenicke, und der Verlagsleiterin Angela Gsell, die beide an dieses Buchprojekt geglaubt und mich immer wieder ermutigt haben, diese wechselhafte Lebensphase mit allen Sinnen zu durchleben, um auch wirklich davon berichten zu können. Dann natürlich meinen Freundinnen, die viele persönliche Geschichten hier in diesem Buch wiederfinden und hoffentlich dann trotzdem noch mit mir reden werden. Mädels, ich bin so froh, dass ich euch habe und wir gemeinschaftlich durch all dieses gehen.

Und natürlich Anna Cavelius, die nicht nur wieder viele interessante Studien ausgegraben hat, sondern meine ganzen Geschichten und Ideen aufgenommen und mit spitzer Feder verzaubert hat, sodass ich manchmal Tränen lachen musste beim Korrekturlesen.

Mögen wir mit unseren Magic-Midlife-Erfahrungen und -Beobachtungen auch viele andere Menschen zum Lachen bringen und uns allen damit Kraft, Energie und Lebensfreude für das, was bleibt, einpusten, damit wir immer wieder ordentlich Wind unter die Flügel bekommen.

QUELLEN

Kapitel 1

Ware, B. (2013). *5 Dinge, die Sterbende am meisten bereuen.* arkana.

Esch, T. (2022). The ABC Model of Happiness – Neurobiological Aspects of Motivation and Positive Mood, and Their Dynamic Changes through Practice, the Course of Life. *Biology, 11(6),* 843. https://doi.org/10.3390/biology11060843

Colditz, G.A., Manson, J.E. & Hankinson, S.E. (1997). The Nurses' Health Study: 20-year contribution to the understanding of health among women. *J Womens Health, 6(1),* 49–62. https://doi.org/10.1089/jwh.1997.6.49

Vaillant, G.E., McArthur, Ch.C. & Bock, A. (2022). *Study of Adult Development.* https://doi.org/10.7910/DVN/48WRX9

The Million Women Study Collaborative Group (1999). The Million Women Study: design and characteristics of the study population. The Million Women Study Collaborative Group. *Breast Cancer Res., 1(1),* 73–80. https://doi.org/10.1186/bcr16. Epub 1999 Aug 19. PMID: 11056681; PMCID: PMC13913.

Kapitel 2

Körber-Stiftung (2018). *Die Babyboomer gehen in Rente – Was das für die Kommunen bedeutet.* https://koerber-stiftung.de/site/assets/files/22390/2018_die_babyboomer_gehen_in_rente.pdf

Pötzsch, O., zur Nieden, F. (2024). *Die Babyboomer: Auf dem Gipfel der demografischen Welle.* 34 f. https://www.destatis.de/DE/Methoden/WISTA-Wirtschaft-und-Statistik/2024/01/die-babyboomer-012024.pdf?__blob=publicationFile

Hockey, A., Miloje, P., Sibley, Ch.G., Donovan, C.L. & Barlow, F.K. (2021). *Body image across the adult lifespan: A longitudinal investigation of developmental and cohort effects. https://doi.org/*10.1016/j.bodyim.2021.06.007

Gruszka, W., Owczarek, A.J., Glinianowicz, M. et al. (2022). Perception of body size and body dissatisfaction in adults. *Sci Rep, 12,* 1159. https://doi.org/10.1038/s41598-021-04706-6

Bateman, J. (2021). *Face: One Square Foot of Skin.* Akashic Books.

Grillitsch, A., Jenull, B. (2015). 50+ und der Traum vom jugendlichen Aussehen. *Journal für Psychologie, 23(1).* https://journal-fuer-psychologie.de/article/view/336

Clarke, L.H., Griffin, M. (2007). The body natural and the body unnatural: Beauty work and aging. *Journal of Aging Studies, 21(3),* 187–201.

Cooley, E., Toray, T., Wang, M.Ch. & Valdez, N. (2008). Maternal effects on daughters' eating pathology and body image. *Eating Behaviors, 9*, 52–61.

Levine, M., Chapman, K. (2011). Media influences on body image. In Th.F. Cash, L. Smolak (Hrsg.): *Body Image: A handbook of science, practice, and prevention* (2nd ed., S. 101–109). New York (The Guilford Press).

Jones, R.L. (2006). ›Older people‹ talking as if they are not older people: Positioning theory as an explanation. *Journal of Aging Studies, 20(1)*, 79–91.

Bruch, E.E., Newman, M.E.J. (2018). Aspirational pursuit of mates in online dating markets. *Science Advances, 4(8)*. https://doi.org/10.1126/sciadv.aap9815

Planet Fitness (2019). *Planet Fitness Study finds that love for the dad bod continues to rise in 2019, more than ever before.* https://www.planetfitness.com/newsroom/press-release/planet-fitness-study-finds-love-dad-bod-continues-rise-2019-more-ever

Online survey conducted by Kelton Global to 2,217 nationally representative Americans ages 18 and over, with a margin of error of +/– 2.1 percent.

Kapitel 3

Poganik, J.R. et al. (2023). Biological age is increased by stress and restored upon recovery. *Cell Metabolism, 35(5)*, 807–820. https://doi.org/10.1016/j.cmet.2023.03.015

Epel, E.S. et al. (2004). Accelerated telomere shortening in response to life stress. PNAS, *101(49)*, 17312–17315. https://doi.org/10.1073/pnas.0407162101

Berry, J.D. et al. (2012). Lifetime risks of cardiovascular disease. *N Engl J Med, 366(4)*, 321–9. https://doi.org/10.1056/NEJMoa1012848.

Kapitel 4

Hockey, A. (2021). *Body image across the adult lifespan: A longitudinal investigation of developmental and cohort effects Science Direct.* https://doi.org/10.1016/j.bodyim.2021.06.007

Kapitel 5

Whelton, S., McAuley, P., Orimoloye, O. et al. (2019). Fitness and 10-year risk of mortality among adults ≥70 years old at the extremes of cardiovascular disease risk factor burden: the Fit Project. *J Am Coll Cardiol, 73(9_Supplement_2)*, 8. https://doi.org/10.1016/S0735-1097(19)33770-2K6

Dong Hoon, Lee et al. (2022). Long-Term Leisure-Time Physical Activity Intensity and All-Cause and Cause-Specific Mortality: A Prospective Cohort of US Adults. *Circulation, 146*, 523–534. https://doi.org/10.1161/CIRCULATIONAHA.121.058162

McElroy, T., Dickinson, D.L., Stroh, N. & Dickinson, Ch.A. (2013). Physical Activity and Thinking: An Investigation of their Relationship. Working Papers 13–17, Department of Economics, Appalachian State University.

Stamatakis, E., Ahmadi, M.N., Gill, J.M.R. et al. (2022). Association of wearable device-measured vigorous intermittent lifestyle physical activity with mortality. *Nat Med, 28*, 2521–2529. https://doi.org/10.1038/s41591-022-02100-x

Nguyen, X.-M.T. et al. (2024). Impact of 8 lifestyle factors on mortality and life expectancy among United States veterans: The Million Veteran Program. *The American Journal of Clinical Nutrition, 119(1)*, 127–135. https://doi.org/10.1016/j.ajcnut.2023.10.032

Aguib, Y., Al Suwaidi, J. (2015). The Copenhagen City Heart Study (Østerbroundersøgelsen). *Glob Cardiol Sci Pract*, 3, 33. https://doi.org/10.5339/gcsp.2015.33. PMID: 26779513; PMCID: PMC4625209.

Kapitel 6

Bühler, J.L., Orth, U., Bleidorn, W., Weber, E., Kretzschmar, A., Scheling, L. & Hopwood, C.J. (2023). Life Events and Personality Change: A Systematic Review and Meta-Analysis. *European Journal of Personality, 0(0)*. https://doi.org/10.1177/08902070231190219

Rosenfeld, M.J. (2018). Who wants the Breakup? Gender and Breakup in Heterosexual Couples, 2017 With corrected interpretation of Table 2. In D.F. Alwin, D. Felmlee & D. Kreager (Hrsg.), *Social Networks and the Life Course: Integrating the Development of Human Lives and Social Relational Networks* (Springer, S. 221–243).

Bhargava, S. (2024). Experienced Love: An Empirical Account. sbhar@andrew.cmu.edu. View all authors and affiliations. *35(1)*. https://doi.org/10.1177/09567976231211267

Wlodarski, R., Dunbar, R.I.M. (2013). Examining the Possible Functions of Kissing in Romantic Relationships. *Arch Sex Behav*, 42, 1415–1423. https://doi.org/10.1007/s10508-013-0190-1

Waldinger, R., Schulz, M. (2023). *The Good Life: Lessons from the World's Longest Scientific Study of Happiness.*

Kapitel 7

Vaillant, G.E. et al. (1930–2000). *Grant Study of Adult Development.* https://doi.org/10.7910/DVN/48WRX9

Ghent, A. (2011). The happiness effect. *Bull. World Health Organ, 89(4)*, 246–7. http://dx.doi.org/10.2471/BLT.11.020411. PMID: 21479086; PMCID: PMC3066527.

Kesebir, P. (2014). A quiet ego quiets death anxiety: Humility as an existential anxiety buffer. *Journal of Personality and Social Psychology, 106(4)*, 610–623. http://doi.org/10.1037/a0035814

Emmons, R.A., McCullough, M.E. (2003). Counting blessings versus burdens: An experimental investigation of gratitude and subjective well-being in daily life. *Journal of Personality and Social Psychology, 84(2)*, 377–389. https://doi.org/10.1037/0022-3514.84.2.377

BÜCHER VON FRANZISKA RUBIN

Erste Hilfe für die Wechseljahre. Meine besten ganzheitlichen Tipps. Set mit 21 Karten und Begleitbuch. Knaur MensSana 2024.

Die Erste-Hilfe-Box für die Seele: Einfache Soforthelfer für schwierige Momente. Set mit 21 Karten und Begleitbuch. Knaur MensSana 2023.

7 Minuten am Tag: Endlich kraftvoll und gelassen. Knaur MensSana 2023.

Meine gesündesten 15-Minuten-Rezepte. Heilen mit Lebensmitteln. Becker Joest Volk Verlag 2023.

Einfach Heilen mit Natur! Die wirksamsten Heilmittel – wissenschaftlich belegt. Knaur MensSana 2022.

3 Jahre jünger in 8 Wochen: Ganz einfach, ganz natürlich. Die Verjüngungsbox mit 21 Karten und Anleitungsbuch. Knaur MensSana 2022.

Die bessere Medizin für Frauen – ganzheitlich und individuell. Der Schlüssel zu Ihrer Gesundheit. Knaur MensSana 2021.

Die 7-Minuten-Detox-Kur: Natürlich runderneuert in nur 3 Wochen. Die Gesundheitsbox mit 21 Karten zum Entschlacken und Wohlfühlen. Knaur MensSana 2021.

10 Kräuter gegen 100 Krankheiten. Becker Joest Volk Verlag 2021.

7 Minuten am Tag: Endlich gesünder leben. Knaur MensSana 2020.

Die besten Hausmittel – Was wirklich hilft. Becker Joest Volk Verlag 2020.

Mein kleines Buch vom guten Schlaf. Knaur.Leben 2020.

Australiens Heilgeheimnisse – Mit der Natur kraftvoll heilen! bpa media, 2019, Volume 1 and 2.

Heilen mit Lebensmitteln – Meine Top 10 gegen 100 Krankheiten. ZS 2019.

Meine sanfte Medizin für Kinder. Komplett überarbeitete Neuauflage. ZS 2019.

Meine sanfte Medizin für einen guten Schlaf. ZS 2018.

Mit jedem Tag ein neues Wunder. Mein Babykalender fürs erste Jahr. ars edition 2017.

Meine sanfte Medizin für ein starkes Herz. ZS 2017.

Meine besten Hausmittel. Komplett überarbeitete Neuauflage. ZS 2016.

Meine besten Gesundheits-Tipps fürs Älterwerden. ZS 2015.

Hauptsache Gesund – Das Kochbuch. Christian 2015.

Von Null auf Drei: Vom Kinderwunsch zum Wunschkind. Südwest 2014.

ÜBER DIE AUTORINNEN

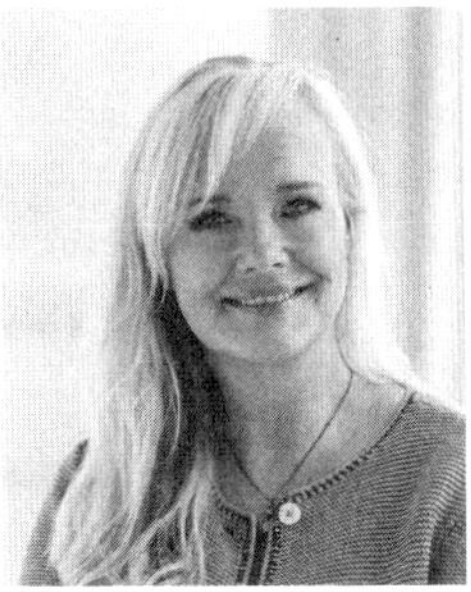

DR. MED. FRANZISKA RUBIN

ist Ärztin, Moderatorin, Medizinjournalistin und Autorin mehrerer Bestseller zu den Themen Gesundheit, Hausmittel und gesunde Küche. Ihr Herz schlägt aus Überzeugung und mit viel Begeisterung besonders für die Naturheilkunde. Als TV-Moderatorin präsentierte sie 17 Jahre lang wöchentlich das Ratgebermagazin *Hauptsache Gesund* des MDR und war auch das Gesicht weiterer Wissenschaftsmagazine und Servicesendungen, bevor sie mit ihrer Familie für vier Jahre nach Australien auswanderte. Heute lebt sie wieder am Ammersee, schreibt Bücher, ist häufig zu Gast in Talkshows, hält mit viel Freude Vorträge zu unterschiedlichsten Themen, oft aus ihren Büchern, und moderiert medizinische Patienten-Veranstaltungen und Ärztekongresse. Mit ihren Pferden bietet sie Kurse und Einzelsettings zur Lebenshilfe nach den Regeln des Systemischen Denkens (des Familienstellens) an.

Die TV-Ärztin setzt auf bewährtes Wissen aus beiden Welten, der Hochschulmedizin und der Komplementärmedizin. Sie ist davon überzeugt, dass es für jede Erkrankung die richtige Medizin gibt (aber eben manchmal aus anderen Medizinsystemen aus aller Welt) und jeder seinen eigenen inneren Arzt mit den richtigen Hausmitteln und Verhaltensänderungen stärken kann. Man muss nur wissen, wie.

Der Kneipp-Bund würdigte Franziska Rubins Blick für den ganzen Menschen und ihren Einsatz für Naturheilverfahren und Hausmittel mit dem Kneipp-Bund-Gesundheitspreis. Außerdem ist sie Ehrenmitglied der Deutschen Gesellschaft für Akupunktur und Naturheilkunde.

Mehr Infos unter: www.franziska-rubin.de

Online-Kurse:
»Erste Hilfe für die Seele«
»7 Minuten am Tag – Endlich gesünder leben«
»3 Jahre jünger in 8 Wochen«

unter:
www.weltbild.de
www.sinnsucher.de

Podcast:
»Gibts da nicht auch was Natürliches, Frau Dr. Rubin?«
Überall, wo es gute Podcasts gibt.

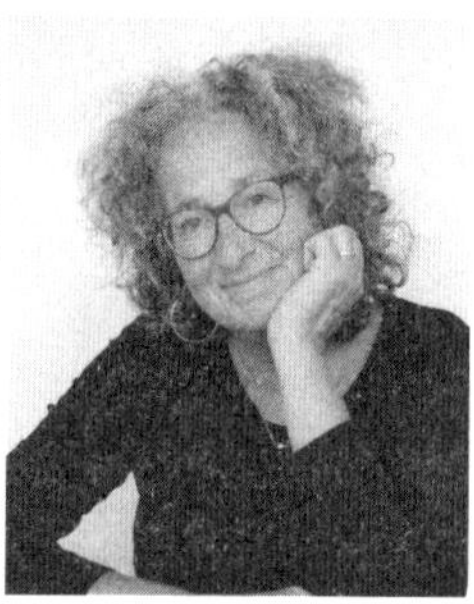

ANNA CAVELIUS (M.A.)
studierte Philosophie, Geschichte, Literatur, Französisch, Italienisch und Spanisch und ist seit knapp 30 Jahren Ratgeber- und Sachbuchautorin wie auch gefragte Ghostwriterin. Dabei steht sie namhaften Autorinnen und Autoren zur Seite, allesamt Expertinnen und Experten in Sachen Gesundheit und Lifestyle. So sind zahlreiche Bestseller entstanden. Zusammen mit Franziska Rubin für Knaur MensSana: *7 Minuten am Tag: Endlich gesünder leben, Die bessere Medizin für Frauen, 7 Minuten am Tag: Endlich kraftvoll und gelassen* und die *Erste-Hilfe-Box für die Seele.*